HANDBUCH DER MIKROSKOPISCHEN ANATOMIE DES MENSCHEN

BEGRÜNDET VON

WILHELM v. MÖLLENDORFF

FORTGEFÜHRT VON

WOLFGANG BARGMANN

KIEL

VIERTER BAND

NERVENSYSTEM

ZWEITER TEIL

PLEXUS UND MENINGEN · SACCUS VASCULOSUS

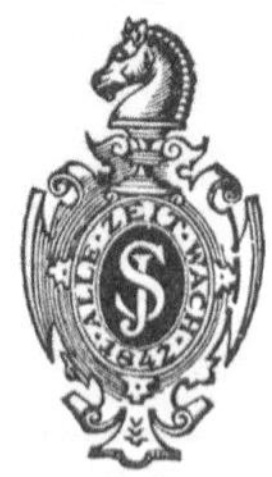

Springer-Verlag Berlin Heidelberg GmbH 1955

NERVENSYSTEM

ZWEITER TEIL

PLEXUS UND MENINGEN
SACCUS VASCULOSUS

BEARBEITET VON

GEORGES SCHALTENBRAND   EMMI DORN

MIT 176 ZUM TEIL FARBIGEN ABBILDUNGEN

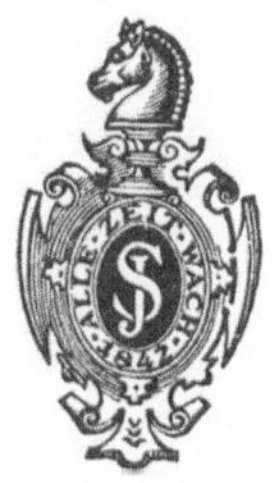

Springer-Verlag Berlin Heidelberg GmbH 1955

Copyright 1955 Springer-Verlag Berlin Heidelberg
Ursprünglich erschienen bei Springer-Verlag OHG,. Berlin, Göttigen and Heidelberg 1955.

ISBN 978-3-540-01912-1   ISBN 978-3-662-30597-3 (eBook)
DOI 10.1007/978-3-662-30597-3

Inhaltsverzeichnis.

NERVENSYSTEM
ZWEITER TEIL

Plexus und Meningen*.

Von

Georges Schaltenbrand, Würzburg.

Mit 127 Abbildungen.

Einleitung.

1. Plexus und Meningen als Organe des Liquorsystems.

Die Meningen und die Plexus chorioidei verdienen deswegen eine gemeinsame Betrachtung, weil sie trotz aller histologischen Verschiedenheit funktionell eng miteinander verbunden sind. Bildet doch die Leptomeninx einen wesentlichen Abschnitt der Räume, in denen sich der Liquor cerebrospinalis bewegt, der von den Plexus chorioidei erzeugt wird. Das Stroma der Plexus ist meningeales Gewebe. Die Resorption des Liquors wiederum geschieht anscheinend durch besondere Organe in der Dura.

Eigentlich gehört zu den Wänden des Liquorsystems noch das Ependym der Ventrikel, mit dem ja auch das Plexusepithel embryologisch und anatomisch innig verbunden ist. Wegen seiner Beziehungen zur Glia wird jedoch das Ependym an anderer Stelle behandelt. Ebenso lassen wir hier eine Reihe von Strukturen fort, die in unmittelbarer Beziehung zum Liquorsystem stehen, aber doch histologisch und funktionell so viele Besonderheiten haben, daß sich eine getrennte Behandlung rechtfertigen läßt. Zu diesen Strukturen gehören die Hypophyse und Epiphyse, ferner der Locus Putnam (= Tuberculum intercolumnale) am vorderen Ende des 3. Ventrikels und der Locus Putnam-Wislocki (= Area postrema) am Ende des 4. Ventrikels, bei niederen Formen Bildungen wie Paraphyse und Saccus vasculosus.

2. Allgemeiner Bau des Liquorsystems.

Wir verdanken vor allem den wundervollen Untersuchungen von KEY und RETZIUS (1875) unsere Kenntnisse über den anatomischen Aufbau der Liquorräume. KEY und RETZIUS haben an Leichen gefärbte Flüssigkeiten in den Subarachnoidalraum eingespritzt und konnten von einer beliebigen Stelle aus das ganze System injizieren. Dabei ergab sich, daß dieses System vom Subduralraum scharf getrennt ist und nirgends mit ihm kommuniziert. Seine äußere Begrenzung bildet überall die Arachnoidea, welche durch zahlreiche bindegewebige Bälkchen mit der Pia verbunden ist, die ihrerseits der Oberfläche des Nervensystems direkt aufsitzt. Die Arachnoidea ist ein bindegewebiges Schwammwerk, das nach dem Subduralraum hin und nach der Hirnoberfläche hin eine membranöse Verdichtung erfährt. In den Hohlräumen dieses Schwammwerks findet sich der Liquor cerebrospinalis und umgibt so als dünner Flüssigkeitsmantel das gesamte

---

* Meinem Freunde PERCIVAL BAILEY gewidmet.

Zentralnervensystem; auf die Identität von Ventrikelflüssigkeit und Subarachnoidalflüssigkeit wiesen Hess (1885) und Sicard (1899) hin (zit. nach Weigeldt 1923).

An einigen Stellen, so in der Fossa Sylvii, um das Chiasma, in der Brücken-gegend und unterhalb des Kleinhirns sind die Liquorräume besonders weit und werden hier als *Zysternen* bezeichnet. Bei Injektionsversuchen dringen Farblösungen von diesen Zysternen aus einerseits in den 4. Ventrikel des Gehirns und von hier aus in den Zentralkanal des Rückenmarks und durch den Aquaeductus

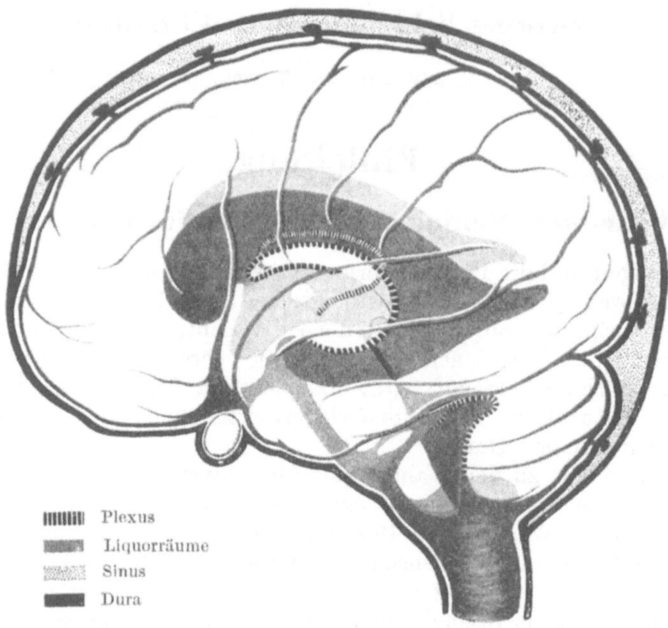

Abb. 1. Inneres und äußeres Liquorsystem, halbschematisch.

Sylvii in den 3. Ventrikel, weiter durch die Foramina Monroi in die Seitenventrikel. Von dem Subarachnoidalraum aus dringt die Injektionsflüssigkeit andererseits in die Pacchionischen Granulationen und Arachnoidalzotten in der Dura mater und gelangt hier in unmittelbare Nachbarschaft zum Venensystem.

Nach Brierley (1950) erreicht in die Cysterna magna des *Kaninchens* eingebrachte Tusche die Oberfläche der Hemisphären, des Kleinhirns und Hirnstammes, die proximalen Enden der Spinalganglien, den Subduralraum und die perivasculären Räume im Zentralnervensystem.

Die Beschreibungen von Key und Retzius (1875) sind durch die noch zu erwähnenden Versuche von Quincke (1872), Goldmann (1913) und Weed (1914) am lebenden Tier glänzend bestätigt worden.

Über die Verbindung des Ventrikelsystems mit dem äußeren Liquorsystem herrschen bis in die letzte Zeit hinein Kontroversen in der Literatur, doch nimmt man heute im allgemeinen an, daß beim Menschen der Verbindungsweg durch die Foramina Luschkae unter den Brückenarmen hindurch sowie durch das Foramen Magendie von der Cysterna subcerebellaris aus zum 4. Ventrikel geht.

Elze (1952) fand bei sorgfältiger Präparation der Lamina chorioidea des 4. Ventrikels bei mehreren Menschen ein Loch zwischen Velum und Plexus von etwa $^1/_2$ cm³ Größe.

3. Entwicklung des Liquorsystems.

In ihrer stammesgeschichtlichen Entwicklung weisen Meningen und Plexus eine ebenso innige wechselseitige Abhängigkeit auf wie in ihren Funktionen. Wir wissen, daß das ganze Zentralnervensystem aus einer Ektodermplatte entsteht, die sich zu einer Rinne vertieft und als Röhre unter die Körperoberfläche senkt. Das Innere dieser Röhre ist die Anlage unseres Ventrikelsystems. Während der Entwicklung der *Fische* wird diese Röhre an beiden Polen abgeschlossen, so daß diese Tiere nur einen Liquor internus besitzen, der das Zentralnervensystem in ähnlicher Weise durchspült wie einst das Meerwasser das offene Medullarrohr.

Bei niederen *Fischen* wird das Nervensystem durch eine Bindegewebsmasse umhüllt, eine *Meninx primitiva*. Die dorsale Wand des Medullarrohres erfährt am unteren Ende des Kopfabschnittes eine zunehmende Verdünnung. An verschiedenen Stellen wird hier das umgebende meningeale Gewebe sehr gefäßreich und stülpt schließlich den membranartig verdünnten und nun aller nervösen Elemente baren Teil des Medullarrohres in den Ventrikel ein. So entstehen die Plexus chorioidei. Sie machen während der weiteren Entwicklung des oralen Neuralrohres dessen Erweiterungen und Krümmungen getreulich mit, so daß sie schließlich in dem komplizierten Ventrikelsystem der *Säugetiere* bis in die Spitzen des Unterhornes hineinreichen.

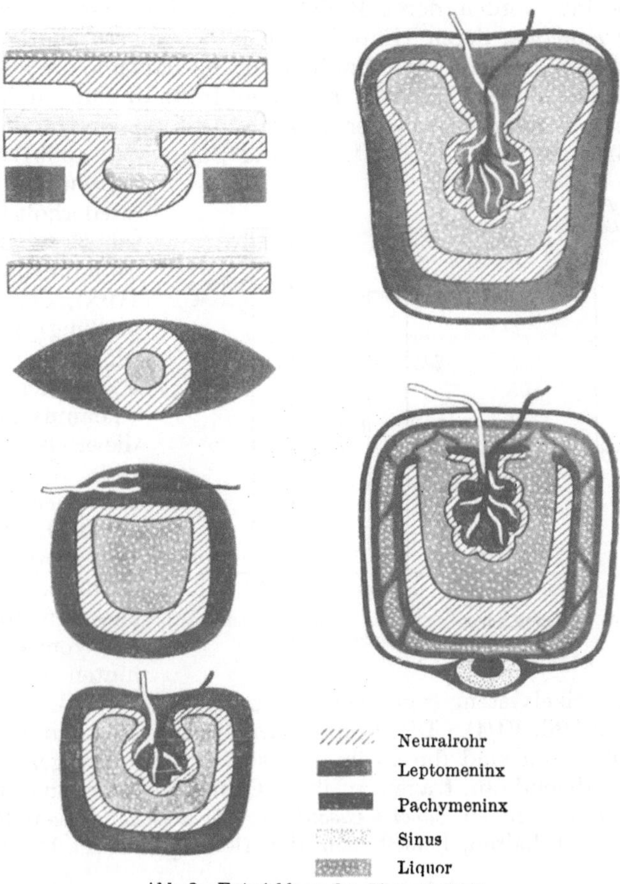

Abb. 2. Entwicklung des Liquorsystems.

Ein Liquor externus im eigentlichen Sinne fehlt den *Fischen* noch, doch sehen wir bei den Knochenfischen die ersten Ansätze seiner Bildung. Von der dünnen Deckplatte des 4. Ventrikels aus bilden sich nämlich Säcke in verschiedenen Richtungen um das Kleinhirn und den Hirnstamm (COUPIN 1922, KAPPERS 1926). Im Laufe der Entwicklung wird dann von diesen Säcken aus die bindegewebige Umhüllung des Gehirns kanalisiert. WEED (1917) hat gezeigt, daß die Embryonen der *Säugetiere (Schwein)* diese Entwicklung genau wiederholen.

Wir stehen also vor der merkwürdigen Tatsache, daß die beiden Abschnitte des Liquorsystems ganz verschiedener Abkunft sind.

Der älteste, das Ventrikelsystem, ist ein Raum ektodermaler Herkunft, und das bleibt auch nach Entwicklung der Plexus chorioidei so, denn diese sind durch das sog. chorioidale Epithel überzogen, das histogenetisch dem Ependym entspricht und somit ektodermaler Herkunft ist. Der Liquor externus dagegen befindet sich in einem jüngeren Raume mesodermaler Herkunft.

Neben den erwähnten Organen muß eine Reihe von anderen Gebilden aufgezählt werden, deren Beziehung zum Liquorsystem umstritten ist, nämlich die *Hypophyse*, deren Hinterlappen ja bei Nagern häufig noch den drüsenschlauchartigen Fortsatz des Infundibulums enthält und die auch beim *Menschen* noch in unmittelbarem Kontakt mit dem Infundibulum steht. Über die Abgabe kolloidaler Massen von der Neurohypophyse aus in die Ventrikellichtung (z. B. Bargmann, Hild, Ortmann und Schiebler 1950) und das Vorkommen von Hormon im Liquor cerebrospinalis ist wiederholt berichtet worden (vgl. hierzu E. u. B. Scharrer 1954, dieses Handbuch VI/5). Insbesondere Collin (1953, dort zusammenfassende Darstellung) hat auf die verschiedenen Möglichkeiten einer Stoffabsonderung seitens der Hypophyse und des Hypothalamus in den Liquor hingewiesen, die er als *Hydrencephalocrinie* bezeichnet. Weiter haben die *Epiphyse*, die aus einer Ausstülpung des Zwischenhirndaches hervorgeht, und schließlich die *Paraphyse*, die nach Kappers (1949) bei den *Urodelen* aus einem verzweigten Röhrensystem besteht, das sich vom Dach des Endhirns aus nach hinten erstreckt, Beziehungen zum Ventrikelsystem (vgl. hierzu den Beitrag von Bargmann 1943, dieses Handbuch Bd. VI/4). Die Röhren der Paraphyse kommunizieren mit dem 3. Ventrikel und sind durch ein kubisches Epithel ausgekleidet. Sie sitzen auf einer Basalmembran, tragen an ihrer Oberfläche eine Cuticula, aber keine Cilien. Mit dem auffälligen *Saccus vasculosus* der *Fische*, dessen Räume Liquor cerebrospinalis enthalten, befaßt sich der Beitrag von E. Dorn in diesem Bande.

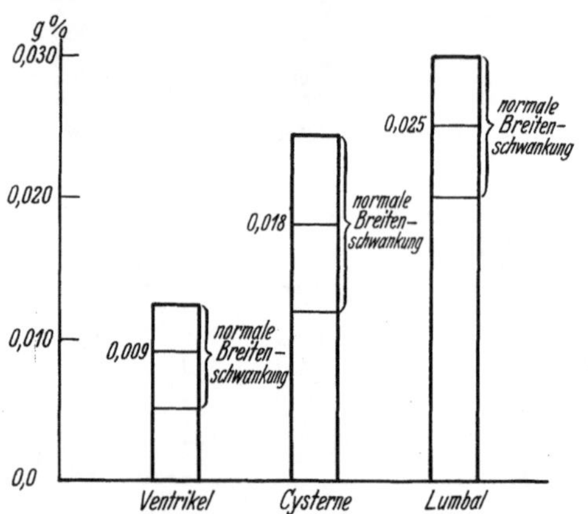

Abb. 3. Eiweißgehalt des Liquors in den verschiedenen Abschnitten des Liquorsystems.

4. Zusammensetzung und Funktion des Liquors.

Der Liquor cerebrospinalis, der sich in diesen Räumen bewegt, hat beim *Menschen*, und soweit er untersucht worden ist, auch bei den höheren *Säugetieren* eine wasserklare Farbe von etwa gleichem osmotischem Druck wie das Blutserum, aber eine wesentlich andere Zusammensetzung. Über die durchschnittliche chemische Zusammensetzung des Liquors und seine physikalischen Daten gibt die Tabelle 1 Aufschluß.

Allerdings ist die Zusammensetzung des Liquors in den verschiedenen Abschnitten der Liquorräume sehr unterschiedlich. Den geringsten Gehalt an Kolloiden hat der Ventrikelliquor, in dem meist nur wenige mg-% Eiweiß festzustellen sind. Im Zysternenliquor finden wir bereits einen wesentlich höheren Gehalt an Eiweiß, aber auch an Phosphatiden. Den höchsten Gehalt an diesen Substanzen finden wir im lumbalen Liquor (Abb. 3).

Die Zusammensetzung des Liquoreiweißes weicht, wie gesagt, erheblich von der des Blutserums ab. Es kommt eine kleinmolekulare Albuminart vor, die im Blutserum fast fehlt. Diese „Vorfraktion" hat ihre relativ höchste Konzentration im Ventrikelliquor. Unter den Globulinen sind die β-Globuline relativ hoch.

Tabelle 1.

Gesamteiweiß	20—30 mg-%	Phosphor	1,5—2,7 mg-%
Globulin	2,5—9 mg-%	Nitrate	Spuren
Albumin	15—25 mg-%	Kalium	10,5—16,9 mg-%
Euglobulin	Ø	Natrium	257—331 mg-%
Fibrinogen	Ø	Calcium	4,4—6,8 mg-%
Zucker	45—75 mg-%	Ammoniak	0,096—0,097 mg-%
Milchsäure	8—15 mg-%	Schwefel	1,1 mg-% (?)
Chloride (NaCl)	720—750 mg-%	Magnesium	1,02—1,3 mg-%
Gesamt-N	12—20 mg-%	Eisen	Spuren
Aminosäuren	bis 1 mg-%	Spez. Gewicht	1006—1009
Harnstoff	6—15 mg-%	Reaktion (p_H)	7,35—7,8
Harnsäure	0,3—1,3 mg-%	Δ	—0,56° bis —0,57°
Indican	Ø	Refraktometerindex	1,33494—1,33510
Kreatin	1—1,5 mg-%	Interferometerindex	1360—1380
Cholesterin	0,2—0,3 mg-%	Viscosität	1,01—1,06
Lipoidphosphor	0,01—0,03 mg-%	Oberflächenspannung	50 dyn
Lecithin	22 mg-% (?)		

Bei allen Erkrankungen des Nervensystems weicht der Liquor in seiner Zusammensetzung wesentlich ab; der Eiweißgehalt nimmt zu, die Eiweißzusammensetzung ähnelt stark dem Blutserum, es treten Fermente und Abwehrsubstanzen auf, die im normalen Liquor fehlen. Die unterschiedliche Zusammensetzung des Blutserums sowie des Liquors auf seiner Wanderung von den Ventrikeln bis zum Spinalsack ist aus den Elektrophoretogrammen von Abb. 4 gut zu erkennen, die mein Mitarbeiter STEGER gewonnen hat.

Es bleibt noch zu erörtern, ob dem Liquor außer den nur unvollständig bekannten physiologisch-chemischen Aufgaben auch rein *mechanische Funktionen* zufallen. MONRO und KELLIE, denen zwar selbst die Bedeutung des Liquors noch nicht bekannt war, haben die Lehre aufgestellt, daß der gesamte Rauminhalt der Schädelsubstanzen der im Schädel enthaltenen Organe konstant sein müsse, so daß die Ausdehnung einer dieser Substanzen zwangsläufig zu einer Verminderung der anderen führt. CUSHING hat dieses Prinzip auf den Liquor erweitert und man drückt die MONRO-KELLIEsche Doktrin heute so aus, daß die Summe von Gehirn plus Blutvolumen des Gehirns plus Liquorvolumen konstant sei. Eine wechselnde Blutfülle des Gehirns muß ebenso wie eine Schwellung des Gehirns aus anderer Ursache durch eine Verminderung des Liquorvolumens kompensiert werden. Durch die Verbindung der Liquorräume mit dem Spinalsack und die elastische Abgrenzung des Spinalsacks zwischen den Wirbelbögen ist also die Möglichkeit geschaffen, schnelle Volumschwankungen des Hirns durch Liquorverschiebungen zu kompensieren. Größere Volumschwankungen des Gehirns müssen allerdings durch vermehrte oder verminderte Produktion oder Resorption des Liquors kompensiert werden.

Die wichtigste Funktion des Liquors dürfte eine statische sein und mit dem Bau der Meningen in Zusammenhang stehen. Das Gehirn bzw. das nervöse Parenchym selbst ist ja eine außerordentlich weiche, halbflüssige Masse, die — aus der Schädelhöhle entfernt und an die Luft gebracht — sofort in sich zusammensinkt und weitgehend die Gestalt verliert. Bringt man das Hirn jedoch in eine Flüssigkeit von ähnlichem spezifischen Gewicht wie der Liquor, so entfaltet es sich und nimmt wieder seine normale Gestalt an. Um also seine normale Gestalt zu behalten, muß das Gehirn in einer Flüssigkeit schwimmen. Die Meningen haben dabei eine sehr wichtige Funktion, denn sie sind das wichtigste Skelet des Gehirns. Sie haben eine größere Festigkeit als dasselbe und sind so angeordnet wie ein Kassettengewölbe, d. h. die relativ weiche Hirnmasse hängt überall an den tief eingesenkten Falten der Meningen und den daraus hervortretenden Gefäßen. Dies können wir vor allem aus den Veränderungen schließen, die bei einer Atrophie des Gehirns eintreten. Jede Form der Hirnatrophie führt nämlich zu einer Erweiterung des Ventrikelsystems und einer zentrifugalen Schrumpfung des Gehirns auf das tragende Kassettengewölbe zu. Das gilt auch für den kommunizierenden Hydrocephalus, der durch eine Verlegung der Liquorabflüsse in die Blutbahn entsteht. Schließlich hat der dünne Flüssigkeitsmantel über der Convexität des Gehirns wahrscheinlich

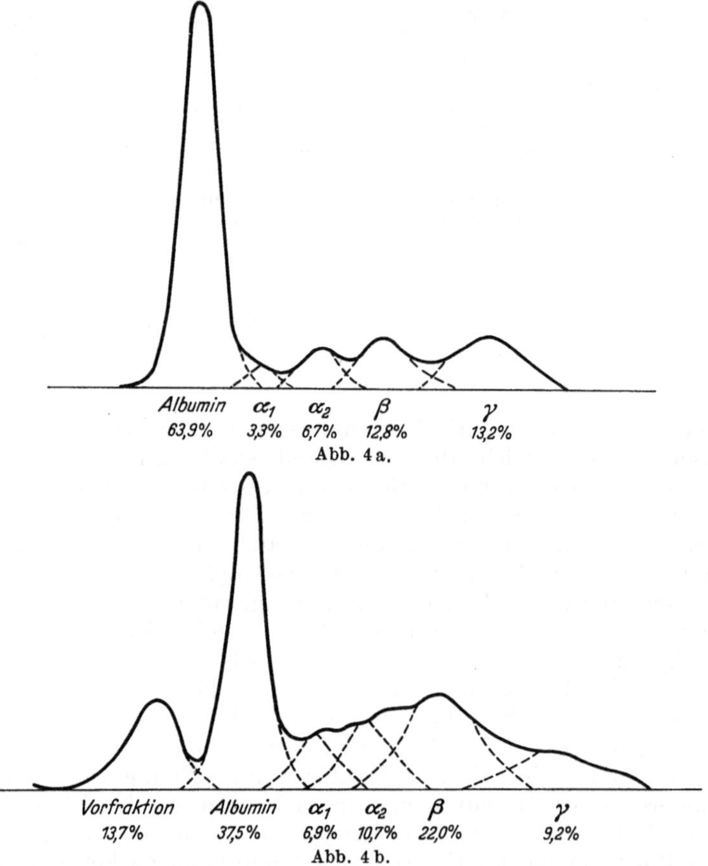

Abb. 4 a.

Abb. 4 b.

auch noch eine Schutzwirkung bei mechanischen Erschütterungen und heftiger Bewegung, denn man sieht Schädigungen des Gehirns nach Kopftraumen vor allem dort, wo es den Schädel dicht berührt und nur einen sehr dünnen Liquormantel hat, z. B. an der Basis des Schläfen- und des Stirnlappens.

5. Die Liquorzirkulation.

Bewegt sich der Liquor cerebrospinalis in diesen Räumen? Es ist eine ganze Reihe von Hypothesen hierüber aufgestellt worden, und zwar lassen sich für jede anatomisch irgendwie denkbare Strömungsrichtung Verfechter in der älteren Literatur finden. Eine Zusammenfassung des älteren Schrifttums gibt Weigeldt (1923). Heute sind wir in der glücklichen Lage, uns auf Tatsachen stützen zu können.

Von den älteren Autoren möchte ich seiner Bedeutung wegen v. Monakow (1922) zitieren, der eine Strömung des Liquors von den Plexus durch das Ependym hindurch direkt in die Hirnsubstanz annimmt. Hier soll der Liquor wichtige Nährstoffe an die Nervenzellen abgeben, um schließlich in den Subarachnoidalraum zu diffundieren. v. MONAKOW stützt sich in der Hauptsache auf die Annahme, daß die Ventrikel des Erwachsenen abgeschlossene Höhlungen seien,

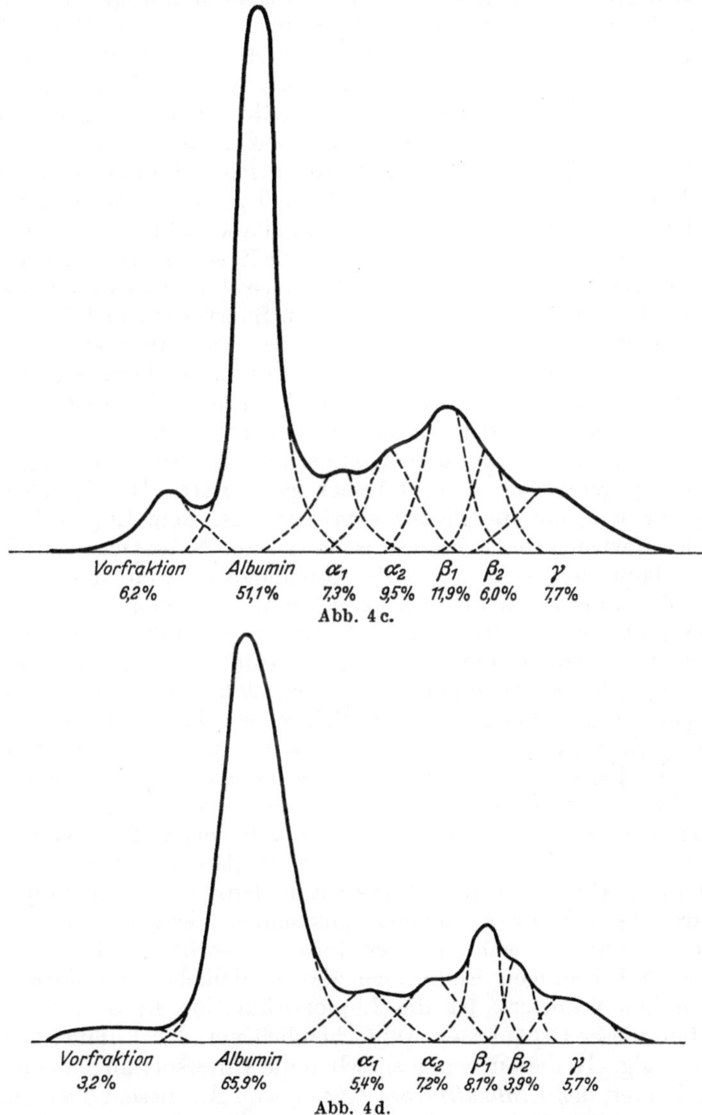

Abb. 4 c.

Abb. 4 d.

Abb. 4 a—d. Elektrophoretogramme von Serum und Liquor nach STEGER. a Normales Serum; b normaler Ventrikelliquor; c normaler Cisternalliquor; d normaler Lumballiquor.

weil sie als solche beim Embryo angelegt werden. Ferner stützt er sich auf die von HIS (1865) und OBERSTEINER (1897) beschriebenen Spalträume innerhalb des nervösen Parenchyms, die um Gefäße und Ganglienzellen herumliegen. Diese Spalträume sind aber Schrumpfungserzeugnisse. LINA STERN (1921) war früher der Auffassung, daß die gesamte Ernährung des Nervensystems die Blut-Liquorschranke passieren müßte, ehe die Nährstoffe und der Sauerstoff das nervöse

Parenchym erreichen. Hauptmann (1925) nahm an, daß der ganze Stoffaustausch den Weg über den Liquor gehe. Beide Autoren haben unter dem Gewicht entgegenstehender Tatsachen ihre Meinungen inzwischen erheblich revidiert. Diese Auffassung kann wegen der Armut des Liquors an ernährenden Stoffen heute nicht mehr gehalten werden. Insbesondere sprechen die anatomischen Verhältnisse im Bereich der Virchow-Robinschen Räume und der Capillaren dagegen, daß noch ein Liquormantel zwischen die Blutbahn und das nervöse Parenchym eingeschaltet sei. Eine andere Frage ist es, ob der Liquor irgendwelche Produkte des Hirns wegspült. Diese Frage ist nicht ohne weiteres zu verneinen. Zwar gibt es bisher keinen Nachweis, daß derartige Abfallprodukte auf dem Weg über die Virchow-Robinschen Räume in die Meningen abströmen. Der Verschluß dieser Räume durch Tumoren führt weder zu einem Ödem noch zu einer Erweiterung der perivasculären Räume des Gehirns. Andererseits kann nicht bestritten werden, daß die Zusammensetzung des Liquors sich auf seinem Weg durch und um das Nervensystem wesentlich ändert und daß der Lumballiquor eine große Anzahl von Substanzen in höherer Konzentration enthält als der Ventrikelliquor. Dies läßt sich aber auch ausreichend aus der Diffusion von Substanzen unmittelbar durch die Meningen und aus den Gefäßen der Meningen erklären. Eine weitere Funktion, die Cushing lange Zeit dem Liquor zuschrieb, ist der Transport von Inkreten aus der Hypophyse (s. a. Collin 1953). Alle Bemühungen, experimentell einen derartigen Inkretgehalt des Liquors zu beweisen, sind bisher gescheitert. Trotzdem ist es nicht völlig ausgeschlossen, daß die Plexus chorioidei oder dem Liquor benachbarte Abschnitte des Nervensystems inkretorisch wichtige Substanzen in diesen abscheiden, die dann den Weg über die Arachnoidealzotten und die anderen Abflußstellen des Liqnors in die Blutbahn nehmen können.

Askanazy (1914) sowie Gianelli und Chiancane (1931) hielten den Plexus für ein *resorbierendes Organ*, dem die Aufgabe zufalle, den Liquor zu reinigen. Man muß auch mit der Möglichkeit rechnen, daß bei niederen Tieren und bei Embryonen andere Verhältnisse vorliegen als beim Menschen. So hat Kappers (1949) sich kürzlich eingehender mit der Rolle des Paraphysenorgans und dem Plexus chorioideus der *Urodelen* beschäftigt. Er spritzte bei Larven von *Triturus taen.* und *Ambystoma mexicanum* chinesische Tusche in den 4. Ventrikel. Die Tiere wurden nach einigen Minuten oder bis zu 2 Tagen getötet und in Serien geschnitten. Die Tusche fand sich an den Wänden des Ventrikelsystems und an der Oberfläche des Plexus chorioideus, aber nicht in den Schläuchen der Paraphyse. Kappers schließt aus seinen Versuchen, daß die Paraphyse Liquor sezerniere, während der Plexus resorbiere. Da bei niederen Tieren und auch bei jungen Embryonen das Ventrikelsystem noch nicht mit den Meningen kommuniziert, ist die Liquorzirkulation in dem geschlossenen Ventrikelsystem dieser Organismen wahrscheinlich von den Flimmerbewegungen der Cilien abhängig. In diesem Sinne sprechen die Untersuchungen von H. Adam (1953/54) an Larven des *Krallenfrosches (Xenopus)*. An diesem Tier fanden sich im Liquorsystem freie Pigmentzellen, die keine Eigenbewegung haben, aber passiv durch die Flüssigkeitsströmung mitgerissen werden. Diese Zellen bewegen sich bei Betrachtung unter dem binokularen Mikroskop in zahlreichen kreisförmigen Bahnen in den Ausbuchtungen des Ventrikelsystems und den Krypten der Plexus choriodei. Diesen zahllosen kleinen Ventrikelströmen ist eine größere systematische Strömung übergeordnet und zwar zieht ein rostralcaudaler Strom dicht am Boden des gesamten Ventrikelsystems und sogar durch den Aquädukt, während dicht darüber ein caudal-rostraler Strom zu beobachten ist. Die beiden einander entgegengesetzten Stromfäden stören sich kaum. Es müßte noch nachgeprüft werden, wieweit es sich bei diesen Strömungen vielleicht um thermische Flüssigkeitsbewegungen handelt, ähnlich wie sie sich auch im häutigen Labyrinth auslösen lassen. Für das erwachsene *Säugetier* und auch für den *Menschen* gelten wohl andere Verhältnisse, weil auch hier die Cilienbewegungen in kleineren Winkeln des Ventrikelsystems und zwischen den Falten des Plexus chorioideus einen wesentlichen Faktor der Fortbewegung und Durchmischung des Liquor darstellen dürften.

Was die *Säugetiere* anbetrifft, hat QUINCKE (1872), auf anatomische Kenntnisse, klinische Beobachtungen und Tierversuche gestützt, auf eine Liquorströmung von den Ventrikeln in die Subarachnoidalräume geschlossen. Seine Anschauungen sind durch die späteren experimentellen Forschungen, vor allem CUSHINGs (1914) und seiner Schüler DANDY (1913/14) und WEED (1914), glänzend bestätigt worden. Seine Meinung hat durch die Arbeiten von ZAND (1924), SPATZ (1934) und durch die Arbeiten des Verfassers weitere Anerkennung erhalten.

Die experimentelle Erzeugung von Hydrocephalus bei *Katzen* und *Hunden* hat uns über die Strömungsrichtung, die Quellen und die Abflüsse des Liquors aufgeklärt. Es gelang DANDY (1914, 1917, 1919), in chronischen Tierversuchen Hydrocephalus eines Seitenventrikels zu erzeugen, indem er das Foramen Monroi dieses Ventrikels mit einem Pfropf verschloß. Er erhielt ferner einen Hydrocephalus beider Seitenventrikel und des 3. Ventrikels, wenn er den Aquädukt mit einem Pfropfen verschloß und schließlich einen Hydrocephalus aller 4 Ventrikel, wenn er einen jodierten Gazestreifen um den Hirnstamm herumlegte, so daß dieser

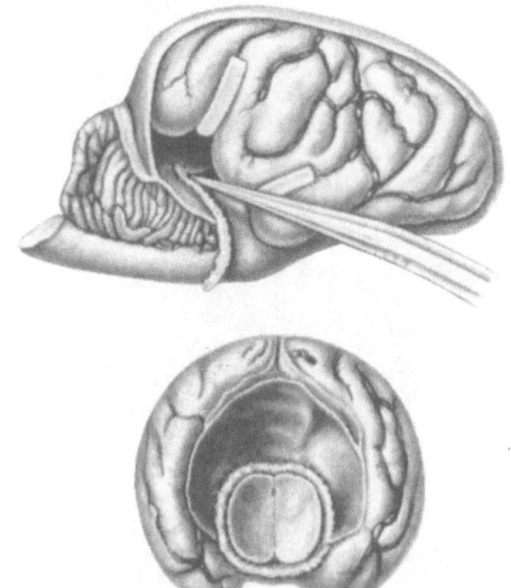

Abb. 5. Blockierung der Liquorbahn durch einen jodierten Gazestreifen, der um das Mesencephalon gelegt wird. Die untere Abbildung zeigt den Streifen in situ; er hat zu einer bindegewebigen Obliteration der subarachnoidalen Räume geführt. Es entsteht hierauf ein kommunizierender Hydrocephalus (vgl. Abb. 6).

durch bindegewebige Narben ringartig abgeschlossen wurde (Abb. 5 und 6). WEED (1914) hat gezeigt, daß es gar nicht nötig ist, eine dieser Verengerungen der Liquorräume zu verschließen, um einen Hydrocephalus zu erzeugen. Es genügt, Tusche in das Subarachnoidalsystem einzuführen. Die Tusche verstopft alsdann die Nervenscheiden und Arachnoidalzotten.

Durch diese Reihe von Experimenten wurde der Weg des Liquors erkannt: Er bewegt sich von den Seitenventrikeln durch die Foramina Monroi in den 3. Ventrikel, von hier durch den Aquädukt in den 4. Ventrikel, durch die Foramina Luschkae in die Zysternen an der Basis und von dort zu den Subarachnoidalräumen, welche Hirn und Rückenmark umhüllen, und schließlich zu den Nervenscheiden und Arachnoidalzotten.

Dieser Liquorstrom ist natürlich ziemlich langsam und bei der Atmung, bei wechselnder Blutfüllung des Gehirns superponiert sich ihm ein Hin- und Herpendeln des Liquors durch den Aquädukt und die übrigen Bahnen.

In anderen Versuchen haben WEED und HUGSON (1914) bewiesen, daß beim lebenden Tier die Bahnen des Liquors tatsächlich in den Nervenscheiden und Arachnoidalzotten enden. Er führte nämlich unter geringem Druck eine Lösung von Ferrocyankalium und Eisenammoniumcitrat zu gleichen Teilen in den

Subarachnoidalraum ein, die mit dem Liquor isotonisch war, und tötete das Tier nach einigen Stunden durch arterielle Injektion einer Mischung von Formalin und Salzsäure. Das Ferrocyankalium ließ sich dann mit der Preußischblau-Reaktion überall dort nachweisen, wo Liquor hingelangt war. Es fand sich in den

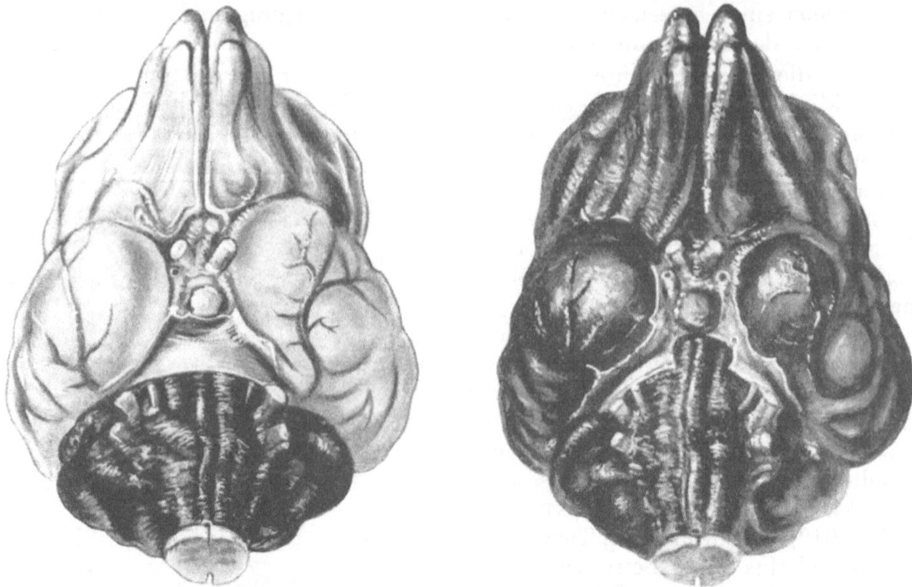

Abb. 6a zeigt das Ergebnis der Operation von Abb. 5. Bei Tuscheeinspritzung vom Subarachnoidalraum des Rückenmarkes aus gelingt es nicht mehr, die Subarachnoidalräume des Großhirns zu injizieren. Rechts ein normales Hirn zum Vergleich. (Aus W. E. DANDY 1919.)

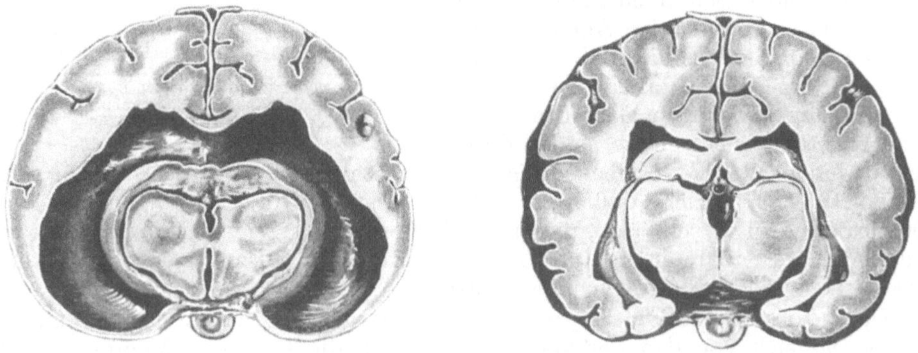

Abb. 6b. Frontalschnitt durch die beiden Gehirne. (Aus W. E. DANDY 1919.)

Ventrikeln, in allen Subarachnoidalräumen, begleitete alle Nerven auf größere Entfernung und war auf dem Wege über die Arachnoidalzotten in die Venen und Sinus des Gehirns eingedrungen.

Neuerdings hat FRIEDE (1953) die Vermutung geäußert, die von RETZIUS (1896) zuerst beschriebenen „Furchenfelder" im Gebiet der *Striae terminales* könnten etwas mit der Liquorresorption zu tun haben, weil unter dem Ependym dieser Gebiete auffallend viele Capillaren liegen, die beim älteren Menschen von vielen Corpora amylacea umgeben sind. Mit der Beziehung des *Aquae-*

ductus cochleae zur Flüssigkeit im Subarachnoidealraum befaßt sich KARLEFORS (1924) an Hand von Serien menschlicher Embryonen. Er erblickt in dem Kanal ein Drainageorgan für den Subarachnoidealraum. Bei erwachsenen Menschen ist das Lumen dieses Kanals meist obliteriert (KLEY 1950).

Der *Ursprung des Liquors* ist durch DANDY (1913, 1917, 1919) aufgeklärt worden. Es ist ihm gelungen, nach Verschluß des Foramen Monroi die Entwicklung eines Hydrocephalus des Seitenventrikels dadurch zu vermeiden, daß er dessen Plexus exstirpierte. Umgekehrt konnte er durch venöse Stauung des Plexus einen Hydrocephalus erzeugen, indem er die Vena magna Galeni mit einer Silberklammer verschloß, ohne irgendeinen der Abflußwege zu verlegen. Durch die Hyperämie der Plexus wird eine Übersekretion von Liquor ausgelöst, die das Resorptionsvermögen der natürlichen Abflüsse übersteigt.

Schließlich ist es auch verschiedenen Autoren, wie CUSHING (1925), MAGNUS und JACOBI (1925), mir selbst und PUTNAM (1927) gelungen, die Absonderung des Liquors durch die Plexus direkt zu beobachten. Die Strömungsrichtung des Liquors läßt sich beim lebenden Tier an manchen Stellen des Liquorraumes nach intravenöser Fluoresceineinspritzung verfolgen. Eine Methode zur mikroskopischen Beobachtung der Liquorbewegung am lebenden Frosch beschrieben VONWILLER und WIGODSKAYA (1934). SCHALTENBRAND und PUTNAM (1927) haben in einer Versuchsserie an Tieren mit dem binokularen Mikroskop gesehen, wie das intravenös injizierte Fluorescein hauptsächlich aus dem Plexus austritt, aber in kleinem Maße auch aus den Gefäßen des Subarachnoidalraumes. Die Ausbreitung der Farbwellen von den Foramina Luschkae aus um den Hirnstamm herum in die Cysterna magna konnte durch die Dura hindurch beobachtet werden, wenn man diese durch Aufträufeln von Glycerin transparent machte.

Es besteht eine Möglichkeit, daß auch noch andere Organe bestimmte Substanzen in den Liquor hinein sezernieren. In Frage kommen der Locus Putnam, welcher mit dem Subkommissuralorgan des 3. Ventrikels identisch ist und der Locus Putnam Wislocki, am hinteren Ende des 4. Ventrikels. In diesem Sinne spricht vor allem der histologische Befund von BARGMANN und SCHIEBLER (1952), welche eine eigentümliche mit Chromalaunhämatoxylin gefärbte Granulation in den apikalen Abschnitten der Ependymzellen des Subkommissuralorgan des *Hundes* nachweisen konnten.

Die Vorgänge bei der eigentlichen Absonderung des Liquors sollen im 2. Abschnitt als Funktion der Plexus chorioidei behandelt werden.

I. Hauptteil: Meningen.

1. Vergleichende Anatomie und Entwicklungsgeschichte der Meningen.

Die Entwicklung der Meningen ist, wie GEGENBAUR (1898) darlegte, das Ergebnis der Einbettung des Zentralnervensystems von Cranioten in eine vom Achsenskelet gebildete Röhre. Den Raum zwischen Röhrenwand und Oberfläche des Nervensystems erfüllt Mesenchym, die Quelle der Meningen. Eine schematische Darstellung der Stufen der stammesgeschichtlichen Entwicklung der Meningen findet sich bei VAN GELDERN (1924, 1925/26), HALLER V. HALLERSTEIN (1934) und POLICARD (1944). Ferner sei auf v. LANZ (1929) verwiesen.

Bei niederen Wirbeltieren werden die Hüllen des Nervensystems zunächst als ein einheitliches und undifferenziertes perineurales Mesenchym angelegt, in dem bald deutliche Venenplexus hervortreten. Schon bei den *Fischen* tritt eine Sonderung in Ecto- und Endomeninx ein, insofern, als die äußeren Abschnitte eine dichtere Faserstruktur zeigen als die inneren Abschnitte, die unmittelbar dem Nervensystem anliegen. Die Endomeninx wird durch ein zelliges Stratum externum von der Ectomeninx geschieden (Abb. 7, VAN GELDERN 1924,

Ariens Kappers 1920, R. Krause 1923, Bargmann 1954), das besonders bei *Lophius piscatorius* kräftig ausgeprägt ist (vgl. S. 34). Bei den *Säugern* kommt es zur Ausbildung zweier getrennter Membranen, die Ectomeninx und Endomeninx werden durch einen Spalt voneinander getrennt. Von den *Urodelen* an differenziert sich die Ectomeninx zu einem Endochondrium, welches dem Schädel und den Wirbeln dicht anliegt und in die Dura mater. Zwischen beiden liegt in bestimmten Abschnitten, bei den höheren Tieren nur innerhalb der Wirbelsäule, das epidurale Gewebe. Das Endochondrium des Schädels nennt man Endocranium, das der Wirbelsäule Endorhachis. Bei den *Reptilien, Vögeln* und *Säugetieren* bleibt nur die Endorhachis erhalten, während das Endocranium (bis auf kleine Abschnitte) mit der Dura verschmilzt: „Dura mater secundaria".

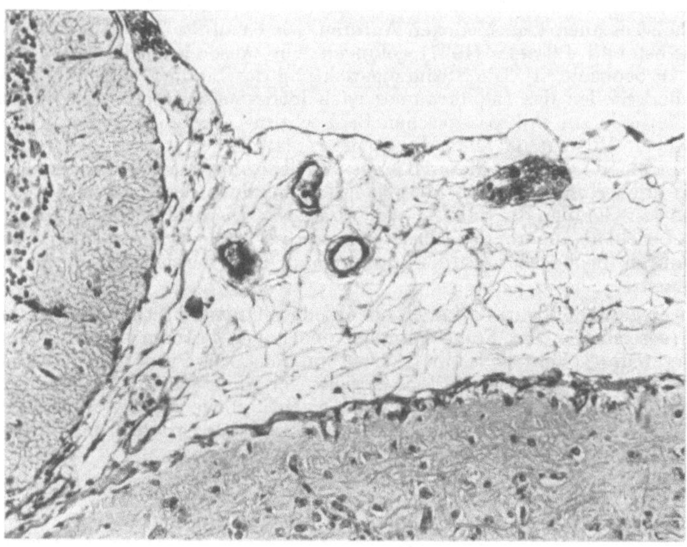

Abb. 7. Leptomeninx (Endomeninx) von *Torpedo ocellata* mit scharflinigem Abschluß durch das Stratum externum. (Fixation Bouin, Hämatoxylin-Eosinfärbung, Vergr. 130fach). Präparat und Photographie von W. Bargmann, Kiel.

Nur in der Hypophysengegend und im Cavum epiptericum bleibt bei diesen Tieren ein getrenntes Endocranium erhalten. Während der Bildung der Dura mater secundaria wandeln sich die Venen des periduralen Gewebes zu den starkwandigen Sinus. Die Septen der Dura mater (Falx und Tentorium) entstehen als Duplikaturen der Ectomeninx mit zwischengelagertem epiduralem Gewebe. Hochstetter (1939) wendet sich allerdings dagegen, Falx und Tentorium als Duplikaturen zu bezeichnen, da sie sich embryologisch aus einer einheitlichen Gewebsmasse entwickeln. An der Bildung dieser Septen beteiligt sich das Endocranium nicht. Bei bestimmten Tieren, z. B. der *Katze*, können die Durasepten partiell verknöchern (vgl. S. 32).

Erst bei höheren *Fischen* und bei den *landlebenden Tieren* differenziert sich die *Leptomeninx*, an der dann ein äußeres Blatt, die *Arachnoidea*, und ein inneres Blatt, die zarte Gefäßhaut oder *Pia*, unterschieden werden können. Diese Differenzierung tritt ein unter dem Einfluß der Funktion der Plexus chorioidei. Den entwicklungsgeschichtlichen Nachweis dieses Zusammenhanges verdanken wir Ariens Kappers (1926) und Coupin (1921, 1922). Die Plexus chorioidei entwickeln sich auf die Weise, daß am kranialen Ende des Nervensystems ein Teil des Ventrikeldaches eine dünne Membran bleibt, die aus einem einschichtigen Epithel besteht. Dieser Membran lagern sich die Blutgefäße auf, und schließlich wird sie mitsamt den Blutgefäßen fingerartig in das Innere der Ventrikel hineingestülpt, wobei man den Eindruck hat, als würde sie von dem nachdringenden Bindegewebe, der Pia-Arachnoidea, vor sich hergeschoben.

Vom Dach des 4. Ventrikels aus bricht erstmalig bei bestimmten *Fischen* der Liquor in die Leptomeninx ein. Flüssigkeitsgefüllte Säcke stülpen sich von dem Ventrikel aus in die Meningen vor und erreichen bei den höheren *Fischen* eine größere Ausdehnung.

Schon vor dem Eindringen des Liquors in die Spalten der Leptomeninx geht ein weiterer Entwicklungsprozeß vor sich, nämlich die Ausbildung einer geschlossenen Membran an der Grenze zwischen Pia und Glia, in der diese beiden Gewebsarten verlötet werden.

Bereits bei *Amphioxus* inserieren die *Ependymzellen* mit langen Fasern an der peripheren Oberfläche des Neuralrohrs und haften dort mit typischen Endfüßchen der Meninx an. Die ACHÚCARROschen Untersuchungen (1915) geben sehr interessante Hinweise für die weitere Entwicklung dieser Membran. Bei den *Fischen* lösen sich erstmalig Zellen aus dem Ependymverband und werden dadurch zu Astrocyten. Ihre Fortsätze inserieren an der Meninx mit einer Fußbildung, dagegen noch nicht am Gefäß. Später erst, von den *Amphibien* an aufwärts, treten auch Fußplatten an den Gefäßen auf.

2. Die Frühentwicklung der Meningen.

Die Meningen sind Bindegewebe und nach KÖLLIKER (1879), HIS (1865), STERZI (1902), CLEMENTZ und SALVI (1898), VAN GELDERN (1926) *mesodermaler* Abkunft. Vor einigen Jahren haben HARVEY und BURR (1926) diese Ableitung bestritten. Nach Auffassung dieser Autoren soll die Leptomeninx und das Gefäßbindegewebe des Zentralnervensystems *ektodermalen* Ursprungs sein und aus der Ganglienleiste („neural crest") zu beiden Seiten der primitiven Neuralrinne entstehen, während die Dura mesodermalen Ursprungs sei. HARVEY und BURR (1924) implantierten nämlich Embryonen von *Ambystoma punctatum* einen Teil eines Neuralrohres ohne Ganglienleiste. Er entwickelte sich zu einer gefäß- und meninxlosen, im übrigen aber normalen Hirnanlage. Transplantierten sie hingegen Teile der angrenzenden Ganglienleiste zusammen mit der Neuralrinne oder transplantierten sie zu einer späteren Zeit, wenn die Zell- und Ganglienleiste schon das Neuralrohr umschließen und in es eindringen, so entwickelte sich eine vollständige Hirnanlage mit Plexus chorioideus, Meningen und Gefäßen. FLEXNER (1929) konnte diese Ergebnisse nicht bestätigen. Er fand, daß sowohl bei Mitimplantation der Leistenzellen als auch ohne eine solche Mitimplantation Meningen um die implantierte Hirnanlage entstehen können. Die Ausbreitung des Liquors war der Hauptfaktor in der Entwicklung der Meningen. Die Meningen wachsen als drei wohl zu unterscheidende Membranen aus, die sich aus dem ektodermalen und endodermalen Mesenchym in gleicher Weise bilden. Die Beobachtungen HARVEYs und BURRs (1924, 1926) erklären sich nach FLEXNERs (1929) Versuchen nicht daraus, daß in einem Fall die Ganglienleiste mittransplantiert wurde, im anderen nicht, sondern daraus, daß im einen Fall die Plexusanlage mittransplantiert wurde und im anderen nicht.

Aber auch FLEXNER (1929) gibt zu, daß ektodermales Gewebe der Ganglienleiste zur Entwicklung der Leptomeninx beitragen könne. In einer weiteren Arbeit setzten sich (1933) HARVEY und BURR mit der Kritik von FLEXNER an ihren früheren Arbeiten auseinander. Sie implantierten Teile des Nervensystems des *Hühnchens* mit oder ohne Neuralleiste auf die Allantoismembran von 9 und 10 Tage alten *Hühner*embryonen. In einer weiteren Versuchsreihe färbten sie die Neuralleiste bei *Ambystoma*-Embryonen mit Nilblau und untersuchten die spätere Verteilung dieses Farbstoffes in den nachfolgenden Entwicklungsstadien. In einer 3. Versuchsreihe verpflanzten sie das Neuralrohr mit der Neuralleiste von einem *Frosch*embryo auf eine *Ambystoma*larve. Man kann dann die *Frosch*zellen wegen ihrer kleinen Dimensionen von denen des Wirtstieres unterscheiden. Die Versuche bestätigten die alte Theorie der Verfasser. Bei Transplantation des Neuralrohres mit der Neuralleiste entwickelt sich eine Zellmembran an der Oberfläche des Nervensystems. Diese fehlte aber, wenn das Neuralrohr ohne Neuralleiste transplantiert wurde. In der 2. Versuchsreihe konnten blaue Zellen nachgewiesen werden, die im späteren Stadium das ungefärbte Nervensystem einhüllten. Bei der Transplantation von *Frosch*anlagen auf *Ambystoma* waren die Zellen der Umhüllung des Nervensystems kleinzellig.

3. Die Entwicklung der Meningen bei Säugern.

WEED (1917) konnte die Entwicklung der Liquorräume von den Ventrikeln aus bei *Schwein*eembryonen demonstrieren. Er injizierte die schon erwähnte Ferroferricyankaliumlösung in die Ventrikel lebender Embryonen verschiedenen Alters und studierte die Flüssigkeitsbahn mit der Preußischblau-Reaktion. Er konnte von Woche zu Woche verfolgen, wie sich zunächst der Plexus ausbildet, dann von dem 4. Ventrikel aus sich flüssigkeitsgefüllte Hohlräume ihren Weg um das Kleinhirn und den Hirnstamm herum bahnten und im Laufe der Zeit das ganze Nervensystem umhüllten.

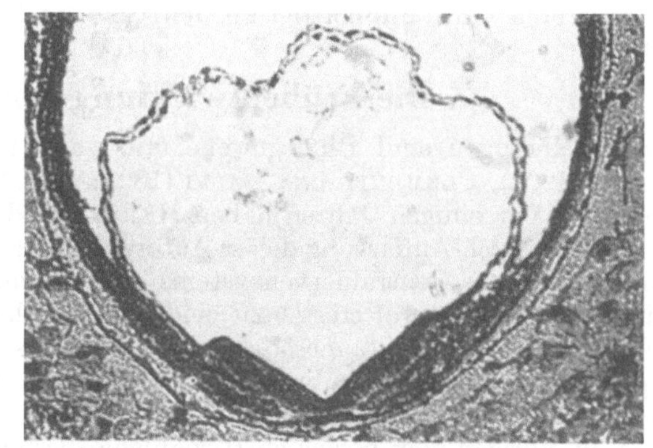

Abb. 8a.

Ich selbst konnte die Entwicklung der Meningen bei der *Maus* an Serien untersuchen, die mir freundlicherweise von Herrn DROGLEVER FORTUYN (Groningen) und Herrn ELZE (Würzburg) zur Verfügung gestellt worden sind. Erst am 13. Tage ist die ganze Hirnanlage von Mesenchym umwachsen. Am 14. Tage kann man erkennen, daß das Mesenchym sich in einen dichteren und einen lockeren Teil differenziert. Der dichtere Teil wird bald die Anlage von Knorpel, Knochen und Dura. Die Pia-Arachnoidea scheint ihren relativ embryonalen Bindegewebscharakter nur wenig zu ändern (Abb. 8a—e). Selbst bei den größten Embryonen, die mir zur Verfügung standen, ist die Pia-Arachnoidea nur stellenweise von der Dura getrennt, an anderen Stellen hängt sie mit dieser noch dicht zusammen. Die Anlage des *Sinus longitudinalis* findet sich schon am 13. Tage. Er ist ursprünglich von einem lockeren Bindegewebe umgeben (Abb. 8). Gegen den 20. Tag findet sich in seiner Nachbarschaft eine Zellhäufung, die den Charakter eines Lymphgewebes hat. Bei der dünnen Wand des Sinus der *Maus* scheint eine besondere Ausbildung arachnoidaler Zotten in diesem Stadium nicht vonnöten zu sein.

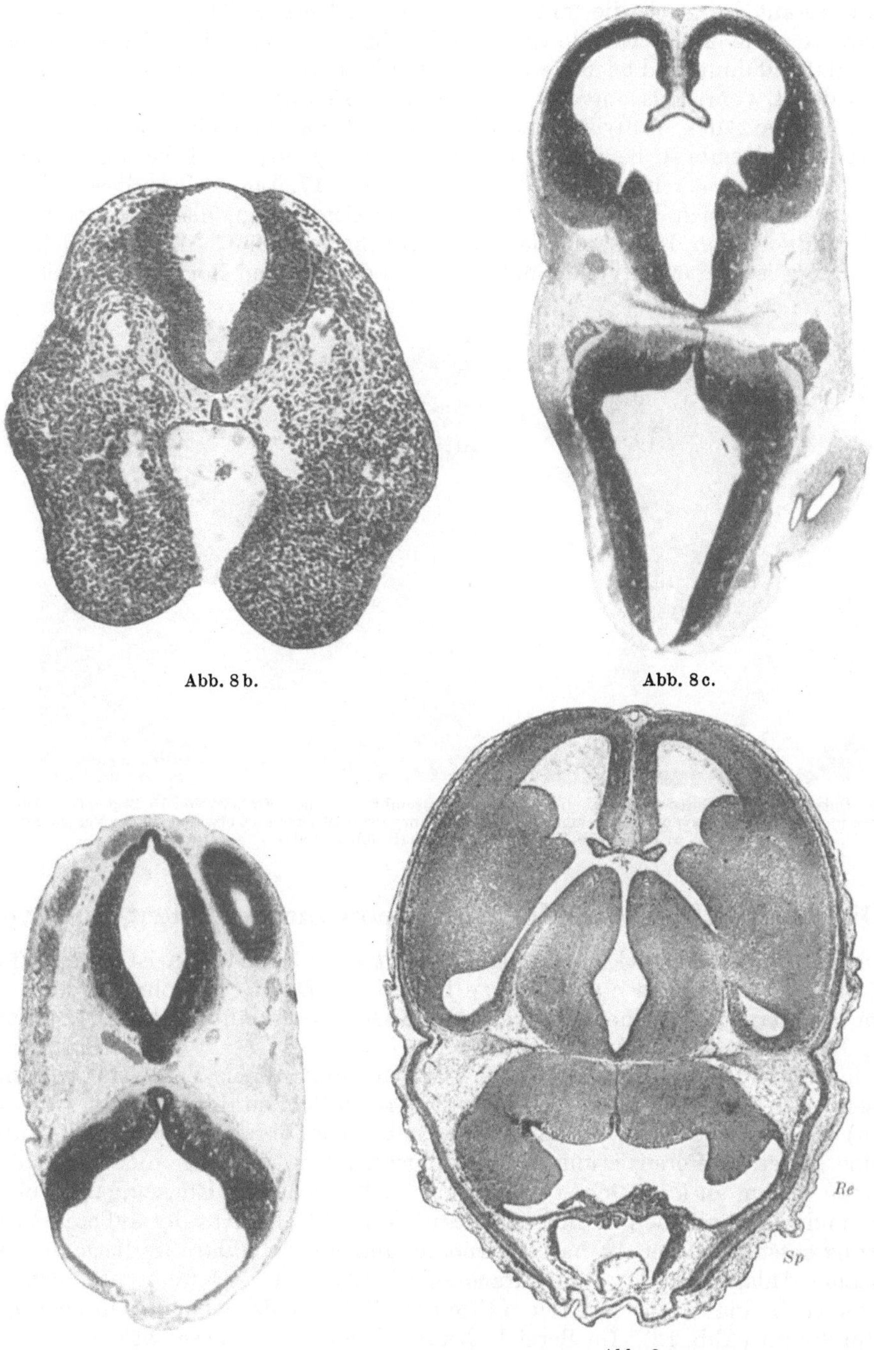

Abb. 8 b.   Abb. 8 c.

Abb. 8 d.   Abb. 8 e.

Abb. 8a—e. Entwicklung des Neuralrohres und der Meningen bei der *Maus*. a Neuralrohr noch geöffnet am 10. Tage. b Neuralrohr geschlossen am 12. Tage. c Differenzierung der großen Hirnbläschen und des Plexus chorioideus der beiden Seitenventrikel am 14. Tage. d Verdünnte Decke des 4. Ventrikels am 14. Tage. e Liquorsystem der weißen Maus am 16. Tage. Der obere Teil des Schnittes zeigt die Beziehung zwischen Seitenventrikel und 3. Ventrikel mit dem Foramen Monroi und der Plexusanlage der Seitenventrikel. Im unteren Teil des Bildes der 4. Ventrikel mit dem Recessus lateralis (*Re*), dem Plexus chorioideus des 4. Ventrikels und dem von unten wieder auftauchenden spornartigen Fortsatz des 4. Ventrikels (*Sp*).

Interessant ist auch die Entwicklung des „*Foramen Magendie*" in diesen Präparaten. Die entsprechende Stelle im Dache des 4. Ventrikels ist schon sehr früh auffallend dünn und leicht zerreißlich (Stadium von 14 Tagen). Nachdem die Plexus des 4. Ventrikels angelegt worden sind (15 Tage), stülpt sich ein dornartiger Fortsatz des Ventrikels aufwärts, der dorsal von einer ganz dünnen ependymalen Membran begrenzt ist. Um diesen Ependymsack herum erfahren die Meningen eine mächtige Auflockerung (16. und 17. Tag). Über diesen Ependymsack schiebt sich später von oral her das Cerebellum, dessen unterer Pol auf dem Bilde vom 18. Tag in der Schnittfläche erscheint. Auf dem Schnitt vom 20. Tag ist die ependymale Membran des dornartigen Fortsatzes zerrissen.

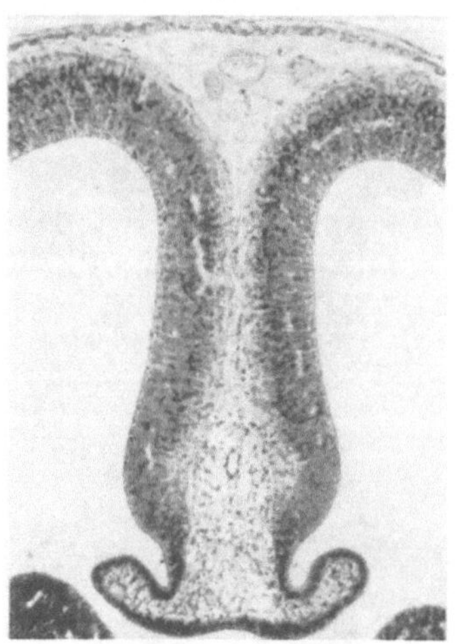 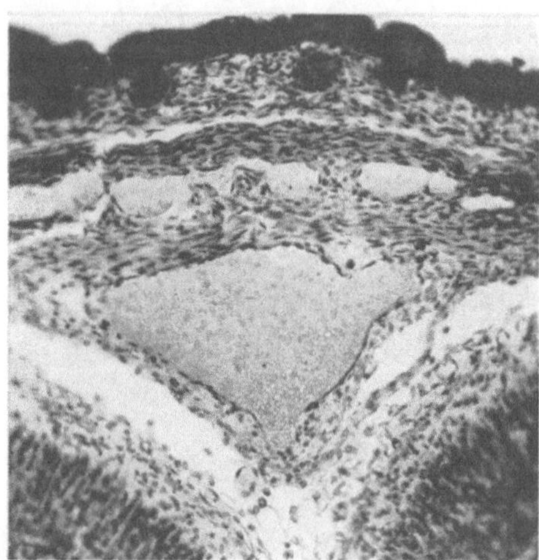

Abb. 9. Entwicklung des Sinus sagittalis superior beim *Mäuse*embryo. Links: Embryo von 15 Tagen, eine Anlage der Dura und der Falx ist noch nicht zu erkennen. Rechts: Embryo von 19 Tagen bei etwas stärkerer Vergrößerung. Die derbe Wand des Sinus hat sich gebildet.

4. Die Entwicklung der Meningen beim menschlichen Embryo.

In den frühen Entwicklungsstadien *menschlicher* Embryonen ist eine Differenzierung der Meningen noch nicht zu bemerken. Das Neuralrohr ist hier von einem lockeren, gefäßreichen mesenchymalen Gewebe umhüllt (Abb. 10, Spirov 1934, Hochstetter 1932).

Ich verwende zur Illustration der Entwicklung dieser Verhältnisse beim menschlichen Embryo Präparate, die ich der Freundlichkeit der Herren v. Hayek (Wien) und Spatz (Gießen) verdanke. Bei Embryonen bis zur Größe von 11,5 mm ist eine sichere Differenzierung der meningealen Gewebe noch nicht möglich. Erst von 13 mm an kann man, wenigstens im Bereiche des Rückenmarks, eine Ecto- und eine Endomeninx unterscheiden (Abb. 10). — Aus der äußeren Verdichtung entsteht später die harte Hirnhaut und auch die darunterliegende gemeinsame Anlage der Pia und Arachnoidea (Abb. 11). Daraus differenziert sich zuerst die Pia; in der zweiten Hälfte der Embryonalzeit entwickelt sich der Subduralraum (Abb. 12). Im Bereich des Kopfendes setzt diese Differenzierung wesentlich später ein, etwa von 17 mm an, um sich von der Basis aus scheitelwärts und frontalwärts auszubreiten. Bei *Neugeborenen* sind die topographischen Verhältnisse der Meningen schon völlig wie beim erwachsenen Menschen.

Besonders eingehend hat sich Hochstetter (1934) mit der Entwicklung und Differenzierung der Hüllen des *Rückenmarks* befaßt. Er nennt die Anlage der späteren Meningen beim Embryo *Meninx primitiva*; aus ihr entwickelt sich später die Pia mater. Als erstes sieht man Zellströme, welche dem späteren *Ligamentum denticulatum* entsprechen, in segmentaler Anordnung. Sie dringen zwischen den

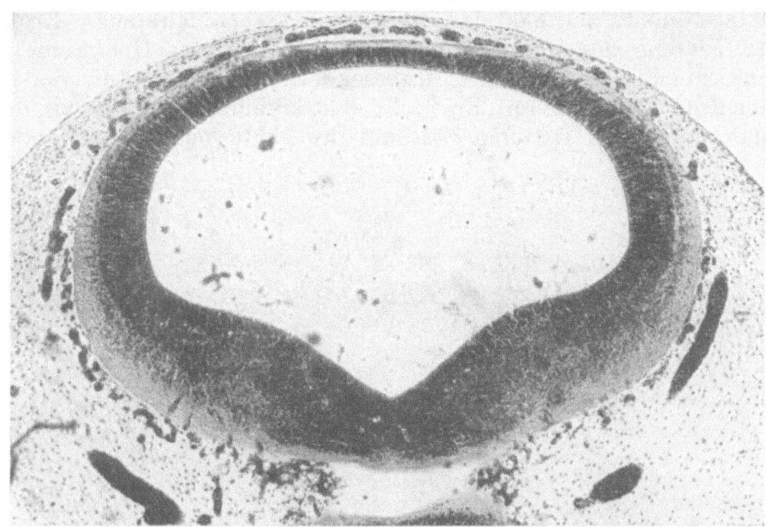

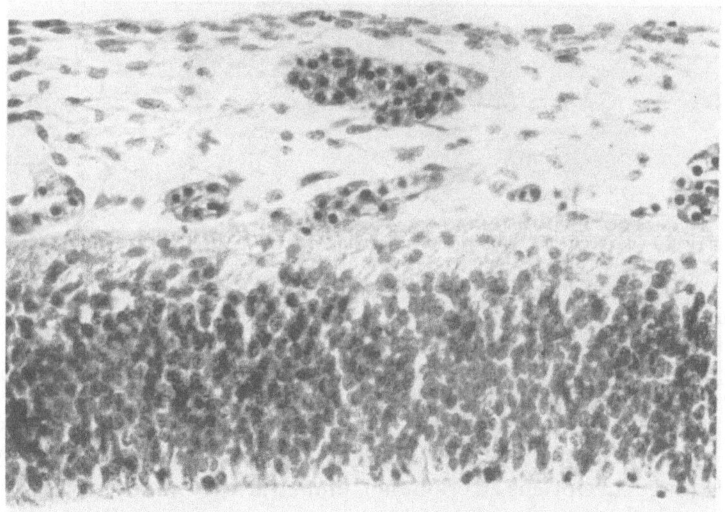

Abb. 10. Meninx primitiva mit ausgedehnten Gefäßplexus an der Hirnoberfläche im Bereiche der Mittelhirnanlage bei einem *menschlichen* Embryo von 11,5 mm Länge. Hämatoxylin-Eosinfärbung; oben schwache, unten stärkere Vergrößerung.

Spinalganglien ein. Als zweites entwickelt sich dann die *Dura mater*, und zwar zuerst an der ventralen Seite des Wirbelkanals in seinem obersten Abschnitt. Von dort aus schreitet die Differenzierung der Dura caudal fort. Dann entwickelt sich der Duraanteil im Bereich der Spinalganglien; er hängt mit dem Ligamentum denticulatum zusammen, das allerdings später in der Lumbalgegend verkümmert. Die Foramina intervertebralia bleiben frei, die Spinalganglien schieben sich nun durch die vorgebildeten Fenster der Dura hindurch

und verlassen den Wirbelkanal; etwa zu dieser Zeit kann man auch eine Leptomenix bereits erkennen. Zuerst wandern die cervicalen Ganglien aus, zuletzt die
sacralen, die zum Teil aber noch in den Duralöchern steckenbleiben. Zuerst
bildet sich der dorsale Duraabschnitt und nun erst erkennt man die Entstehung
eines Periduralraumes und bald danach des Subarachnoidalraumes. Er entsteht
durch Rarifizierung des Gewebes und Auftreten größerer Hohlräume. Dabei
bleiben aber die Ligamente stehen, insbesondere ein Ligamentum dorsale und
das Ligamentum denticulatum. Erst sehr spät kommt es zur Bildung des Subarachnoidalraumes. Im späteren Stadium des Embryonallebens wandern die

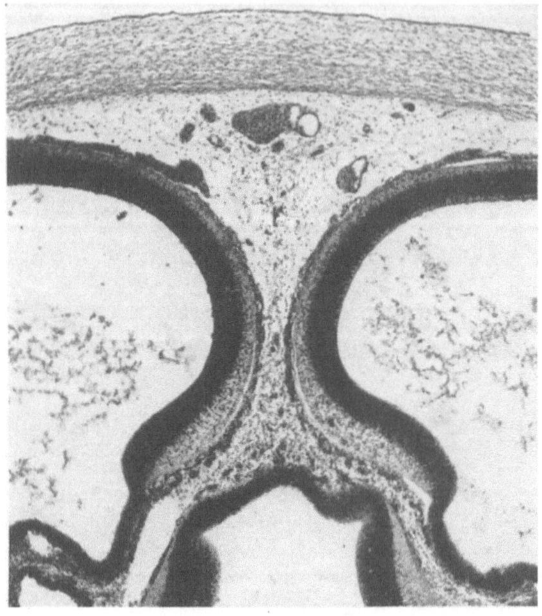

Abb. 11. Medianspalte und beginnende Entwicklung des Sinus sagittalis superior zwischen beiden Hemisphären
bei einem *menschlichen* Embryo von 17 mm Länge.

Ganglien aus den Duralöchern wieder zurück in den Wirbelkanal. Dies ist besonders ausgeprägt bei den Sacralganglien.

Hochstetter (1939) hat die Entwicklung der Meningen entlang dem *Opticus*
am *menschlichen* Embryo folgendermaßen beschrieben: Im Bereich des Opticus
bildet sich zuerst die Durascheide und erst beim Keimling von 104 mm Scheitel-
Steißlänge ist ein eindeutiger subarachnoidaler Gewebsfortsatz zwischen der
Durascheide und dem Opticus zu erkennen, und zwar wird er zuerst in der Nähe des
Augapfels angelegt und erstreckt sich erst sehr viel später rückwärts bis zum
Hirn. Sogar bei einem Keimling von 250 mm Scheitel-Steiß-Länge war eine
Verbindung des subarachnoidalen Raumes des Opticus und dem des Gehirns
noch nicht hergestellt.

Die *Verbindung des 4. Ventrikels mit dem Subarachnoidalraum* durch das
Foramen Magendie und die *Foramina Luschkae*, deren Untersuchung sehr gut
erhaltenes Material voraussetzt, erfolgt nach Retzius (1896) im 4., bisweilen
auch schon im 3. Embryonalmonat. Karlefors (1924, Lt.) nimmt als Zeitpunkt
der Entstehung des Foramen Magendie gleichfalls den 4. bzw. das Ende des
3. Monats an. Bei einem Fetus von 11 mm Länge findet er in der Gegend des späteren Foramen eine auffallende Verdünnung der Epithelwand und chromatinarme

Zellkerne; die Zellgrenzen gegen das unterlagernde Bindegewebe seien unscharf. Das Foramen Luschkae dagegen soll erst am Ende des 6. Monats entstehen. Seiner Öffnung geht eine Atrophie der Wand voraus, die im 5. Monat einsetzt.

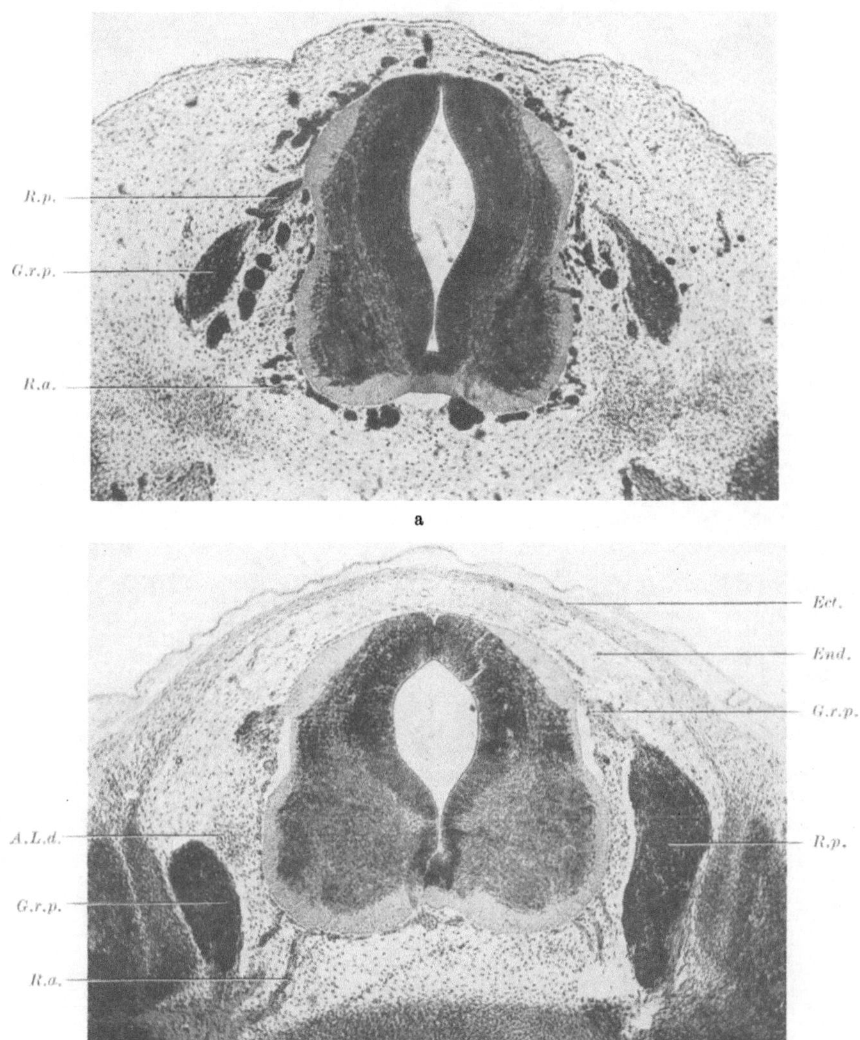

Abb. 12 a u. b. Entwicklung der Rückenmarkshäute beim *menschlichen* Embryo. Bei dem Embryo von 11,5 mm Länge ist noch keine Differenzierung der Meningen erfolgt. Auf dem unteren Bild (Embryo von 13 mm Länge) kann man bereits eine Ectomeninx von einer Endomeninx unterscheiden. *R.p.* Radix post.; *G.r.p.* Ganglion radicis posterioris; *R.a.* Radix anterior; *A.L.d.* Anlage des Ligamentum denticulatum; *Ect.* Ectomeninx; *End.* Endomeninx.

5. Dura mater.

a) Makroskopische Anatomie.

SCHWALBE (1869) definierte die Dura mater folgendermaßen: „Die Dura mater ist eine derbe, fibröse, sehnig glänzende Membran, die innerhalb der Schädelhöhle bis zum Foramen magnum als Dura mater cerebri sich überall der inneren

Oberfläche der Schädelknochen anschließt und zugleich deren äußerstes Periost (das Endocranium) repräsentiert.“

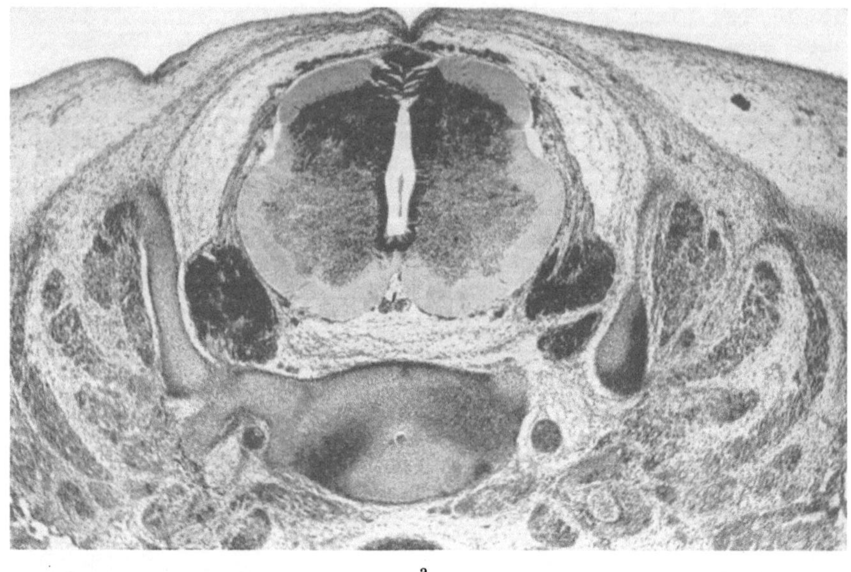

a

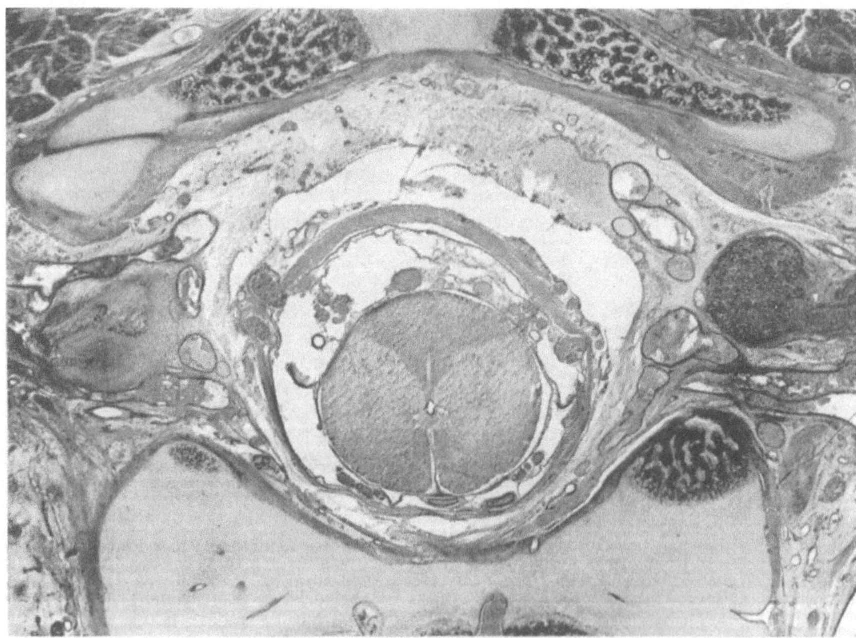

b

Abb. 13 a u. b. Auf dem oberen Bild (Embryo von 21 mm Länge) ist die Ectomeninx von einer Endomeninx deutlich zu unterscheiden. Das untere Bild von einem 4 Monate alten Fetus erlaubt bereits die Unterscheidung des epiduralen Raumes, der Dura, der Pia und der Arachnoidea.

Die Dura kleidet die Schädelhöhle als ein einheitliches dichtes, glattes und schwer zerreißliches Bindegewebeblatt aus. Innerhalb der Schädelkapsel ist sie an der Konvexität nur locker mit dem Knochen verbunden und läßt sich infolgedessen leicht abziehen, während sie an der Basis sehr fest mit dem Knochen verwachsen ist. Falx und Tentorium springen als stützende Scheidewände in das Innere der Schädelhöhle vor. Reißt man die Leptomeninx von der Dura ab, so bleiben stets größere Fetzen zu beiden Seiten der Falx hängen. Entfernt man auch diese Fetzen, so macht die Innenfläche der Dura dieses Gebietes der „PACCHIONIschen Granulationen" einen siebartigen Eindruck. Die Hirnanhanggebilde, z. B. der Trigeminus mit seinen Ästen, der Saccus endolymphaceus und die Hypophyse, liegen in der Substanz der harten Hirnhaut. Ebenso die Sinus durae matris, deren Wand von der Dura mater selbst gebildet wird und die nach dem

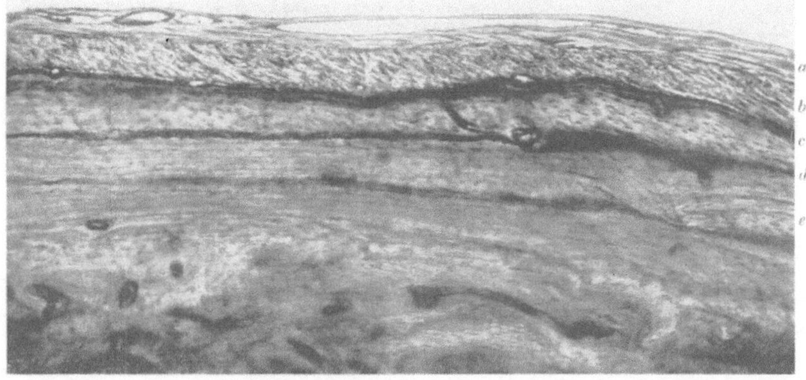

Abb. 14. Dura mater auf dem Felsenbein, Mensch. Gallein. P. phot. 57mal. *a* Innenschicht der Dura mit Venen; *b* Außenschicht der Dura; *c* Cambiumschicht; *d* innere Corticalis des Felsenbeines; *e* innere Masse des Felsenbeines. (Aus H. PETERSEN 1935.)

Lumen des Gefäßes zu nur eine Endothelauskleidung trägt. Zum Beispiel bestehen im Bereich des Türkensattels und des dort befindlichen Sinus cavernosus zahlreiche Verbindungen von fibrösem Bindegewebe zwischen der oberflächlicheren und der tiefen, dem Knochen angeschlossenen Schicht der Dura mater.

Vom Atlas abwärts spaltet die Dura sich in 2 Blätter, ein äußeres, die *Endorhachis*, die dem Wirbelkörper anliegt und das innere Periost der Wirbelbögen bildet, und ein inneres Blatt, die eigentliche *Dura spinalis*. Die Dura spinalis umhüllt das Rückenmark und die ihm anliegenden weichen Häute und umkleidet die austretenden Wurzeln mit röhrenförmigen Scheiden. Zwischen beiden Blättern der Dura liegt ein lockeres, fettreiches Bindegewebe mit zahlreichen Lymphspalten und groben Venenplexus *(epidurales Fettgewebe)*.

b) Faserbau und Endothel.

Die Dura besteht aus mehreren Lagen kollagener und elastischer Bindegewebsfasern, die sich in verschiedenen Richtungen kreuzen (Abb. 15a u. b). An der Innenfläche ist die Dura mit einem mehrschichtigen Endothel überzogen, dessen Zellen etwa 10—40 μ groß sind, und zwischen denen Kittlinien mit Silbernitrat nachzuweisen sind. Härtet man die Dura mit Osmiumsäure, so läßt sich das Endothel als ein dünnes Häutchen abziehen (KOLMER, 1925/26). Dieses Endothel geht an den Austrittsstellen von Nerven kontinuierlich in das äußere Endothel der Arachnoidea über.

Die *Verlaufsrichtung* der Durafasern folgt auch in der Schädelhöhle den *Spannungsrichtungen*. Nach POPA (1926), BLUNTSCHLI (1925) und WITZIG (1940) bilden Schädel und Dura eine einheitliche Skeletkonstruktion. Man kann folgende

3 Fasersysteme unterscheiden: Die a-Fasern ziehen von der Crista galli fächer-
artig nach caudal hin, die b- und c-Fasern durchkreuzen sie und stehen in Beziehung zum Kleinhirnzelt, und zwar bilden die b-Fasern einen Wirbel, die c-Fasern
einen Fächer, der vom Sinus rectus ausstrahlt.

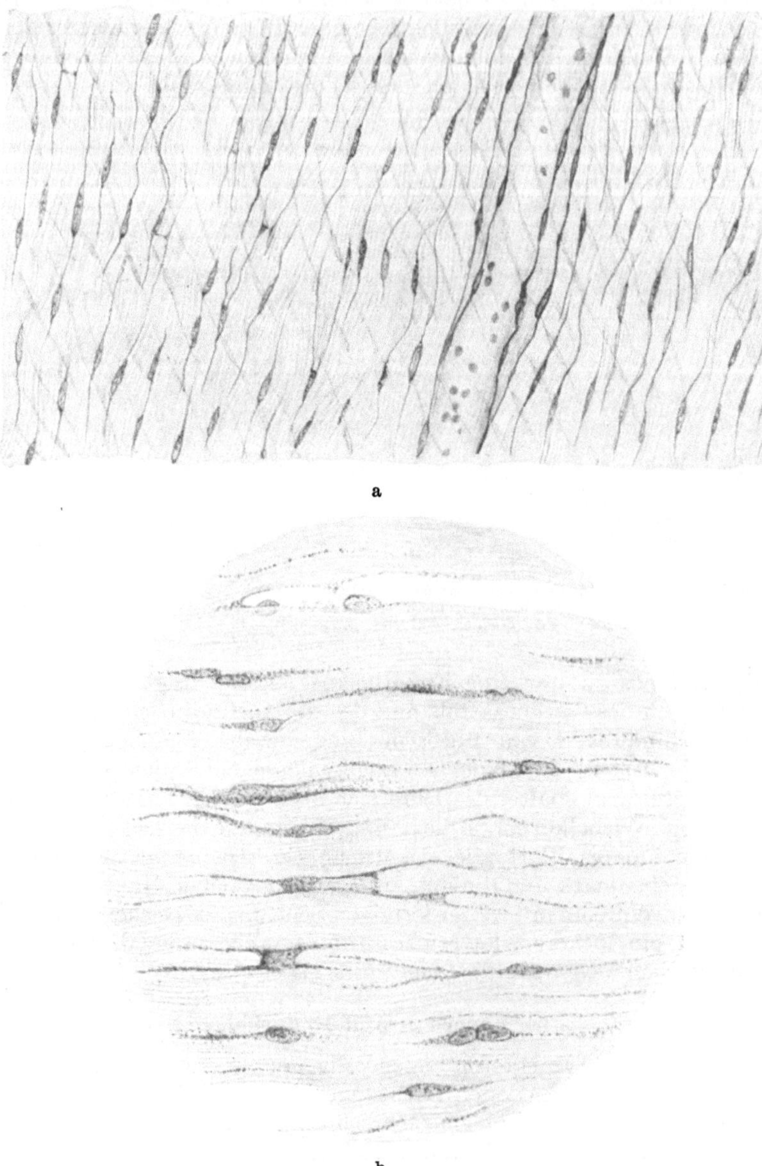

Abb. 15a u. b. Die Anordnung der Zellen und Faserverbände in der Dura mater nach KEY und RETZIUS.
a Flachschnitt, b Querschnitt durch die Dura.

Nach WIMMER (1952) kann man in der Umgebung des Sinus longitudinalis
bei manchen Menschen bis zu 8 Faserlagen unterscheiden (Abb. 16). An den
Eintrittsstellen der Abflußwege des Gehirns findet sich ein kompliziertes Wider-
lager, welches wahrscheinlich eine Kompression der Veneneinmündungen

verhindert. Die Faserrichtungen im Bereich der Dura und Falx legen die Annahme nahe, daß der Dura eine wichtige statische Funktion zukommt. Meines Erachtens halten die Durasepten den Schädel unter einem spannenden Zug, ähnlich wie die Speichen eines Fahrrades die Felgen spannen, so daß der Schädelknochen eine zusätzliche Versteifung gegen Deformierungen erhält (Abb. 17). Über den Faserverlauf in der Dura mater des *Hundes* unterrichtet G. ZIMMERMANN (1937).

Der Faseraufbau der *Dura spinalis* bietet eine Reihe von Besonderheiten, deren Kenntnis wir LANZ (1929) verdanken. Die Dura des Rückenmarks besteht

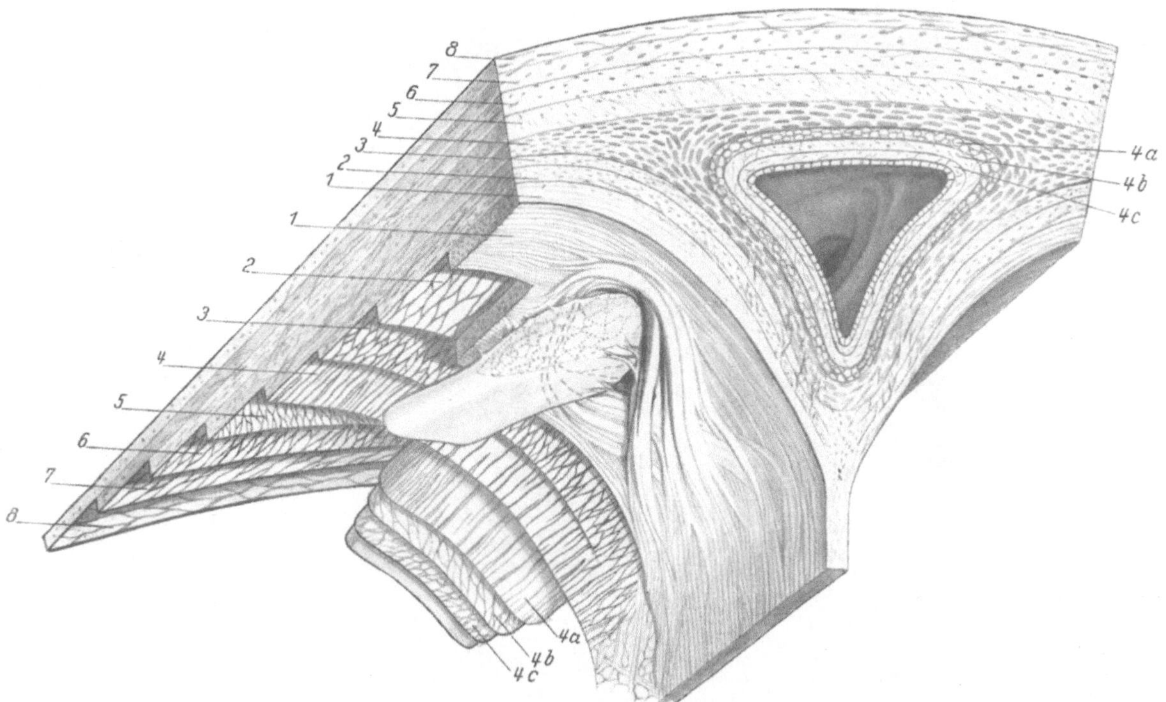

Abb. 16. Übersichtsschema der funktionellen Strukturen in der Dura mater cerebri um den Sinus sagittalis cranialis. Teilstück des Sinus aus seinem mittleren Drittel. Zur besseren Darstellung einzelner Faseranordnungen sind die Sinuswände im Verhältnis zu groß gezeichnet. Die Beteiligung der Falxfasersepten am Wandaufbau ist nur angedeutet. In den Schichten 6—8 sind funktionelle Netzmaschen eingezeichnet. Beteiligung der verschiedenen Schichten an der Bildung eines Venenmündungsringes. (Aus WIMMER 1952.)

aus einer großen Anzahl von Faserlagen, die verschieden gerichtet und übereinander verlötet sind. Die Hauptrichtung der Fasern, unter denen die elastischen bei weitem überwiegen, ist die longitudinale; die normale Dura des Rückenmarks hat schon beim Kinde etwa 12 Lagen longitudinaler Fasern, beim Erwachsenen etwa die doppelte Zahl. Die nächsthäufige Faserrichtung ist die Querrichtung; indessen sind Querfasern viel seltener als Longitudinalfasern. Diese Eigentümlichkeit erklärt sich aus der funktionellen Beanspruchung der Dura. Die Dura muß erstens dem Liquordruck das Gegengewicht halten. Dieser ist in der Längsrichtung ebenso groß wie in der Querrichtung. Ferner wird die Dura aber auch durch alle Bewegungen der Wirbelsäule mechanisch beansprucht; diese Beanspruchung erfolgt fast gänzlich in der Längsrichtung. Nur da, wo auch Drehungen der Wirbelsäule möglich sind, erfolgen andersartige Beanspruchungen der Dura. Hier ist auch die Faserverteilung eine andere, z. B. an der Halswirbelsäule. Abweichende schräge und schlingenförmige Faserstrukturen finden

sich auch überall dort, wo Wurzelscheiden entspringen. Die Zeichnungen von
Lanz zeigen, wie auch bei der kleinsten Wurzel die Anordnung der Fasern in
wunderbarer Weise den dynamischen Anforderungen jeder möglichen Belastung
entspricht (Abb. 18a u. b). Die Wurzelscheiden der Halswirbelsäule sind durch die
Dreh- und Scherbewegungen des Halses besonderer Beanspruchung ausgesetzt
und besonders stark mit den Wänden des Zwischenwirbelkanals verwachsen.
Anders ist es in den Zwischenwirbelkanälen vom 7. Halswirbel abwärts. Hier
findet sich außerhalb der Durascheide auch noch Fettgewebe und eine große

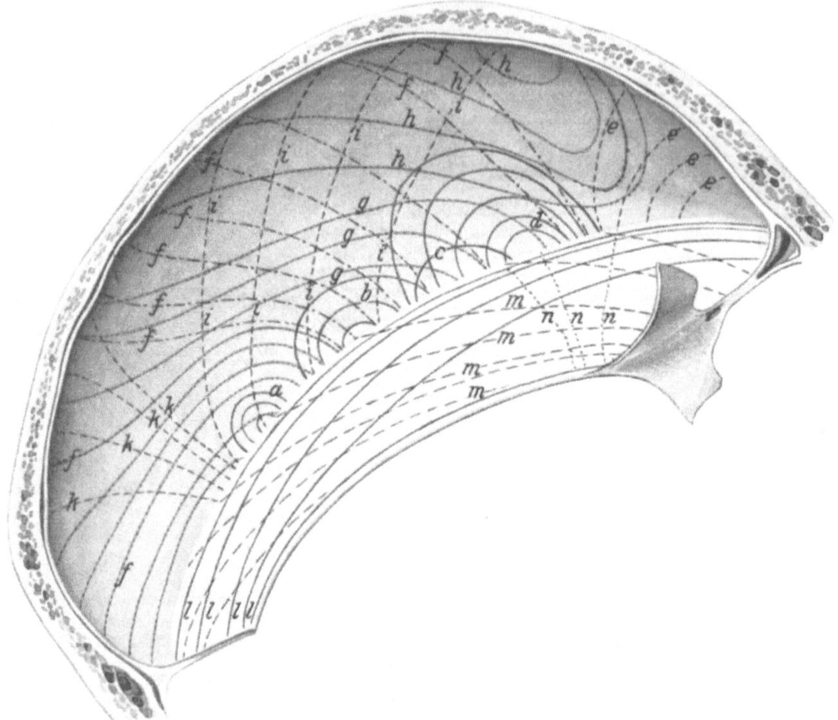

Abb. 17. Verlauf der Spaltlinien in der Dura parietalis und Falx cerebri. Erwachsener. Beispiel mit typischer
Strukturprägung. Falx an Tentorium und Crista galli durchtrennt. *f, h, g* Linien aus dem frontopetalen Hauptsystem; *i, k, e* Linien aus dem frontofugalen Hauptsystem; *a, b, c d* Halbringe aus dem Kreisbogensystem. Über-
schneidung zweier Spannungszüge *l* und *m* in der Falx cerebri durch eine dritte Liniengruppe aus der Gegend
des Tentorium. (Nach Wimmer 1952.)

Menge von Gefäßen. Außer durch die Scheiden der austretenden Wurzeln ist
der Duralsack mit der Wirbelsäule noch durch eine Reihe spezieller *Ligamente*
verbunden, die im Lendenteil und im Halsteil besonders ausgedehnt sind. An
der Hinterhauptslücke dringen die Durafasern in die Faserstruktur des Knochens
ein. Sie spaltet sich in 2 Lamellen, eine innere, die in das Innenperiost des
Schädels und in die Dura mater cerebri übergeht, und eine äußere, die in das
Außenperiost der Schuppe einstrahlt. In drei besonderen Stockwerken sind
Bindegewebszüge angelegt, die die Dura des Cervicalmarks mit den obersten
Halswirbeln und der Schädelbasis verbinden.

c) Gefäße der Dura.

Die Gefäßversorgung der Dura mater ist durch Untersuchungen von Cru-
veilhier, Böhm (1869), Paskowitsch (1872) und Michel (1872) untersucht

worden. Eine zusammenfassende Darstellung hat LANGER (1877) gegeben. In dieser ist auch die ältere Literatur berücksichtigt.

LANGER hat das Gefäßnetz durch arterielle und venöse Injektionen ausgiebig dargestellt. Man kann in der Dura 2 Gefäßnetze unterscheiden, ein Capillarnetz in der freien Innenfläche und ein gröberes Netz in der äußeren periostalen Fläche der Dura (Abb. 19 und 20). Das innere Netz ist zwischen das Arterien- und Venensystem eingeschaltet, das äußere Netz besteht nach LANGER hauptsächlich aus Venen. Diesem venösen Netz parallel verläuft ein dünneres, arterielles, dessen

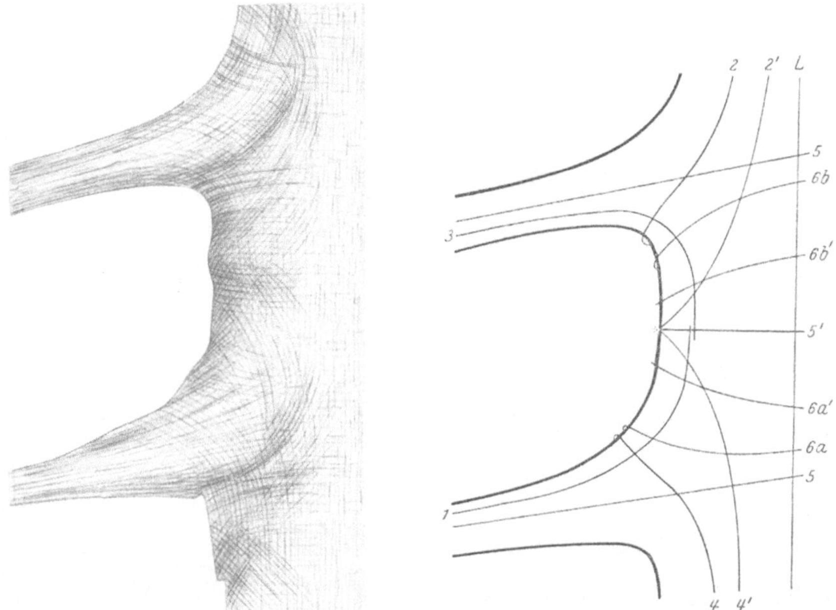

Abb. 18a. Cervicale Form der Faserung in den Ursprungskegeln der Durascheiden in Sagittalansicht. Aufhellungspräparat der Ventralseite der Wurzelscheide des 5. und 6. Halssegmentes. 10 Monate altes Mädchen. Vergr. 7mal. In dem zugehörigen Schema bedeutet: *L* allgemeine Längsfaserung; *1* aus der allgemeinen Längsfaserung von kranial abschwenkender Scheidenzug; *2* Schlingenzug der Längsfaserung um den caudalen Abgangswinkel; *3* aus der allgemeinen Längsfaserung von caudal abschwenkender Scheidenzug, Schlingenzug der Längsfaserung um den kranialen Abgangswinkel. Intersegmental überkreuzen sich: *2'* aus der allgemeinen Längsfaserung von kranial abschwenkender Zug; *4'* aus der allgemeinen Längsfaserung von caudal abschwenkender Zug; *6a'* aus der Transversalfaserung kranial abschwenkender Zug; *6b'* aus der Transversalfaserung caudal abschwenkender Zug. (T. v. LANZ 1929.)

letzte Verzweigungen sogar als Vasa vasorum bis in die Wand des Sinus longitudinalis eindringen. LANGER fand an vielen Stellen direkte Übergänge aus kleinen Arterien in größere Ausstülpungen dieses venösen Netzes. Nach den mikroskopischen Beobachtungen der Duragefäße am lebenden Tier durch POOL, NASON und FORBES (1934) wird jede Duraarterie von 2 kleinen Venen begleitet (Abb. 19). Alle diese Gefäße stehen, wie die Autoren durch Mikroskopie am lebenden Objekt nachweisen konnten, in funktioneller Abhängigkeit vom Sympathicus und Vagus (Abb. 27).

Die Venen der Dura der Schädelhöhle haben als Sinus die wichtige Aufgabe, das Blut der Dura und des Gehirnkreislaufes zu sammeln und zu den Venae jugulares abzuführen. Wohl wegen der besonderen Druckverhältnisse des Schädels haben die großen Duravenen nicht den üblichen Bau, die ja bei jeder negativen Druckschwankung, z. B. infolge eines tiefen Atemzuges, kollabieren müßten, sondern die Sinus der Dura sind starkwandige Röhren von dreieckigem Querschnitt, die in die Abgangsstelle besonderer duraler Zwischenwände des Schädelinneren, Falx und Tentorium, verlegt sind. Dabei besteht die Wand der

Sinus nicht aus dem sonst verbreiteten Gefäßbindegewebe, sondern aus dem Duragewebe selbst. Die Wand ist mit einem starken elastischen Fasersystem und
mit einer dünnen Endothelschicht ausgekleidet (Abb. 22). Die Sinus haben
kein glattwandiges Lumen, sondern bestehen aus einem mehr oder weniger ka-
vernösen System von Kanälen und „Lacunen" (Abb. 24). Dieses komplizierte
kavernöse Kanalsystem läßt sich vom Sinus aus injizieren. Langer meint,

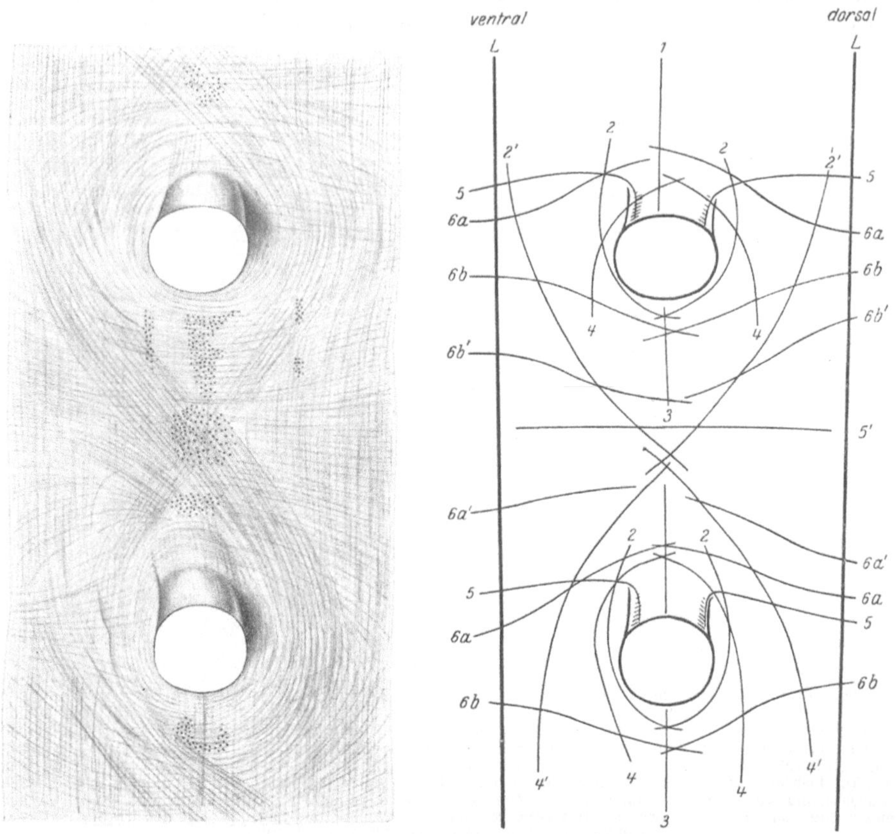

Abb. 18b. Cervicale Form der Faserung in den Ursprungskegeln der Duralscheiden in Frontalansicht. Aufhellungspräparat vom 5. und 6. Halssegment, 10 Monate altes Mädchen. Vergr. 7mal. Zeichenerklärung für das
zugehörige Schema wie bei Abb. 18a. (T. v. Lanz 1929.)

daß dieses Gewebe geradezu eine erektile Funktion haben könne. Die va-
ricösen Verdickungen dieser Plexus drücken sich in die Interna des Schädels
hinein und können bei älteren Menschen erhebliche Einschmelzungen des Knochens
in größerer und weiterer Entfernung vom Sinus longitudinalis bewirken. In
dieses Kanalsystem eingelagert finden wir überall die *Arachnoidalzotten*, deren
größte man Pacchionische Granulationen nennt, so daß ein enger funktioneller
Zusammenhang beider Strukturen wahrscheinlich wird. Diese nur mit einem zarten
Endothel ausgekleideten Kanäle enthalten manchmal einige rote Blutkörperchen.
Sie erscheinen im mikroskopischen Präparat aber meist leer. Vielleicht führen
diese Kanäle Liquor cerebrospinalis von den Pacchionischen Granulationen zu
den venösen Sinus.

Bei diesen Pacchionischen Granulationen, die beim Erwachsenen in großer
Zahl an der Konvexität der Dura nachzuweisen sind, und den Arachnoidalzotten

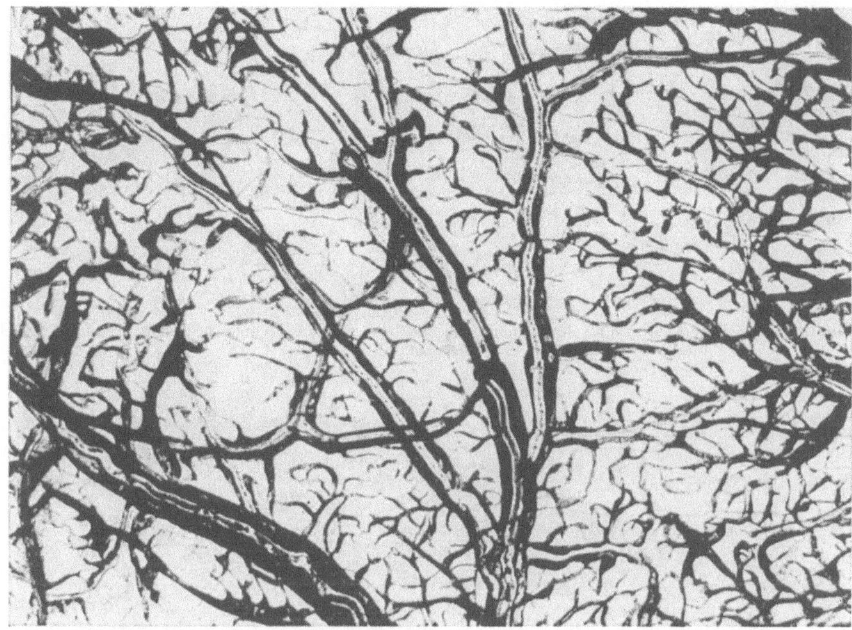

Abb. 19. Gefäßinjektion der Dura. Schwächere Vergrößerung. Man sieht, daß jede Duraarterie von zwei Venen begleitet wird.

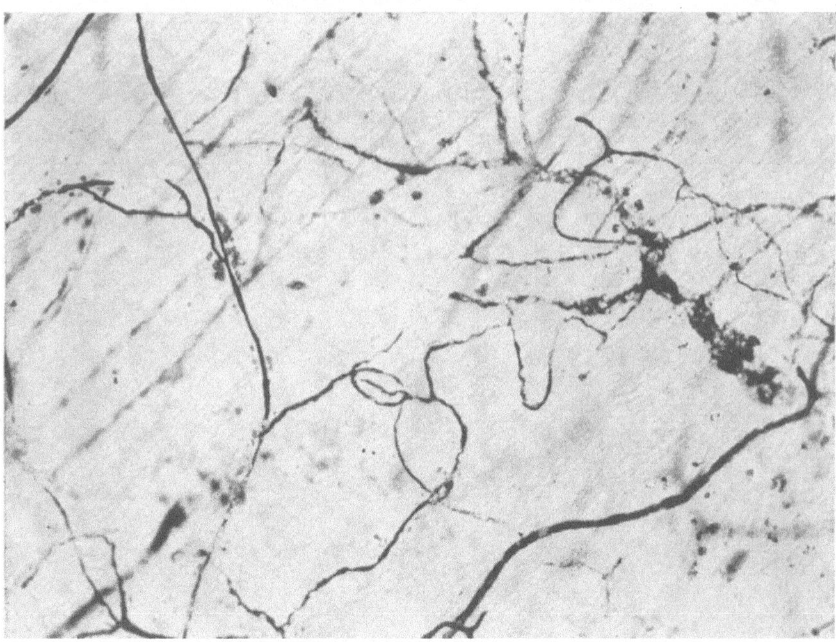

Abb. 20. Gefäßinjektion der Dura mit Tusche. Starke Vergrößerung.

handelt es sich um Einsprengungen arachnoidalen Gewebes in die Dura, die in direktem Zusammenhang mit der Arachnoidea stehen. Diese lockeren Gewebszapfen sind schwammige, flüssigkeitsreiche Strukturen, die sich färberisch sehr

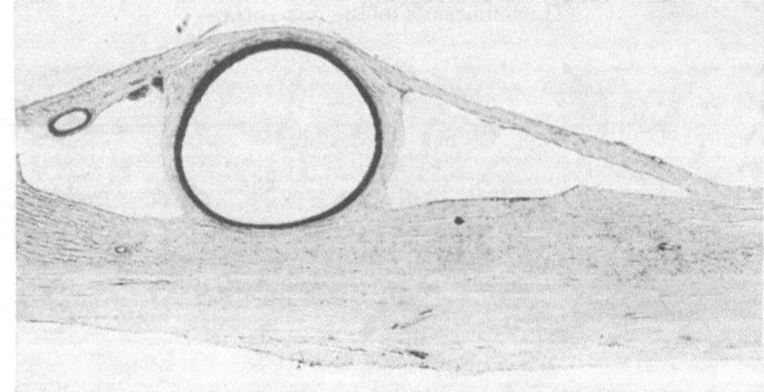

Abb. 21. Quergeschnittene Arterie an der Innenfläche der Dura von zwei Venen begleitet. Präparat von Prof. PETERSEN.

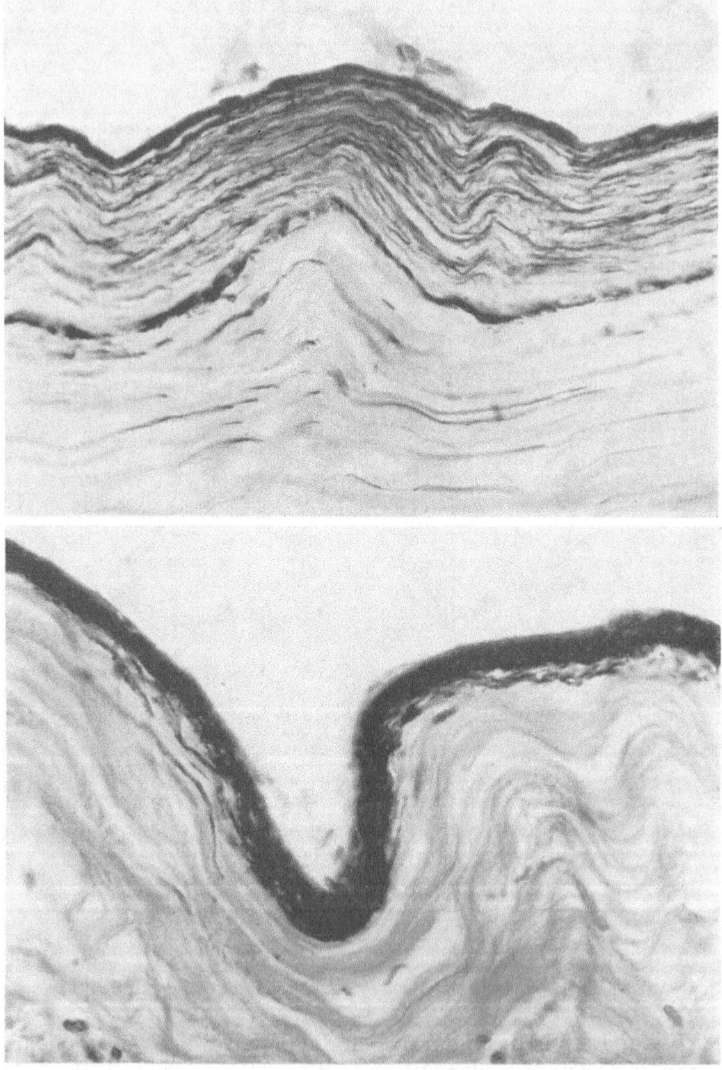

Abb. 22. Elastische Faserstrukturen in der Wand des Sinus sagittalis superior eines erwachsenen *Menschen*. Beide wiedergegebenen Stellen entstammen der Wand des gleichen Sinus. (Färbung mit Kernechtrot und Resorzin-Fuchsin, Vergr. 900fach, Präparat des Anat. Instituts Kiel, W. BARGMANN phot.)

scharf von dem umgebenden dichtfaserigen Bindegewebe der Dura unterscheiden.
Von dem Innenraum des abführenden Kanalsystems der Dura sind sie nur durch

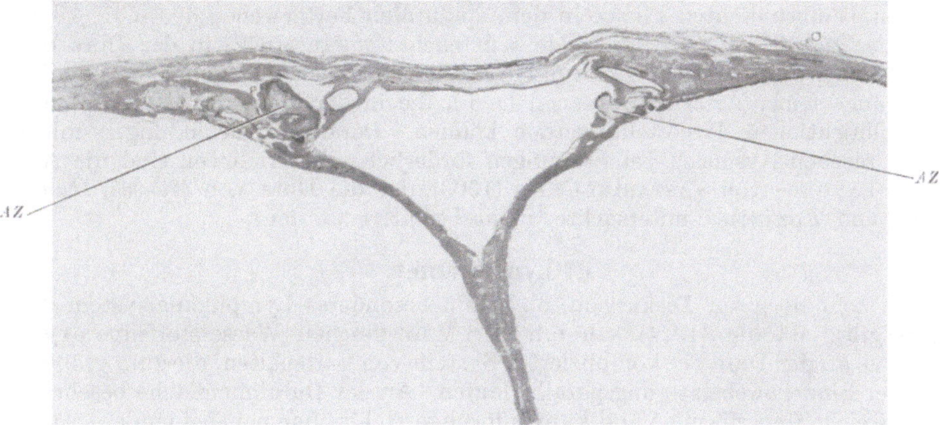

en Sinus sagittalis superior mit Arachnoidalzotten (*AZ*).
·at und Photographie von W. BARGMANN-Kiel).

ɔ Arachnoidalzotten finden sich nicht nur in
ɔn durch KEY und RETZIUS (1875) und später

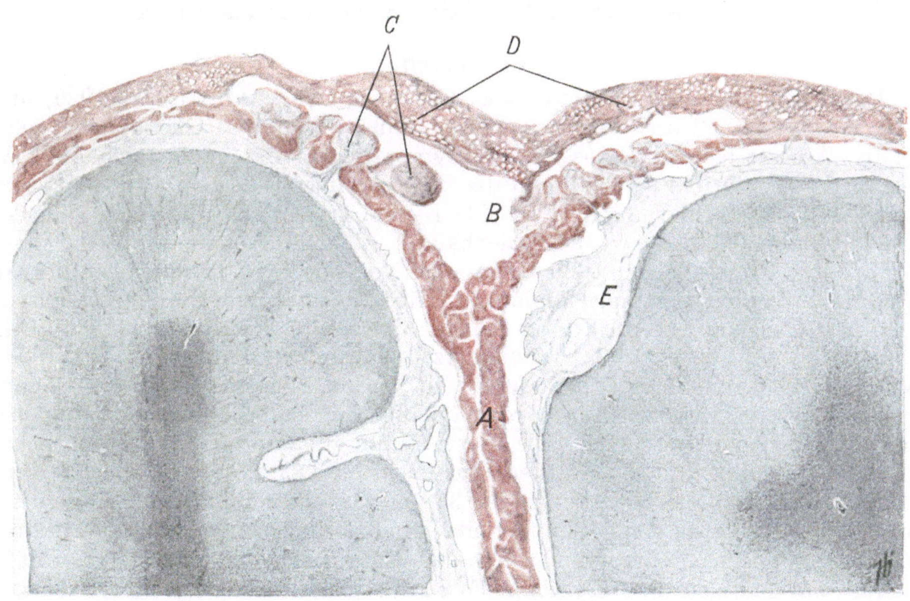

Abb. 24. Querschnitt durch Sinus sagittalis superior, Meningen und benachbarte Hirnwindungen bei der Katze. Phosphorwolframsäure-Hämatoxylinfärbung. *A* Falx; *B* Lumen des Sinus; *C* Arachnoidalzotten; *D* Kanalsystem der Dura; *E* Pia-Arachnoidea.

durch WEED (1923) erfahren haben, sondern auch in der ganzen Dura spinalis
(LANZ 1929). Sie enthalten gewöhnlich eine Reihe von leukocytären Elementen
in ihrem zarten Maschenwerk.

Zarte arachnoidale Zapfen verwurzeln die Leptomeninx auch in Gebieten der
Dura, in der gar keine Venen zu finden sind (WEED).

In der Wirbelsäule entfällt die Notwendigkeit, die Blutadern gegen ein Zusammenfallen zu sichern, da hier der Venendruck stets positiv bleibt. Die Venen brauchen nicht mehr in die Dura eingebettet zu sein, sondern liegen nun in Gestalt eines dichten Plexus in dem epiduralen Fettgewebe.

Arteriovenöse Anastomosen sollen sich nach Michel (1872) in der Dura des *Hundes* nachweisen lassen. Langer (1877) gibt eine ausführliche Schilderung der Übergänge feiner Arterien in Venen (s. o.), die in der Dura des *Menschen* mit Doppelinjektionen dargestellt werden können. Derartige Verbindungen sollen einem raschen Ausgleich bei Stauungen förderlich sein. Indessen sind die Angaben Langers von Vastarini-Cresi (1903), der die Dura von *Mensch, Hund, Katze* und *Kaninchen* untersuchte, nicht bestätigt worden.

d) Lymphräume.

Es steht noch zur Diskussion, ob es ein besonderes Lymphkanalsystem der Dura gibt. Jacobi (1924) sah mit der Magnusschen Wasserstoffsuperoxydmethode an der Dura ein kompliziertes System von Saftspalten, die zum größten Teil der Bindegewebsfaserung parallel laufen. An der Durainnenfläche beschrieb er zahlreiche fingerförmige und kuppenförmige Hohlräume nebeneinander. Auch an der Außenfläche finden sich solche fingerförmige Spalträume. Diese „Lymphspaltenkomplexe" sind oft durch feine capillarförmige Röhrchen miteinander verbunden, die den Eindruck von Lymphcapillaren machen. Andere Autoren bezweifeln jedoch, daß diese durch H_2O_2 darstellbaren Räume als Lymphräume aufzufassen sind und nehmen an, daß der Gasdruck des Wasserstoffsuperoxyds die Gewebe an den mechanisch schwächsten Stellen auseinander treibt.

e) Nerven.

Die Nerven der Dura stammen nach Luschka (1850), Dowgjallo (1929) und Grzybowski (1932) aus Ästen des Trigeminus, Abducens, Glossopharyngeus, Vagus, Accessorius, Hypoglossus und Sympathicus. Besonders reich an Nerven ist das Tentorium cerebelli und die Regio occipitalis der Dura; diese Fasern stammen wahrscheinlich aus dem Trochlearis und Trigeminus. Die Versorgung der anderen Duragebiete ist weniger reichhaltig. Einen Nervenplexus in der Falx cerebri von menschlichen Embryonen und Neugeborenen beschreibt Sinclair (1951); er soll zum Ramus ophthalmicus des Trigeminus gehören. Die mikroskopische Anatomie der Duranerven ist durch Alexander (1875), Nahmacher (1875), Ivanoff (1893), d'Abundo (1894), Jantschitz (1895), Aquisto und Pusateri (1896), Wreden (1905) und Traum (1925) untersucht worden. Eine übersichtliche Behandlung des Kapitels findet sich bei Stöhr (1928). Ihm sind die folgenden Angaben im wesentlichen entnommen. Die Nervenversorgung der Dura ist spärlicher als die der Leptomeningen. An der Schädelbasis ist sie größer als an der Konvexität. Ein Teil der Nerven folgt als 35—40 μ starkes Bündel der Adventitia der Gefäße, tritt aber von dort aus vielfach in das umgebende Bindegewebe aus. Daneben gibt es noch vorwiegend durch das Bindegewebe laufende Nervi proprii, die aus markhaltigen und marklosen Fasern bestehen. Alle diese Nervenbündel kommunizieren reichlich miteinander. Die Nervenendigungen haben den Charakter feiner Endbäumchen, knäuelartiger Endkolben oder knopf- und keulenförmiger Endverbreiterungen (Traum, Aquisto, Pusateri). Ruina (1937) beschrieb bei Schaf und Pferd Endausbreitungen, die an die Meissnerschen, Pacinischen und Golgi-Mazzonischen Körperchen erinnern und außerdem varicöse Achsenzylinderverästelungen. *Ganglienzellen* in der Dura sollen ein recht seltenes Vorkommnis zu sein; Sinclair (1951) erwähnt Nervenzellen in der menschlichen Falx cerebri.

Der größte Teil der Nerven in der Adventitia der Gefäße dürfte vasomotorischen Charakter haben. Für die Nervi proprii kommt nur eine sensible Funktion in Frage. In der Tat ist die Dura in individuell verschiedenem Maße empfindlich. Bei Operation in Lokalanästhesie fühlen fast alle Kranken dumpf Manipulationen, z. B. Durchschneidung der Dura. Manche spüren dabei einen intensiven Schmerz, besonders beim Abklemmen der Gefäße und beim Zerren an der Dura der Schädelbasis. (Zur Frage des Grundplanes der Innervation der Hirnhäute auf Grund der subjektiven Schmerzlokalisation vgl. KAUTZKY 1951.)

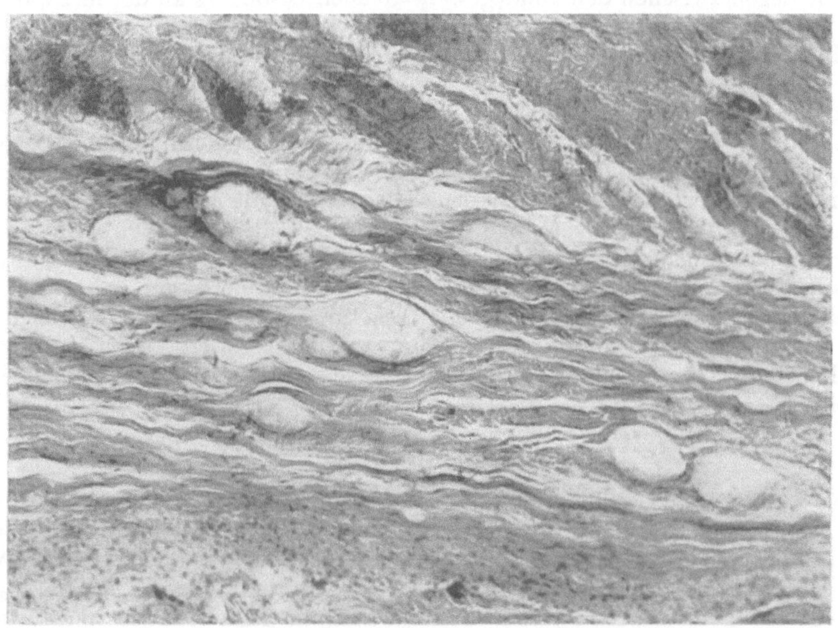

Abb. 25. Hohlraumbildungen, welche durch Aufquellung und Zerfall von Bindegewebsfasern entstehen, in der Dura eines älteren *Menschen.* Hämatoxylin-Eosinfärbung. (Vergr. 200fach.) Nach einem Präparat von WEPLER.

f) Vitale Färbung der Dura.

Bei vitaler Färbung mit Trypanblau und anderen saueren Farbstoffen von der Blutbahn her färbt sich die Dura intensiv an, während die Leptomeninx und das Nervensystem ungefärbt bleiben (GOLDMANN 1913, SPATZ 1925, 1934). Wie alles Bindegewebe enthält auch die Dura eine Reihe von *Wanderzellen,* die sich besonders schön durch Speicherung von Trypanblau darstellen lassen. Wie schon DEWEY (1918/19) gefunden hat, liegen die Makrophagen in kontinuierlichen, parallelen Zügen, die offenbar den Hauptfaserrichtungen des Bindegewebes folgen. Auch an den Blutgefäßen der Dura liegen solche Ketten von Makrophagen.

g) Altersveränderungen der Dura.

Ungeklärt ist die Frage, ob das Auftreten der von SCHAFFER (1933) erwähnten Grüppchen großblasiger Zellen in der dem Knochen anliegenden Dura beiderseits des Sichelblutleiters eine Alterserscheinung darstellt. Diese Zellen erinnern an Fettzellen; sie zeichnen sich durch pralle Spannung ihrer Wände und Trennung durch Fasergewebe aus. SCHAFFER schreibt ihnen „mechanische Bedeutung als druckelastischen Elementen" zu. Bei älteren Menschen kann die Dura einer hochgradigen Atrophie verfallen; sie wird dünner und es schwinden darin die kollagenen Fasern in erheblichem Ausmaß. Oft verfallen sie einem teilweisen Verflüssigungsprozeß, so daß die Dura von zahlreichen Hohlräumen durchsetzt zu sein scheint (Abb. 25). In diese Hohlräume kann sich seröse Flüssigkeit oder Blut ergießen, was dann zu dem häufigen Krankheitsbild der Pachymeningiosis führt (Wepler 1950).

Auf das Vorkommen von konzentrisch geschichteten *Corpuscula arenacea* in der Dura mater älterer *Menschen* macht Jakob (1927) aufmerksam. Diese Gebilde liegen zwischen den Bindegewebslamellen besonders an der hirnwärtigen Oberfläche der basalen Dura.

Multiple *Verknöcherungen* der Dura mater spinalis und cerebri, die Knochenmark enthalten können, kommen nach Scherer (1944) und Cohrs (1949) nicht selten bei älteren *Hunden* und *Katzen* vor. Anscheinend handelt es sich nach Scherer und Cohrs nicht um das Ergebnis eines entzündlichen Prozesses oder hamartomartige Bildungen, sondern um eine im höheren Lebensalter einsetzende Metaplasie des duralen Bindegewebes, vielleicht auf dem Boden vorangegangener Degenerationsvorgänge. In seltenen Fällen hat Scherer *solitäre* Knochenplatten beim *Menschen* beobachtet. Jakob (1927) führt diese bei älteren *Menschen* in zunehmender Menge auftretenden Bildungen auf metaplastische Prozesse zurück. Verknöcherungen der Dura mater cerebelli treten gleichfalls beim *Hunde* besonders häufig auf. Bei unter 6 Jahre alten Tieren wurden sie von Horak (1927, zit. nach Scherer, dort weitere Literatur) jedoch nie festgestellt.

6. Leptomeninx.

Die Leptomeninx wird gewöhnlich in 2 Abschnitte eingeteilt: Die Gefäßhaut oder Pia, die der Oberfläche des Zentralnervensystems unmittelbar anliegt und ihr in die Tiefen der Hirn- und Rückenmarksfurchen folgt, und die gefäß- und nervenlose, leicht zerreißliche Arachnoidea oder Spinnwebhaut, die in einigem Abstand das Zentralnervensystem umhüllt und alle seine Spalten und Gruben überbrückt. Die beiden Membranen sind durch zahllose feine Trabekel miteinander verbunden und schließen zwischen sich den Liquor externus ein (Abb. 26). An manchen Stellen, z. B. an der Basis des Gehirns und an dem Hirnstamm erreichen die Spalträume der Leptomeninx das Ausmaß geräumiger Höhlen, der „Zysternen." Die dünne Wandung dieser Höhlen läßt sich am besten bei vorsichtiger Operation am Lebenden zu Gesicht bringen; an der Leiche, besonders nach Formalinfixation, schrumpfen und zerreißen sie fast regelmäßig.

a) Mikroskopie der Meningen am lebenden Tier.

Durch die durchsichtige Arachnoidea hindurch kann man die Gefäße der Pia und das darin strömende Blut beim lebenden Tier gut studieren. Besonders geeignet hierfür ist das von Cushing (1902) eingeführte Glasfenster, das später von Forbes (1928) verbessert worden ist. Dieses Fenster läßt sich über der Dura in den Schädelknochen einschrauben und gestattet, die lebenden Meningen bei auffallendem Licht und unter normalem Druck zu mikroskopieren. Die wichtigen Untersuchungen von Forbes, Fremont-Smith, Wolff (1928) an den meningealen Gefäßen sind mit dieser Methode gemacht worden. Wentsler (1936) bediente sich der „transparent chamber" von Clark, um die Meningealgefäße des *Kaninchens* zu beobachten. Beim lebenden Tier erkennt man deutlich eine Einengung der Arterien an der Stelle, wo sie in den Cortex eintreten. Man sieht ferner, wie die Arterien sich nicht nur mit jeder Systole erweitern,

sondern auch verlängern. Nach Reizung des Sympathicus erhält man eine meßbare Erweiterung, nach Reizung des Vagus eine meßbare Verengerung der

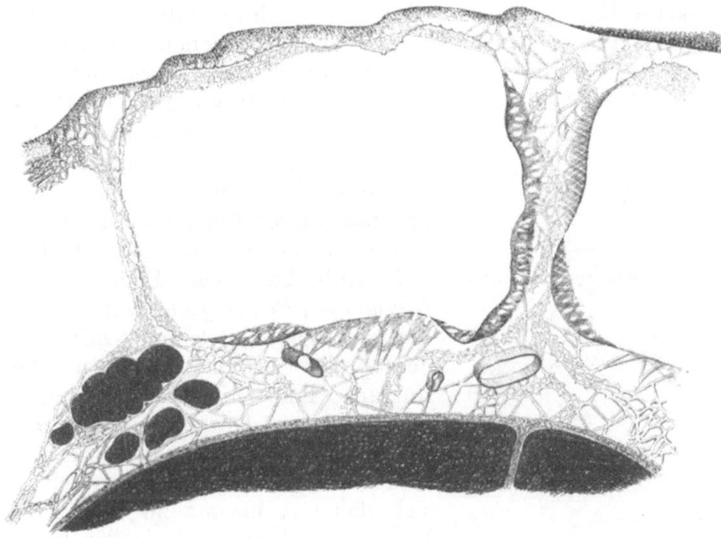

Abb. 26. Anordnung der Meningen im Rückenmark nach KEY und RETZIUS. Bei stärkerer Vergrößerung.

Arterien (Abb. 27). Sauerstoffarmut und CO_2-Überladung des Blutes führen zur
Erweiterung der meningealen Gefäße.

Auch mit dieser Methode kann der Fluoresceinaustritt aus den meningealen
Gefäßen beobachtet werden.

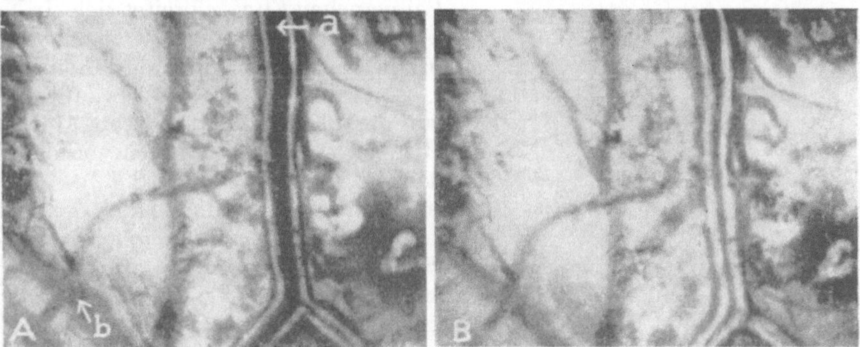

Abb. 27. Reaktion der Duragefäße auf Sympathicusreizung. *A* Kontrolle; *B* 20 sec nach Beginn der fara-
dischen Reizung. Die Hintergrundgefäße gehören der Pia an und sind durch die Dura sichtbar; *a* die Duraarterie und *b* eine Piaarterie, die eine kaum wahrnehmbare Zusammenziehung erkennen läßt. Die Duraarterie
dagegen zeigt eine sehr starke Kontraktion. Die Photographien sind durch ein CUSHING-Fenster gemacht.
(Aus POOL, NASON und FORBES 1928.)

Weniger physiologisch sind die Beobachtungen am einfach eröffneten
Schädel mit eröffneter Dura. Mit diesem Verfahren haben MAGNUS und JA-
COBI (1925) Flüssigkeitsaustritt aus dem Gehirn gesehen, wenn sie ein künst-
liches Ödem erzeugten. Sie beschreiben feine lymphgefäßartige Strukturen,
die entlang den Blutgefäßen oder unabhängig von ihnen durch die Leptomeninx
ziehen.

b) Vergleichende Histologie der Leptomeninx*.

Die Leptomeninx ist nach Maximow (1927) „eine besondere Abart des ungeformten lockeren Bindegewebes", die sich dem Gewebe der serösen Membranen, insbesondere des Netzes (areoläres Bindegewebe) vergleichen läßt. Dieser Vergleich trifft allerdings nur für die Leptomeninx der *Säugetiere* und des *Menschen* zu.

Die Leptomeninx (Endomeninx) der *Fische* (Bargmann 1954) besteht aus einem Syncytium verästelter *Reticulumzellen*, dessen Maschenwerk (Abb. 28, 29) außer makrophagenartigen Zellelementen Gewebsflüssigkeit enthält. Das Gerinnungsprodukt dieser Flüssigkeit fällt im fixierten Präparat vielfach als stärker färbbare Masse auf (Abb. 28). Die Bedeutung der beim *Neunauge (Petromyzon)* vorkommenden großen scholligen Zellelemente mit fädig-netziger acidophiler Cytoplasmastruktur (Abb. 30) ist unklar. Krause (1921) bezeichnet diese Zellen, deren Durchmesser 50 μ erreichen kann, wohl nicht ganz zutreffend als *Arachnoidealzellen*. An der Zelloberfläche verdichtet sich das Cytoplasma zu einer Art Pellicula. In den sog. Arachnoidealzellen lassen sich im Gefrierschnitt Fetttröpfchen nachweisen. Der Zelleib scheint im übrigen eine Flüssigkeit zu enthalten. Krause schreibt den Zellen, die man bald locker verteilt, bald zu Balken und Strängen zusammengeschlossen antrifft, die Aufgabe zu, ein schützendes Polster des Zentralnervensystems zu bilden.

Bei manchen *Fischen* breitet sich ein Netzwerk von bindegewebigen *Chromatophoren* innerhalb der Endomeninx des Gehirns aus (s. a. Scharrer 1944), das vor allem dem Verlauf der Blutgefäße folgt (Abb. 31). Auch die Hirnnerven werden vielfach von den Pigmentzellen überzogen (s. a. S. 62).

Innerhalb der Endomeninx der *Fische* kommen außer Reticulinfäserchen Netze *elastischer Fasern* vor (Abb. 33), die sich an der

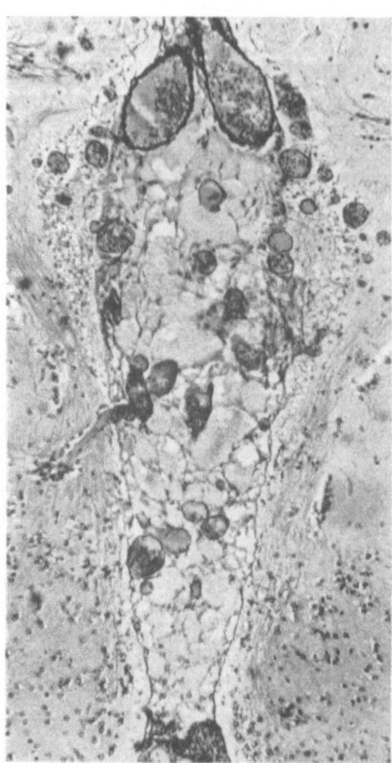

Abb. 28. Gefäßreiches Maschenwerk der Endomeninx von *Box boops*, mit Gerinnsel gefüllt (Bouinfixation, Chromalaunhämatoxylin-Phloxinfärbung. Vergr. 130fach). (Aus Bargmann 1954.)

Hirnoberfläche zu einer Membran verdichten (Abb. 29). Bei *Lophius piscatorius* ist diese Membran im Bereich der großen supramedullären Ganglienzellen aufgelockert (Abb. 32, 35), so daß hier keine scharfe Trennung zwischen dem Gewebe des Zentralnervensystems und der Endomeninx vorzuliegen scheint (Bargmann 1954). An dieser Stelle kommt es in der Tiefe der Endomeninx auch zu einer Anreicherung makrophagenähnlicher Zellen (Abb. 35).

Als Besonderheit der unter dem Stratum externum meningis (Arachnoidea) von *Lophius* befindlichen Endomeninxregion ist nach Bargmann eine an einen „Randsinus" erinnernde Zone mit weiten, von Flüssigkeit erfüllten Kammern zu erwähnen (Abb. 33). Die Kammerung wird durch Reticulumzellen hervorgerufen, die sich mit langen, senkrecht orientierten Ausläufern von der Basis des Stratum externum in verhältnismäßig regelmäßigen Abständen in das tiefere Gewebe einsenken.

---

* S. 34—41 dieses Abschnittes stammen aus der Feder von Prof. Bargmann-Kiel.

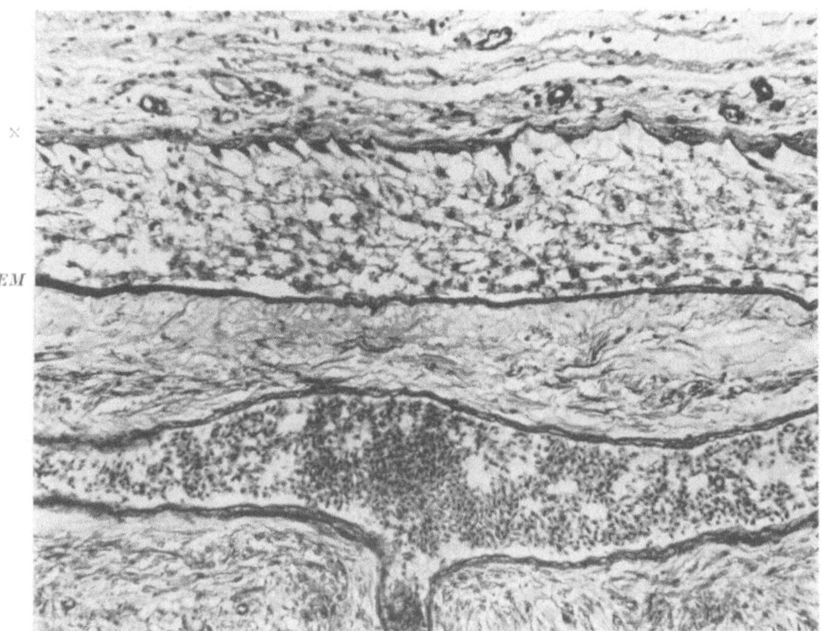

Abb. 29. Elastische Grenzmembran (*EM*) an der Oberfläche der Basis der Medulla oblongata von *Lophius piscatorius*. Bei × Stratum externum der Endomeninx (Vergr. 130fach, sonstige Angaben wie bei Abb. 28). (Aus BARGMANN 1954.)

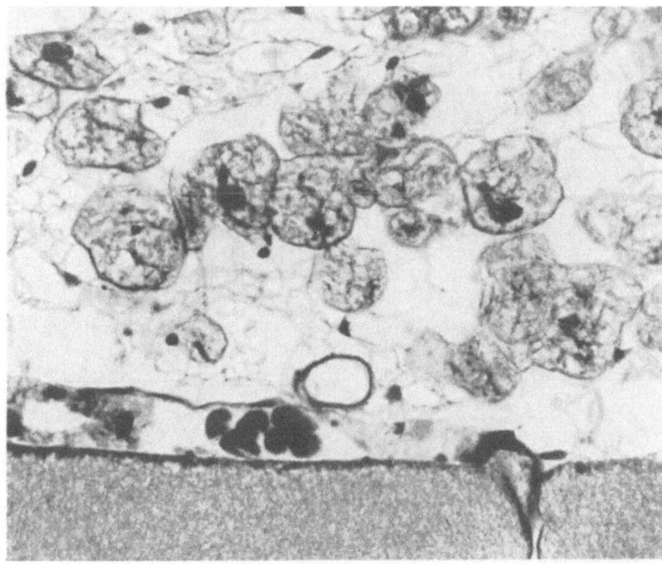

Abb. 30. Leptomeninx von *Petromyzon fluviatitis* und sog. Arachnoidealzellen (Hämatoxylin-Eosinfärbung Vergr. 500fach, Präparat und Photographie von W. BARGMANN-Kiel).

Das erwähnte Stratum externum besteht bei den meisten *Fischen* aus einer dünnen Lage abgeflachter Zellen (Abb. 7), die sich an manchen Stellen polsterartig verdickt. Eine auffallend dicke Zellschicht, aus unregelmäßig gestalteten großen, feingranulierten Elementen bestehend, findet man bei *Lophius piscatorius*

3*

(Abb. 29, 33). Ihre Zellen weisen vielfach *polymorphe* und mit *Kernkugeln* ausgestattete Kerne auf (Abb. 38, 39). Ferner sind *Zelldegenerationen* zu beobachten

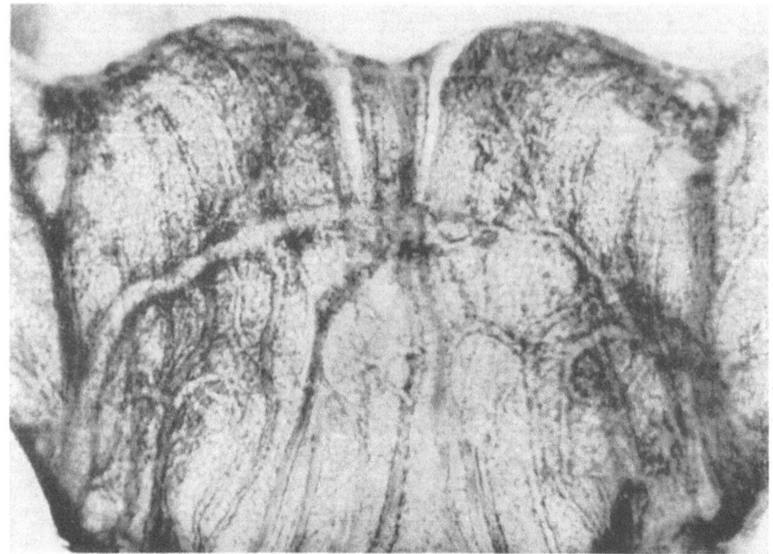

Abb. 31. Aufsicht auf das Telencephalon von *Dasyatis spec.* Chromatophoren in Begleitung der Gefäße
(Vergr. 8fach, Präparat und Photographie von Bargmann-Kiel).

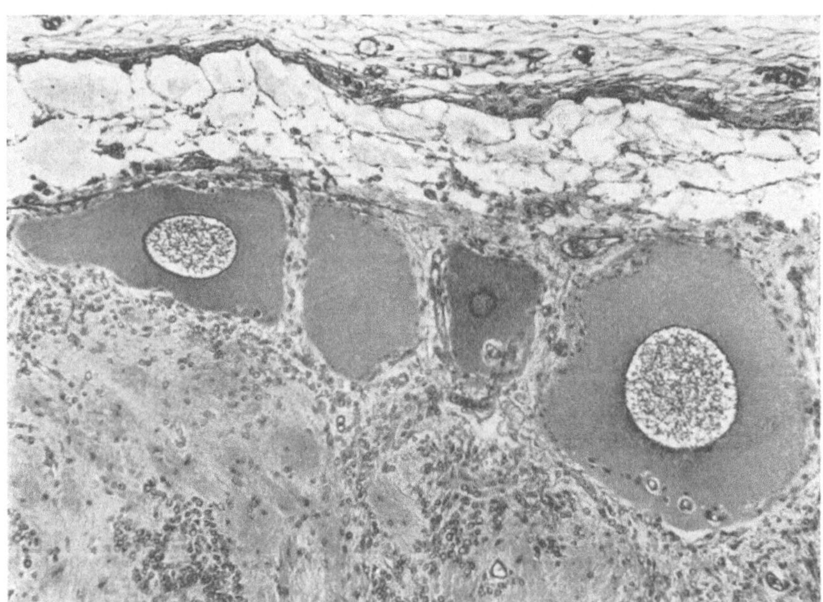

Abb. 32. Fehlen der elastischen Grenzmembran im Bereich der supramedullären Ganglienzellen von *Lophius piscatorius* (Angaben wie bei Abb. 29). (Aus Bargmann 1954.)

(Abb. 36), die zu gekammerten Blasenbildungen innerhalb des Stratum externum führen können. Eine bemerkenswerte Verdickung des Stratum, das man mit van Geldern (1924) wohl als Arachnoidea auffassen kann, sieht man dort, wo sich

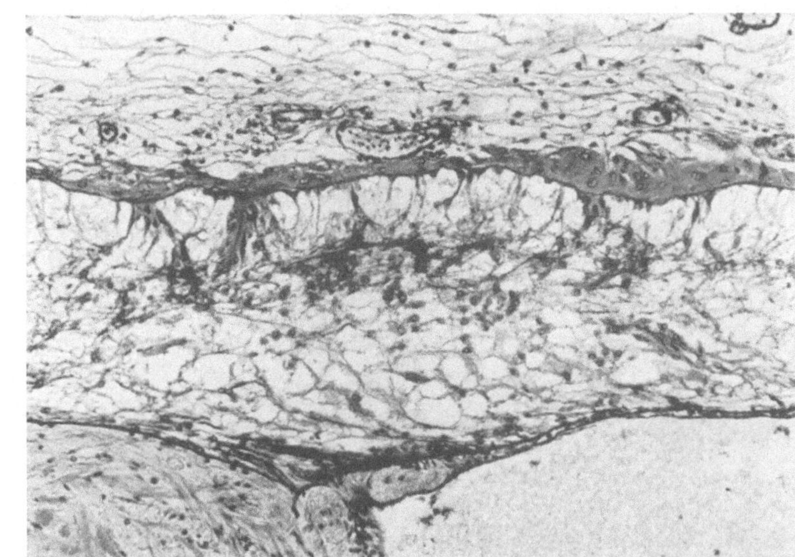

Abb. 33. Endomeninx von *Lophius piscatorius* mit Stratum externum (*1*) und „Randsinus" (*2*) (Angaben wie bei Abb. 28). (Aus BARGMANN 1954.)

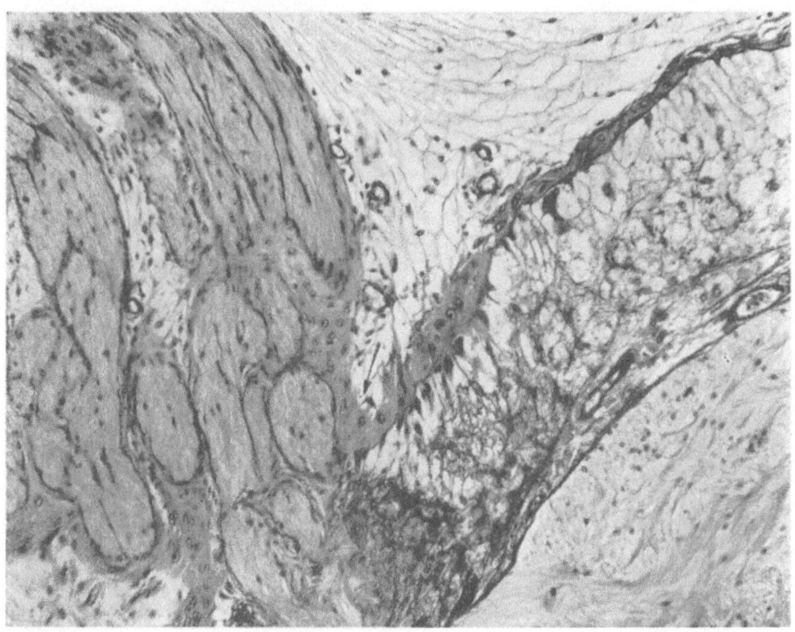

Abb. 34. Umschlag des Stratum externum der Endomeninx von *Lophius piscatorius* auf die Oberfläche von Hirnnerven. → Umschlagstelle (Angaben wie bei Abb. 28). (Aus BARGMANN 1954.)

diese Schicht dem Plexus chorioideus annähert (Abb. 37). An den Abgangs-stellen der Hirnnerven schwindet der reticuläre Anteil der Endomeninx; hier schmiegt sich das Stratum externum der Nervenoberfläche als scheidenartiger Überzug an (Abb. 34).

Die Bereitschaft der Endomeninx zur Bildung freier mesenchymaler Zellelemente findet ihren Ausdruck in besonderem Maße bei *Ganoiden*, wo es zur

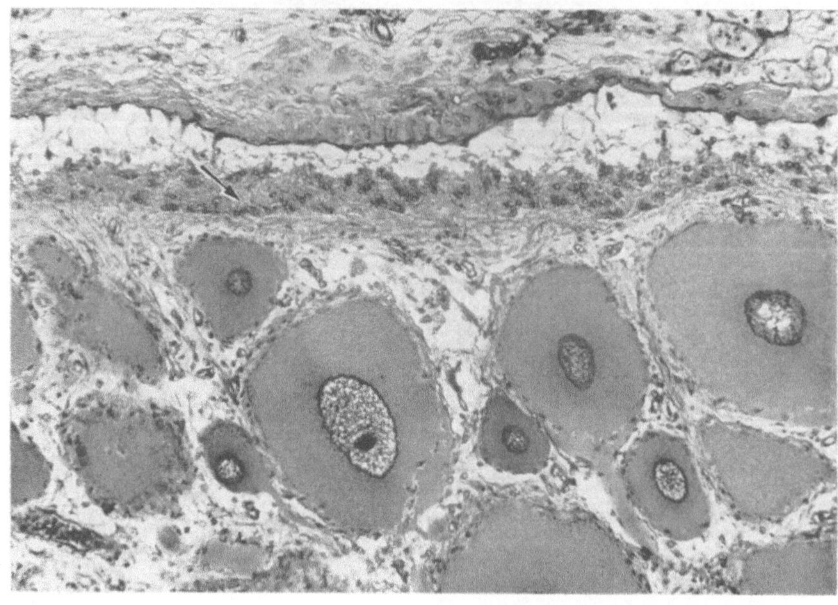

Abb. 35. Anreicherung mesenchymaler Zellelemente in der Tiefe der Endomeninx im Bereich der supramedullären Ganglienzellen von *Lophius piscatorius* (Angaben wie bei Abb. 28). (Aus Bargmann 1954.)

Entstehung eines *knochenmarkähnlichen Gewebes* kommt (vgl. hierzu Leydig 1857, Waldschmidt 1877, Drzewina 1905, Chandler 1911, van der Horst

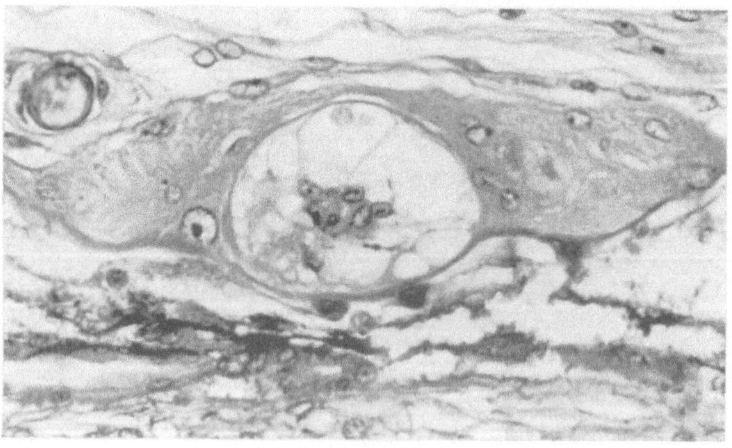

Abb. 36. Degenerierende vakuolisierte Zellen im Stratum externum der Endomeninx von *Lophius piscatorius* (Vergr. 570fach, sonstige Angaben wie bei Abb. 28). (Aus Bargmann 1954.)

1925, Tilney 1927, Vialli 1932), dessen genauere Untersuchung wir Scharrer (1944) verdanken. Bei *Amia* und *Lepisosteus* (Abb. 40—43) finden sich über dem 4. Ventrikel riesige Massen eines myeloiden, von Reticulumfäserchen durchsetzten Gewebes, in dem Erythrocyten, Granulocyten und Lymphocyten extravasculär gebildet und in den Kreislauf abgegeben werden. Scharrer

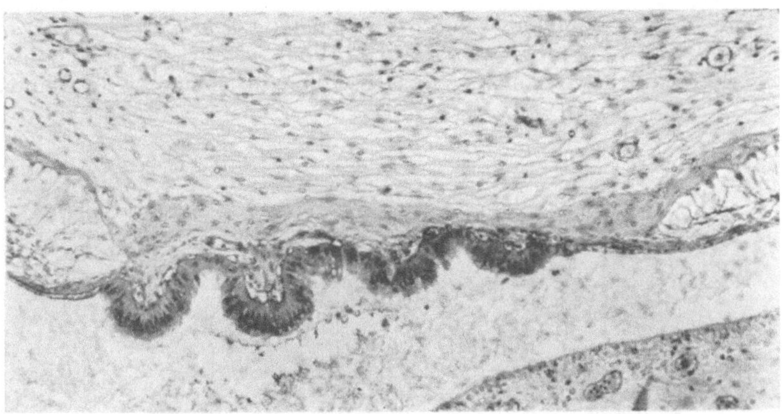

Abb. 37. Verdickung des Stratum externum der Endomeninx von *Lophius piscatorius* im Plexusbereich (Angaben wie bei Abb. 28). (Aus BARGMANN 1954.)

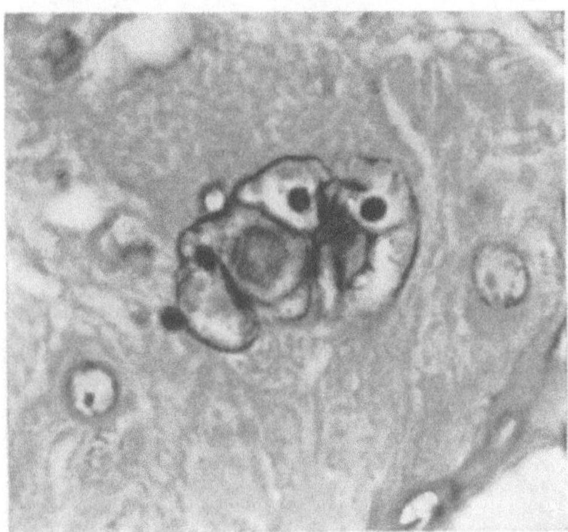

Abb. 38. Polymorphe Zellkerne im Epithel des Stratum externum der Endomeninx von *Lophius piscatorius*. Beachte die Größe der Nucleolen und Kerneinschluß (Angaben wie Abb. 28). (Aus BARGMANN 1954.)

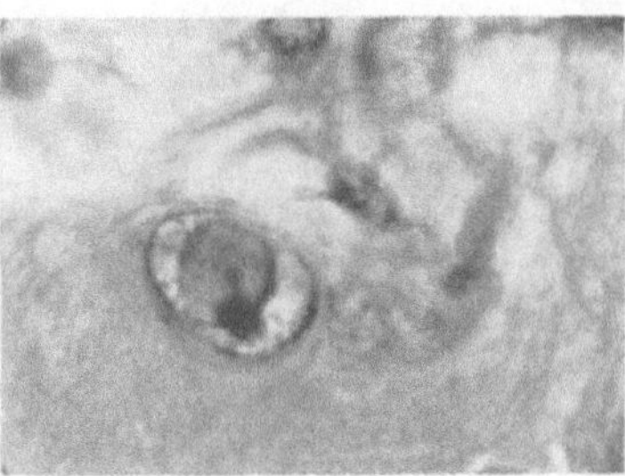

Abb. 39. Zelle mit Kerneinschluß im Epithel des Stratum externum der Endomeninx von *Lophius piscatorius* (Bouinfixation, Azanfärbung, Vergr. 900fach). (Aus BARGMANN 1954.)

konnte den Durchtritt der Zellen durch die Wandung von Sinusoiden beobachten Das myeloide Meninxorgan enthält zahlreiche *Nervenfasern* und, wenigstens bei *Amia, Nervenzellen.*

Das Gewebe der Endomeninx der *Amphibien* (O'Neill 1898, Sterzi 1899, Herrick 1935, 1948, Palay 1944, Brightman 1953) besteht aus einem Schwammwerk verästelter Bindegewebszellen, das nach außen durch eine zarte Zellmembran

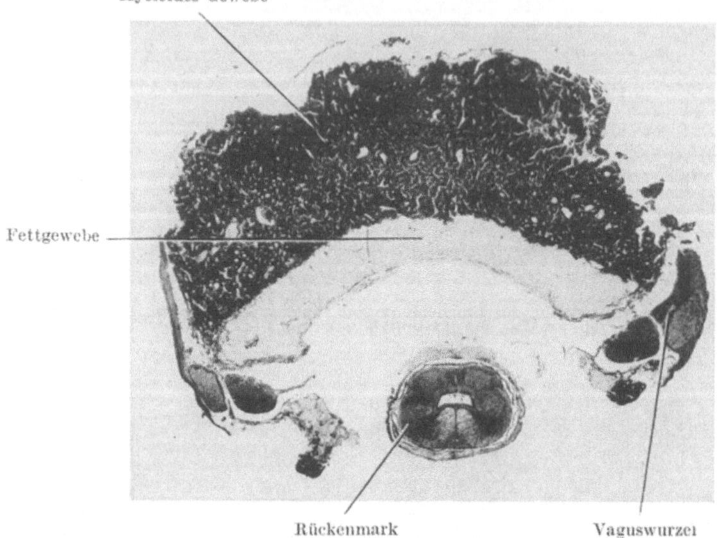

Abb. 40. Querschnitt durch das myeloide Organ von *Amia* (Vergr. 7fach). (Aus E. Scharrer 1944.)

(„arachnoid membrane") abgeschlossen wird. Dieses Schwammwerk bezeichnet Brightman als Arachnoidea, sein intercellulares Spaltenwerk als Subarachnoidealraum. Die Bindegewebszellen stehen nach Brightman mit einer Pia-

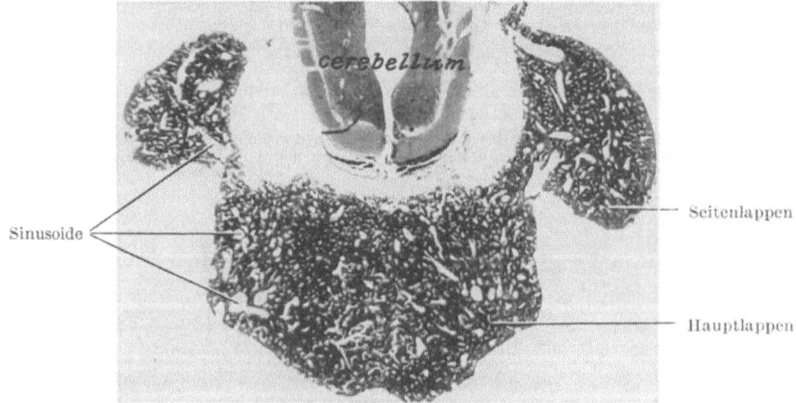

Abb. 41. Horizontalschnitt durch das myeloide Organ von *Lepisosteus* (Vergr. 8fach). (Aus E. Scharrer 1944.)

membran in Verbindung, die sich in 2 Lagen aufspaltet. Die unmittelbar der Hirnoberfläche anlagernde Piamembran ist mit den Gliafasern verbunden. Bei manchen Arten findet man deren Verlauf den Blutgefäßen folgende Chromatophoren innerhalb der Pia, z. B. bei *Rana pipiens* auf den Dorsalflächen der Lobi optici (Dawson 1953). Auf der Arachnoidealmembran, die dem Stratum externum der *Fische* entspricht, kommen verästelte, den Makrophagen verglichene

Elemente in unregelmäßiger Verteilung vor, die *Meningocyten* (SCHARRER 1936, PALAY 1944); diese Bezeichnung wurde von CUSHING (1926) für Makrophagen in der Säugermeninx geprägt. PALAY findet die von acidophilen Körnchen und Tröpfchen erfüllte und von argyrophilen Fibrillen durchsetzten Zellen bei der *Kröte* vornehmlich an den ventralen Hirnabschnitten und am Nervus olfactorius, ferner über dem Plexus chorioideus des 3. Ventrikels; sie fehlen am Rückenmark.

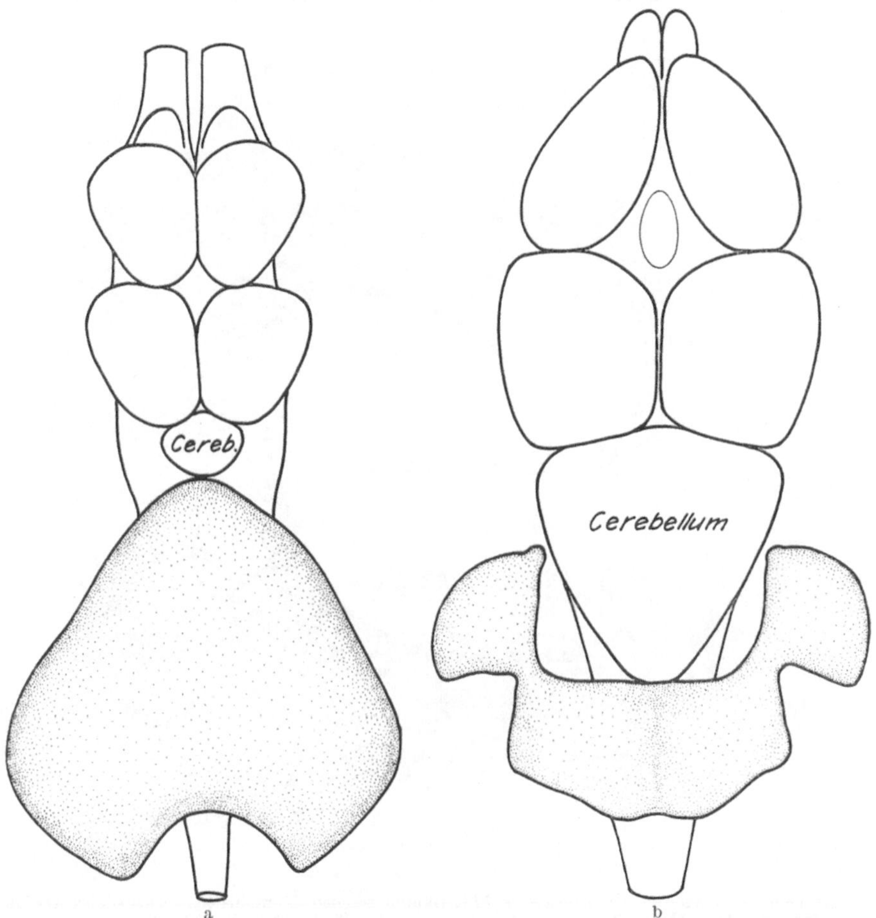

Abb. 42 a u. b. Myeloides Organ (punktiert) von *Amia* (a) und *Lepisosteus* (b). (Aus E. SCHARRER 1944.)

Die Meningocyten sind phagocytosebereite Elemente, doch sollen ihre Einschlüsse nach PALAY nicht auf die Aufnahme von Erythrocytentrümmern (vgl. hierzu SCHARRER 1936) zurückzuführen sein. Nach SCHARRER finden sich die Meningocyten nicht im strömendem Blute oder in anderen Organen. Auch bei *Reptilien* (LE BLANC 1919, *Uromastix*) wurden eigenartige Zellhaufen auf dem Dach des 3. Ventrikels gefunden. Vielleicht sind die nach BARGMANN (persönliche Mitteilung) beim *Opossum* im Bindegewebe des Plexus chorioideus (Großhirn) in symmetrischer Verteilung vorkommenden Rundzellenkomplexe gleichfalls mit einer meningealen Zellproduktion in Zusammenhang zu bringen.

Das Grundgewebe der Leptomeninx der *Säuger* und des *Menschen* ist ein zartes, bindegewebiges Netzwerk. Es besteht nach RETZIUS (1875) aus dicken kollagenen Bündeln, die mit feinen elastischen Fasern umsponnen sind, die an Zupfpräparaten in ungefärbtem Zustand gelb erscheinen (Abb. 45). Golmann (1931) beschreibt in den Trabekeln auch längsverlaufende elastische Fasern.

Lutz (1950) hat sich mit der Verteilung der *elastischen Fasern* im Bereich der Arachnoidea spinalis bei *Rinder*feten befaßt, die kurz vor der Geburt standen. Die Gewebsdichte der Arachnoides ist in dem ventralen und dorsalen Bindegewebsblatt um ein mehrfaches größer als in den seitlichen Abschnitten. Die

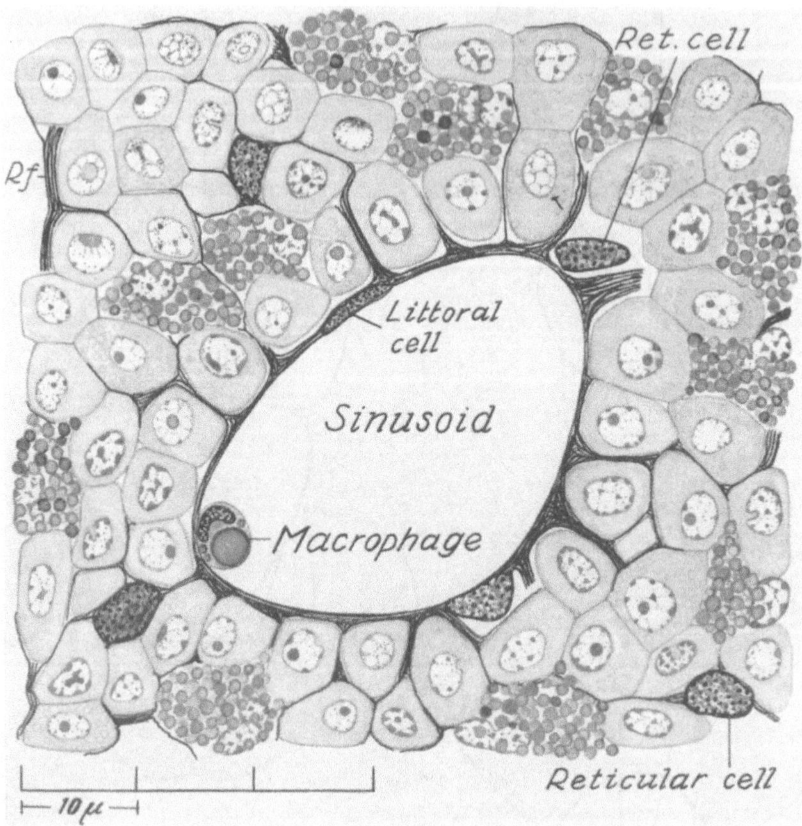

Abb. 43. Myeloides Meninxgewebe von *Lepisosteus*. *Rf* Retikulinfäserchen. Kombination verschiedener Abschnitte eines mit Azan (M. Heidenhain) gefärbten Schnittes (8 μ). (Aus E. Scharrer 1944.)

elastischen Fasern, welche die Piabälkchen durchziehen, verdicken sich in der Richtung zur Dura und zur Pia. Unmittelbar unter der äußersten Deckzellschicht liegt ein zartes Netz von elastischen Fasern, die meist in longitudinaler Richtung verlaufen. Dort, wo die Bindegewebsbündel oder Nervenfasern die Arachnoidea durchbrechen, lagern sich die Fasern kraftlinienartig den durchtrennten Strukturen an. Die meisten Fasern sind jedoch *reticulärer* Natur und nur durch die Silberfärbung nachzuweisen.

Ringförmig verlaufende Gitterfasern verstärken eine an der Oberfläche der Bindegewebsbündel befindliche feine, homogene Membran, so daß ähnliche Verhältnisse wie am Omentum vorliegen (Schaffer 1933, Watzka 1936). Bringt man das Gewebe durch verdünnte Säuren zur Quellung, so entsteht das Bild der „*umsponnenen Faserbündel*" (Abb. 45), d. h. im Bezirk zwischen stärkeren zirkulären

Gitterfasern bildet das gequollene kollagene Fasergewebe tönnchenähnliche
Auftreibungen. Die *räumliche Anordnung* des kollagenen Faserwerkes der Leptomeninx läßt sich nach SCHULTZ und KNIBBE (1952) an Häutchenpräparaten
studieren. Dieses Faserwerk ist an bestimmten Punkten der Arachnoidea fixiert,
von denen aus es den Subarachnoidealraum wabenförmig durchsetzt (Abb. 44),
um sich diffus in der Pia zu verankern. Mit zunehmendem *Lebensalter* kommt es
zu einer Vermehrung der Kollagenfasern, die von einer pathologischen Fibrose
unter Umständen nur schwierig abgegrenzt werden kann.

An der Hirnoberfläche und gegen den Subduralraum zu erfährt dieses lockere
Schwammgewebe je eine membranöse Verdichtung: Pia und Arachnoidea. Die

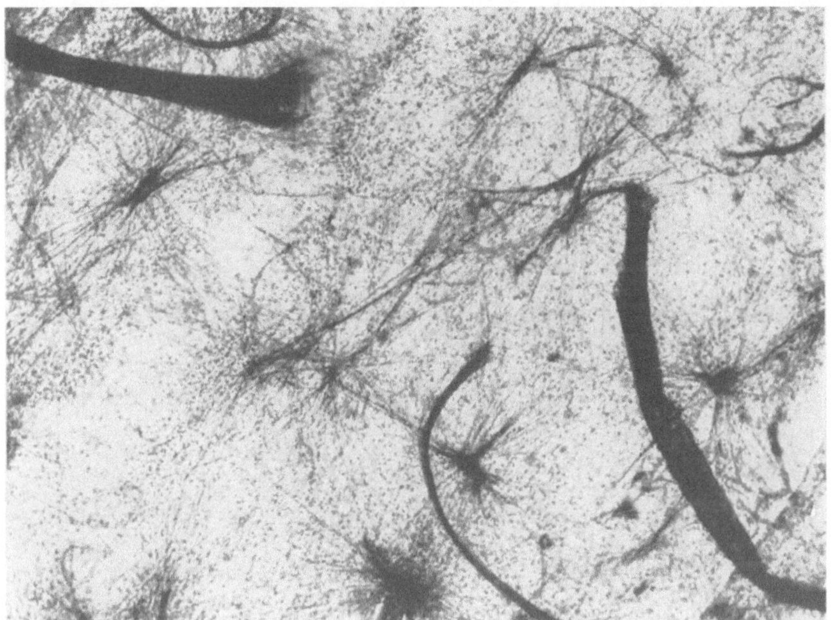

Abb. 44. Fasersystem über einer Windungskuppe (van Gieson-Färbung). (Aus SCHULTZ und KNIBBE 1952.)

Pia ist reicher an elastischen Fasern als die Arachnoidea. Auf der äußeren, der
Dura zugekehrten Oberfläche trägt die Arachnoidea ein mehrschichtiges Endothel.
Bei vergleichender Betrachtung der Dura und der Arachnoidea von der Oberfläche
zum Subduralraum hin erscheinen die Durazellen dicht mit schlanken, spindel-
förmigen Kernen, die Archnoidalzellen in lockerer Anordnung mit rundlichen
Kernen. — Im Bereich des Rückenmarks hat SEYBOLD (1940) bei Erwachsenen
feine Gewebsstränge beschrieben, welche das Rückenmark quer durch die Arachnoidea mit der Dura verbinden, und zwar auf der Ventralseite. Die Stränge
bestehen aus longitudinal angeordnetem fibrillärem Gewebe, das durch eine doppelte Mesothelschicht von der Arachnoidea abgegrenzt ist (FRANCESCHINI 1929).

Die innere Oberfläche der Arachnoidea sowie die Trabekel, die äußere Oberfläche der Pia und alle durch den Subarachnoidalraum ziehenden Gefäße sind
mit einem endothelialen Überzug versehen („mesenchymales Epithel", SCHAFFER,
Mesothel), (Abb. 46a u. b). Die Kittlinien zwischen den Mesothelzellen sind
gelegentlich mit Silbernitratimprägnation zu sehen, stechen aber viel weniger
hervor als die Kittlinien zwischen den Endothelien der Gefäße oder den Endothelien, die den Subduralraum auskleiden.

Vielfach findet man in den Beschreibungen des mikroskopischen Aufbaues der Pia-Arachnoidea eine scharfe Unterscheidung zwischen diesen Endothelien und

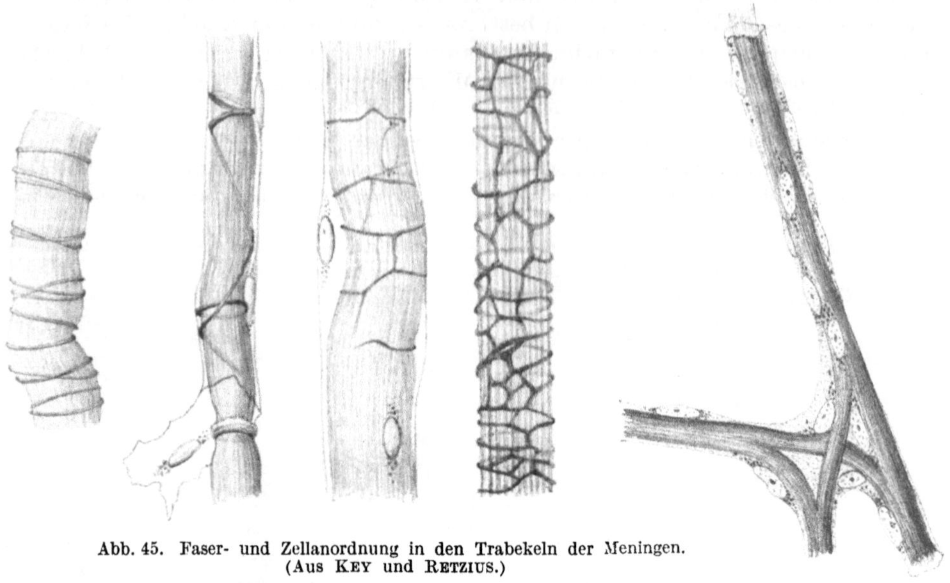

Abb. 45. Faser- und Zellanordnung in den Trabekeln der Meningen. (Aus Key und Retzius.)

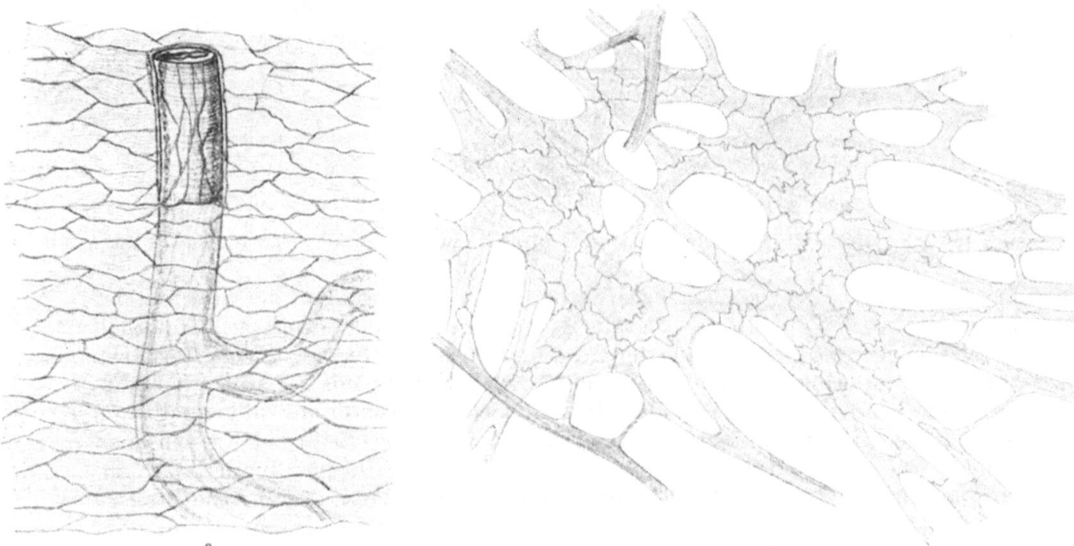

Abb. 46a u. b. a Darstellung der Kittlinien der Endothelien im Subarachnoidalraum mit Silbernitrat. b Gefäß auf der Oberfläche des Gehirns, der größte Teil des Gefäßes liegt *in* der Pia, ein kleinerer Abschnitt ragt frei in den Arachnoidalraum. Silberimprägnation. Die Endothelzeichnung setzt sich von der Piaoberfläche aus auf den freien Gefäßabschnitt fort. (Aus Key und Retzius.)

den Zellen des unterliegenden Bindegewebes. Es ist jedoch notwendig, die Unterscheidung von Endothel- und Bindegewebszellen ganz allgemein auf ein bescheideneres Maß zurückzuführen, als dies für gewöhnlich üblich ist. Lewis und

Lewis (1922) konnten in *Gewebekulturen* die Umwandlung mesenchymalen Bindegewebes in platte Endothelzellen beobachten, deren Zellgrenzen sich in typischer Weise mit Silbernitrat imprägnieren. Ebenso sahen sie den umgekehrten Prozeß. Unter experimentellen Bedingungen runden sich die Mesothelzellen ab, um als phagocytosebereite und Vitalfarbstoffe aufnehmende Elemente in den Liquor cerebrospinalis überzutreten (Essick 1920, Wollard 1924, s. a. Bouin 1932, dort Abbildung nach Essick). Weitere Literaturangaben finden sich bei Maximow (1927, dieses Handbuch Bd. II/1).

Insbesondere beim Piagewebe scheint es ratsam, nicht allzu scharf zwischen Endothelzellen und Bindegewebszellen trennen zu wollen (Schaltenbrand und Bailey 1928). Die faserbildenden Bindegewebszellen, aus denen die Pia-Arachnoidea mit ihren Trabekeln und Membranen besteht, müssen natürlich mit ihren Zellgrenzen aneinanderstoßen, und wenn man ihre dem Liquor zugekehrten Flächen mit Silber imprägniert, so können ihre Kittlinien gelegentlich eine Endothelzeichnung geben. Eine Unterscheidung von einem unterliegenden Bindegewebe scheint aber in der Pia-Arachnoidea zu fehlen; sie sind das Bindegewebe selbst. Allenfalls haben dort, wo mehrere Zellagen vorkommen, die einer freien Oberfläche zugekehrten Zellen eine plattere Form als die in der Tiefe liegenden. Will man dies als eine Differenzierung auffassen, die eine besondere Bezeichnung rechtfertigt, so muß man im Auge behalten, daß derartige Zellen sich noch an der Faserbildung beteiligen und daß die in der Tiefe liegenden Bindegewebszellen jederzeit zu „Endothelien" werden können, wenn ein Spalt an sie herantritt.

Die Piazellen sind histologisch und funktionell mesenchymale Elemente. Wir verdanken Ranke (1914) wertvolle Studien über das Mesenchym, die durch Hueck (1920) weiter ausgebaut worden sind. Nach diesen Autoren soll das Mesenchym ursprünglich ein syncytiales Cytoplasma bilden, in dessen Balken später Kerne aus den benachbarten Keimblättern hineingleiten. An der Grenzfläche der Balken zu den Zwischenräumen werden Fasern und Membranen abgeschieden, die angeblich ein selbständiges Eigenleben führen.

Es muß aber darauf hingewiesen werden, daß die Neigung zur Annahme syncytialer Zellverbände bei allen jenen Forschern erheblich geringer ist, die mit Metallimprägnationen arbeiten. Auch die syncytiale Struktur des Mesenchyms ist auf Grund neuerer Beobachtungen zweifelhaft. In Kulturen überlebenden Gewebes sind die Fibroblasten häufig durch ihre Ausläufer auf das innigste miteinander verschlungen. Trotzdem läßt sich selbst in eng aneinanderliegenden feinsten Verästelungen stets eine deutliche Trennung der Cytoplasmaströme jeder einzelnen Zelle beobachten (Lewis und Lewis 1922, de Garis 1924). Die einzelne Zelle läßt sich mit allen ihren weitreichenden Ausläufern isoliert abtöten, ohne die Lebenstätigkeit der Nachbarzellen wesentlich zu beeinflussen. Der Zusammenhang des lebendigen Gewebes wird nach der Auffassung von Lewis (1922) nicht durch Cytoplasmabrücken, sondern durch innige Verflechtung der Fortsätze und durch Klebrigkeit der Zellen aufrechterhalten. Neuerdings behauptet Bauer (zit. bei Leonhardt 1949/50) allerdings, auch in Gewebskulturen intercelluläre Cytoplasmabrücken darstellen zu können.

c) Die arachnoidalen Zellhaufen.

In der Arachnoidea finden sich die zuerst von Meyer (1850) beschriebenen Zellhaufen, die mit dem Alter an Zahl zunehmen (Schultz und Knibbe 1952). Sie sind mit bloßem Auge bei Methylenblaufärbung als dunkle Pünktchen zu sehen (Goldmann 1931). Abb. 47 stellt solche Zellhaufen bei mittlerer Vergrößerung dar. Als blasse Straßen durchziehen sie Aussparungen des Gewebes für die darunterliegenden Gefäße. Hier und da verstreut erkennt man dunkle Kerne von Makrophagen. Nach Ferner (1940) finden sich „zellige Flecken" besonders reichlich entlang der Trigeminuswurzel.

Die Zellhaufen der Arachnoiden haben gelegentlich einen konzentrischen Bau, der im Innern einem Kolliquations- und Verkalkungsprozeß unterliegt. So bilden sich Psammomkörnchen, die in jeder Hinsicht denen gleichen,

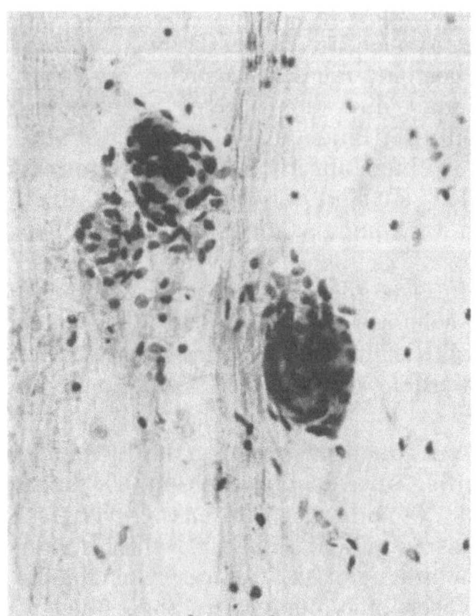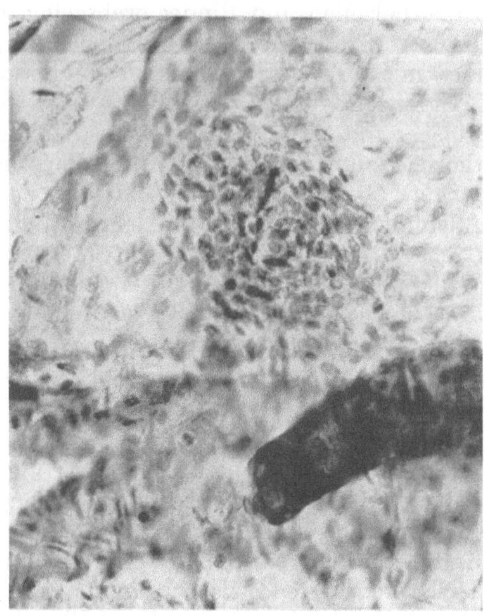

Abb. 47. Arachnoidale Zellhäufchen aus der Arachnoidea des *Menschen*. Hämatoxylin-Eosinfärbung. Präparate von Prof. Petersen.

die man gewöhnlich im Plexus chorioideus älterer Leute findet. Da Entstehung und Chemismus dieser Psammomkörper dort behandelt wird, verweise ich auf das diesbezügliche Kapitel.

An der Leptomeninx des Rückenmarks können diese arachnoidalen Zellhaufen in solcher Ausdehnung verkalken, daß das Rückenmark bei der Sektion wie mit *Kalkplatten* übersät erscheint. Es handelt sich hierbei um eine erblich bedingte Eigentümlichkeit, die in Beziehung zur Bildung von Meningeomen und zur Recklinghausenschen Krankheit steht (Schaltenbrand 1933). Nach Herren (1939) kommen Verkalkungen besonders im dorsalen Bereich der Arachnoidea des Thorakalmarkes vor. Ihr Auftreten soll zum Lebensalter oder zu Störungen des Calciumhaushalts nicht in Beziehung stehen.

Goldmann (1931) fand diese arachnoidalen Zellhaufen bei einigen Fällen von Tabes und amyotrophischer Lateralsklerose unentwickelt.

d) Die Arachnoidalzotten (Granula meningica, Pacchionische Granulationen).

Die Arachnoidalzotten wurden von Harder (1687) entdeckt (Cole 1944) und nach Pacchioni (1705) benannt. Diese Gebilde wurden von ihm und später auch von v. HALLER (1757) für Drüsen gehalten. HYRTL (1881) reiht sie noch unter die „organisierten Produkte krankhafter Ausschwitzungen", zumal ihr Einrücken in die Sinus durae matris dem Verhalten normaler Bildungen widerspreche. Erst KEY und RETZIUS (1875) und WEED (1923) haben den Nachweis erbracht, daß es sich hier um die wichtigsten Abflüsse der Liquorräume in das Venensystem handelt.

Die Form der Arachnoidalzotten ist eiförmig, birnenförmig oder traubenförmig. Ihre Größe nimmt mit dem Alter zu. Sie können im Verein mit den dazugehörigen Durakanälen dann die äußere Oberfläche der Dura emporheben und den Schädelknochen so reduzieren, daß manchmal nur noch eine dünne Knochenspange übrigbleibt.

KEY und RETZIUS (1875) konnten bei Injektionen von gefärbten Flüssigkeiten in den Subduralraum diese Flüssigkeiten zwischen den äußeren Endothelüberzug der arachnoidalen Granulation und das Endothel der Blutleiter pressen.

Die Arachnoidalzotten finden sich nach der allgemein verbreiteten Ansicht überall in der Nähe oder in der Wandung größerer Venen. Nach HOMMES (1948) dagegen sollen sich die PACCHIONIschen Granulationen ganz unabhängig vom Venensystem über die Hirnoberfläche beim Menschen verteilen; ein schematisches Bild ihrer Verteilung, an Hand von 60 Sektionsfällen gewonnen, findet sich bei R. A. PFEIFER (1951).

Nach OJALA (1951) ragen PACCHIONIsche Granulationen bei älteren

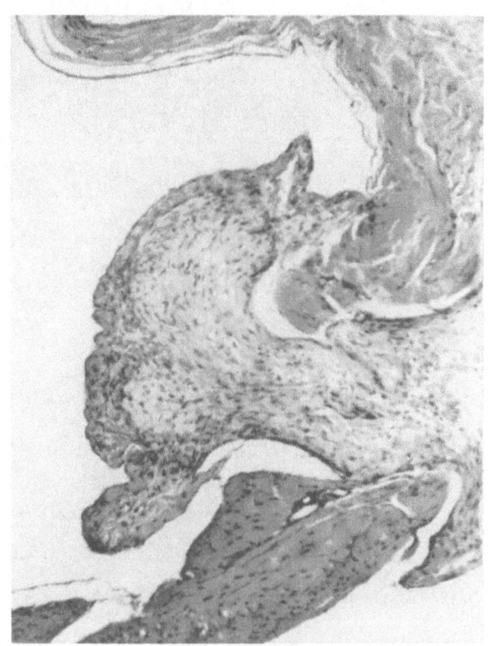

Abb. 48. Plexuszotte des Menschen in die Lichtung eines Sinus sagittalis superior hineinragend. Hämatoxylin-Eosinfärbung (Präparat und Photographie von W. BARGMANN-Kiel).

Menschen auch in Knochenräume bzw. venöse Räume der Dura hinein, die sich in der Nachbarschaft des *Mittelohres* befinden. Diese Bildungen dürften ein Übergreifen einer Thrombophlebitis bei Otitis media auf den Subarachnoidalraum begünstigen. Eine knotige, an eine Arachnoidalzotte erinnernde Verdickung der Arachnoidea liegt nach LE GROS CLARK (1940) unmittelbar dorsal vom Corpus pineale. Die Zotten bestehen aus demselben Gewebe wie die übrige Leptomeninx.

Gegen das Lumen des Sinus sind die PACCHIONIschen Granulationen durch einen *Mesothelüberzug* abgegrenzt. Gelegentlich habe ich in einer solchen Zotte eine mit Endothel ausgekleidete Höhlung gefunden, von der nicht sicher zu sagen war, ob sie mit dem Lumen des Sinus kommuniziert (Abb. 50) Im Zottenstroma können *Makrophagen* und *Lymphocyten* vorkommen.

Gefäße sind nach übereinstimmender Beobachtung aller Autoren nie in den PACCHIONIschen Granulationen gesehen worden. Nur KOLESNIKOV (1940) hat kleine Arterien in den PACCHIONIschen Granulationen beschrieben.

SCHWAB (1949) hat sich eingehend mit der Struktur der Arachnoidalzotten bei *Menschen verschiedener Altersstufen* befaßt. Die Zotten haben ein kollagenes

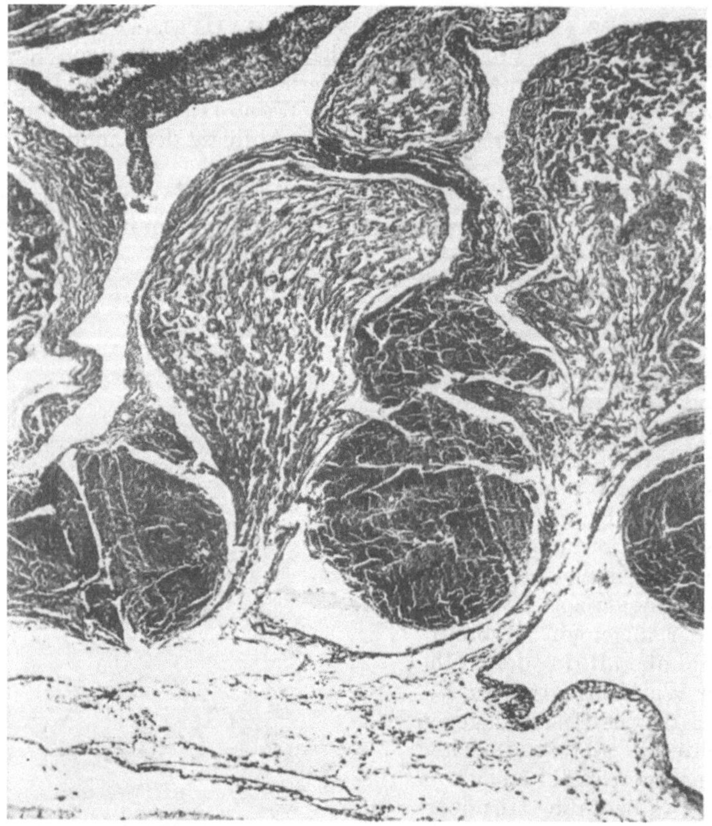

Abb. 49. Arachnoidalzotten des Sinus longitudinalis der *Katze*. Phosphorwolframsäure-Hämatoxylinfärbung. Vergr. 70mal.

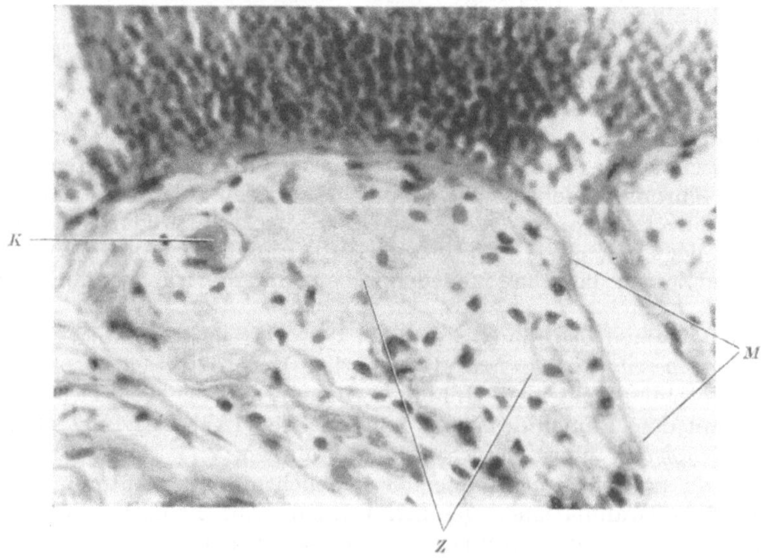

Abb. 50. Arachnoidalzotte (*Z*) eines *Menschen*. Hämatoxylin-Eosinfärbung (500 mal). Man erkennt ein einschichtiges Mesothel (*M*) an der Grenze der Zotte gegen das Lumen des Sinus. In der Zotte ein endothelausgekleideter Hohlraum mit einer Konkrementbildung (*K*).

Bindegewebegerüst, dem ein Belag von Mesothelzellen aufliegt. Die Grenze zwischen diesen beiden Zellelementen bildet ein *Gitterfasernetz* (Abb. 51). Die Mesothelzellen haben zum Teil ein wabig strukturiertes Cytoplasma; in ihren Kernen finden sich optisch leere Vacuolen. Bei Erwachsenen nimmt diese Vacuolisierung der Kerne zu. An lebendfrisch fixiertem Material findet man kugelige Einschlüsse in den Kernen und SCHWAB vermutet, daß die leeren Vacuolen dadurch zustande kommen, daß die *Kernkugeln* postmortal zerfallen. Bei alten Menschen findet man regelmäßig auch noch *Konkrementbildungen* in den Arachnoidalzotten.

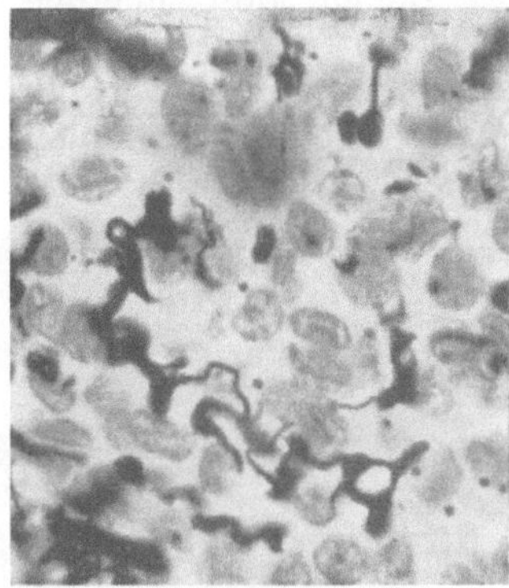

Abb. 51. Gitterfasernetz im Zellpolster einer PACCHIONIschen Granulation (31jährige Frau, Fixation Formol-Sublimat-Alkohol nach STIEVE, Silberimprägnation nach PAP, Kernechtrotfärbung, Schnittdicke 7, Ölimmersion $^1/_{12}$, Okular 7fach). (Aus SCHWAB 1949.)

Neben den typischen, locker strukturierten Zotten gibt es auch noch fingerartige arachnoidale Zellstränge, die sich auf größere Entfernung ins Duragewebe hineinstrecken können. Solche Fortsätze sind auch in der Dura spinalis zu finden.

Arachnoidalzotten kommen nicht nur beim *Menschen* vor. So wurden sie von FISCHER (1879), TROLARD (1892) und DENNSTEDT (1904) auch bei *Haustieren* beobachtet (vgl. auch Abb. 49). Bei manchen Tieren sollen sie sich auf die hinteren Bezirke der Großhirnhemisphären beschränken (TROLARD). In der aufsteigenden *Primaten*reihe findet BLUNTSCHLI (1910) eine Zunahme und höhere Differenzierung der PACCHIONIschen Granulationen, die er mit der stärkeren Entfaltung des Arachnoidalraumes und Ausweitung der Venenbahn des Sinus sagittalis superior mit seinen Lacunae laterales in funktionellen Zusammenhang bringt.

e) Die meningealen Scheiden der Hirnnerven und der Spinalnerven.

An allen Austrittsstellen der spinalen Nerven begleiten Dura, Arachnoidea und die Pia als Scheide die austretenden Nerven in Gestalt einer kleinen, trichter- oder schlauchförmigen Aussackung für ein kürzeres oder längeres Stück, um dann zu verschmelzen und in die bindegewebige Kapsel des Intervertebralganglions überzugehen. Bei erwachsenen Menschen findet man im Bereiche dieser Austrittsstellen, aber auch in die Nerven eingelagert, recht häufig kleine

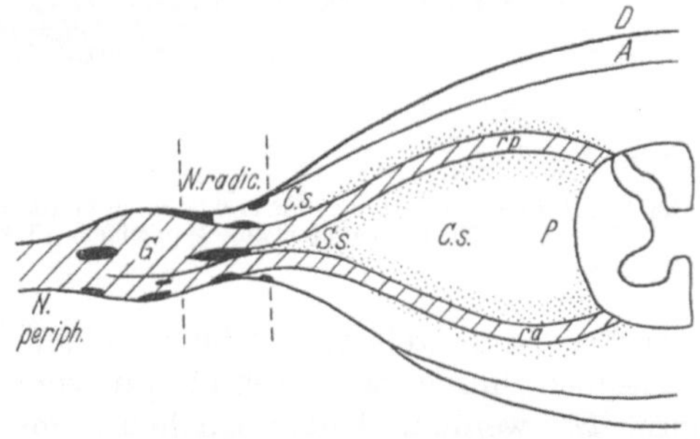

Abb. 52. Typische Lokalisation der unspezifischen granulierenden interstitiellen Entzündung (schwarze Felder). *ra* Vordere Wurzel; *rp* hintere Wurzel; *D* Dura; *A* Arachnoidea; *P* Pia; *C.s.* Subarachnoidalraum; *S.s.* Subarachnoidalgewebe; *G* Ganglion. (Aus G. VEITH 1949.)

Wucherungen der Pia-Arachnoidea, die in ihrem Bau etwa an die arachnoidalen Zellwucherungen der übrigen Meningen erinnert. Je älter der Mensch ist und je mehr entzündliche Erkrankungen er durchgemacht hat, desto ausgeprägter sind diese Granulationen. Ihre Verteilung wird durch eine schematische Zeichnung von VEITH (1949) illustriert (Abb. 52), der sich mit seinen Mitarbeitern eingehend der Untersuchung dieser Gebilde gewidmet hat. Bei älteren *Menschen* findet VEITH in diesen Granulationen eine Tendenz zur Umwandlung in fibröses Gewebe unter gleichzeitiger Bildung von Niederschlägen von Eiweiß und sogar Kalk in den Gewebslücken (Abb. 53, 54). Der Umstand, daß diese Granulationen sich besonders häufig bei infektiösen Erkrankungen finden, spricht dafür, daß ihre Bildung durch toxische Substanzen in den Körperflüssigkeiten angeregt wird. Veith selbst denkt daran, daß sie eine Rolle bei der Abschirmung des ektodermalen Nervensystems gegen das mesodermale Gewebe bilden könnten. Dem steht aber entgegen, daß der Liquor wahrscheinlich entlang den Nervenscheiden in das Neurilemm abfließt (Weed 1914), von dort aus in die Lymphspalten des Körpers gelangt, daß aber eine umgekehrte Flüssigkeitsströmung sehr unwahrscheinlich ist. Andere Bedingungen mögen vorliegen, wenn Entzündungen in der Umgebung

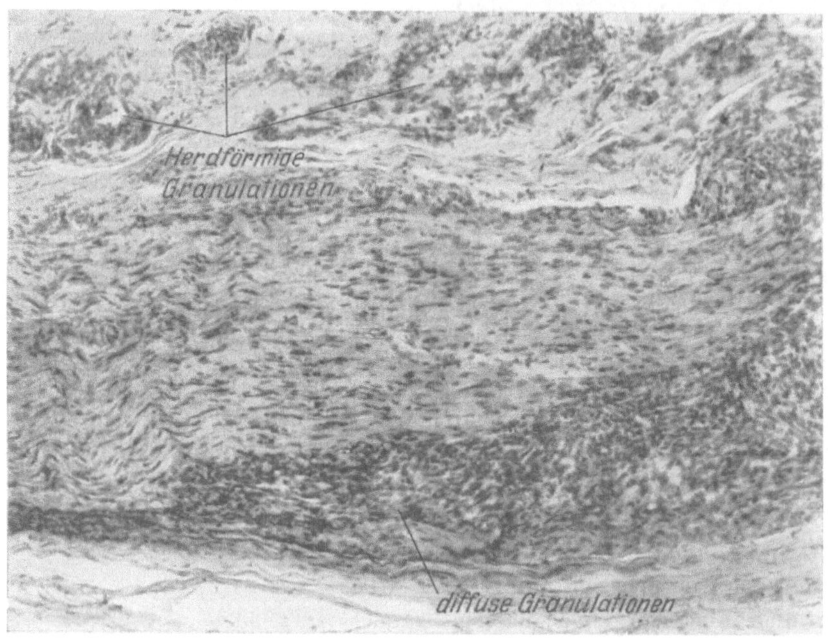

Abb. 53. Diffuse Granulationen im Perineurium, herdförmige Granulationen im lockeren Bindegewebe zwischen Nervenfaserbündeln. Wurzelnerv (Nissl-Färbung). (Aus G. Veith 1949.)

des Nerven bestehen, welche zu einer vermehrten Flüssigkeitsabsonderung in denselben führen, oder wenn sogar vom Arzt Flüssigkeiten in den Nerven eingespritzt werden. Unter solchen Umständen ist eine Umkehrung der Strömungsrichtung im Nerven durchaus vorstellbar. Daraus erklärt sich vielleicht auch das Auftreten entzündlicher Veränderungen bis ins Ganglion Gasseri, das bei Zahnentzündungen nachgewiesen werden kann (Spitzer 1932; Pietsch 1951). Allerdings kann man solche ascendierende entzündliche Veränderungen im Nerven auch anders entstanden erklären, nämlich als nervös fortgeleiteten „sympathischen Entzündungsvorgang".

Sonderverhältnisse liegen an verschiedenen *Hirnnerven* vor. Beim Opticus gehen die Durascheide und die pia-arachnoidalen Begleitscheiden in der ganzen Länge des Nerven bis zu dessen Eintritt in die Sklera und verschmelzen dort mit der Sklera. Der Nerv hat infolgedessen einen Subdural- und einen Subarachnoidalraum, die beide blind enden. Bei älteren Menschen können die Lumina teilweise obliterieren. Der Statoacusticus wird bis zum Fundus des Canalis acusticus interior von der Pia und der Arachnoidea begleitet; dort verlöten sich diese Hüllen mit dem Periost der Schnecke. Der Subdural- und

Subarachnoidalraum stehen in Verbindung mit der Perilymphe des Labyrinths (Key und Retzius). Das Ganglion Gasseri liegt, wie Ferner (1948) gezeigt hat, in einer Duraausstülpung der hinteren Schädelgrube; in diese hinein erstreckt sich ein Fortsatz des Subarachnoidalraumes, der nach außen von Arachnoidea umgeben ist, bis in die sog. Cisterna trigemini. Während diese Arachnoidea die Trigeminuswurzel in größerem Abstand begleitet, legt sie sich dicht an das eigentliche Ganglion Gasseri an und ist an dessen vorderem Pol und an den Austrittsstellen der Trigeminusäste mit der Dura und dem anschließenden Periost verlötet.— Den Oculomotorius, Abducens und Facialis begleitet die durale Aussackung und

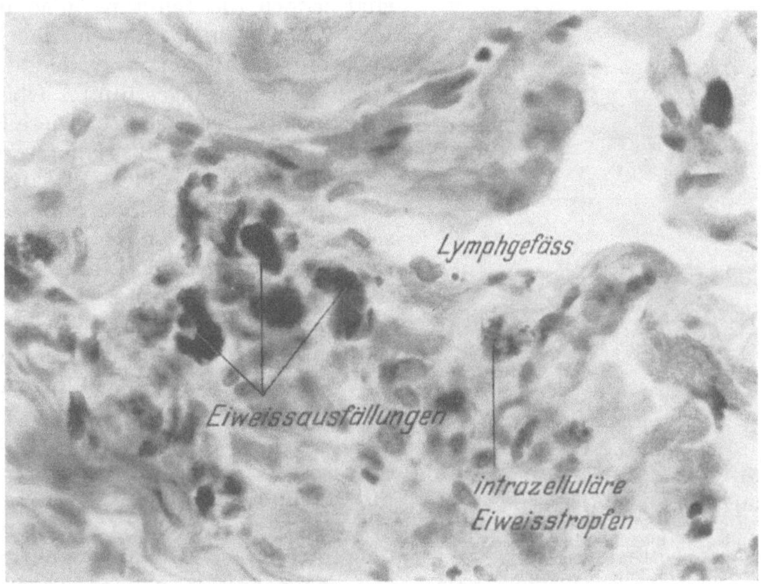

Abb. 54. Großzelliges Granulom in Nachbarschaft eines Lymphgefäßes; Eiweißausfällungen in Gewebsspalten; vereinzelt intracelluläre Eiweißtropfen. (Goldner-Färbung.) (Aus G. Veith 1949.)

die darin enthaltene pia-arachnoidale Hülle nur ein kurzes Stück, um dann in das Perineurium überzugehen. An allen diesen Hirnnerven finden wir arachnoidale Zellhaufen in den begleitenden meningealen Scheiden (Kumpf 1952), und es läßt sich zeigen, daß ähnlich wie bei den Spinalnerven verstärkte Wucherung dieser Arachnoidalzellen, Sklerosierungen und auch lymphocytäre Infiltrate und Narbenbildungen um so mehr zu finden sind, je älter der Mensch ist und je mehr Infektionen er durchgemacht hat. Diese Granulationen sind von Richter u. a. als tabische Granulationen beschrieben worden. Sie sind aber nicht für irgendeine Erkrankung spezifisch, sondern man findet sie auch bei Hypertonikern (Elster 1951) und bei Tumorpatienten (Kumpf 1952).

Die stärkste Ausprägung erreichen diese Veränderungen wohl im *Cavum Meckeli*, in dem es zur Bildung echter *Corpora arenacea* und ausgedehnten *Verkalkungen* kommen kann (Pietsch 1951).

f) Die Piagliamembran.

Die Grenzfläche der Leptomeninx nach dem Gehirn zu, die Pia, ist mit der Membrana limitans gliae fest verlötet. Die Membran besteht aus den Fußplatten der Ependymzellen, Spongioblasten und Astrocyten und aus den ausstrahlenden Gliafasern (Abb. 56).

Die an der Pia ansetzenden *Gliafortsätze* sind häufig von den übrigen Fortsätzen der Astrocyten merklich differenziert. Sie sind dicker, haben mehr Cytoplasma und weniger deutliche Fibrillen. In nächster Nähe des Gefäßes imprägnieren sie sich bei der Goldsublimatfärbung, als wenn sie aus einer chemisch anderen Substanz bestünden (CAJAL 1913).

Nach Präparaten von LEONHARDT bildet die Pia eine geschlossene Membran, die sich von der Membrana limitans gliae abreißen läßt (Abb. 55). In der Regel sind jedoch die Limitans gliae und die Pia verlötet und grenzen das Gehirn auf seiner äußeren und der den Gefäßen entlang eingestülpten Oberfläche gegen das Bindegewebe ab. Diese Piagliamembran scheidet das Gliafasersystem vom Liquorraum oder Piasaftsystem. Daß es sich tatsächlich um eine geschlossene Membran handelt, haben SCHALTENBRAND und BAILEY (1928) beweisen können. Spritzt man nämlich eine hypertonische Salzlösung in die Carotis, so schrumpft das Gehirn hochgradig, während die Gefäße zunächst durch den osmotischen Druck der Salzlösung maximal erweitert werden. Dieselbe Erweiterung machen auch die Subarachnoidalräume durch, nachdem genügend Salz aus den Gefäßen in diese übergetreten ist. Den umgekehrten Prozeß beobachtet man nach Einspritzung hypotonischer Lösung in die Carotiden.

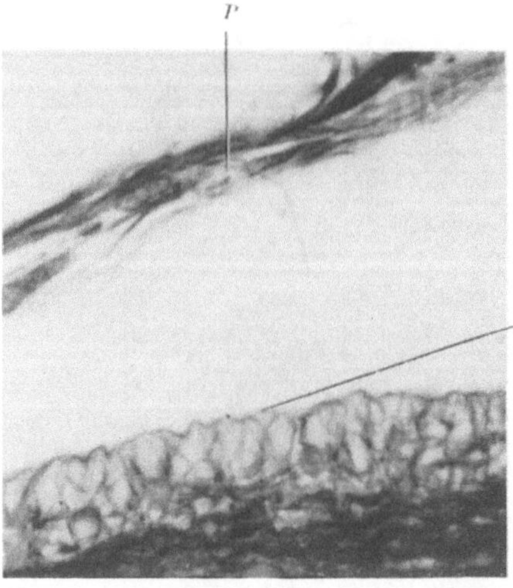

Abb. 55. Glatte Lösung der Pia *P* von der Membrana limit. gliae superfic. *Mls* ohne Strangbildung bei einem offenbar gesunden, lebensfrisch fixierten menschlichen Gehirn. (Mensch, normal, mit FSE durchspült, Occipitalhirn, Paraffin, Molybdänhämatoxylin, Panphot Obj. 40, Ok. 12.) (Aus LEONHARDT 1952.)

In diesem Falle schwillt das Hirngewebe unter seinem osmotischen Druck mächtig an, die Piakammern entlang der Piagliamembran füllen sich prall mit Flüssigkeit, die Gefäße und der Subarachnoidalraum werden leer gedrückt. Bei einer Katze gelang es, gleichzeitig die eine Hemisphäre mit hypertonischer und die andere mit hypotonischer Salzlösung zu injizieren. Bei diesem Tier war der Gegensatz besonders deutlich zu erkennen. Das Tier selbst war an der Injektion zugrunde gegangen und wurde unmittelbar nach dem Tode durch Formalineinspritzung in die Carotiden fixiert. Die Abb. 57a zeigt den großen Gegensatz, der makroskopisch und mikroskopisch zwischen den beiden Hirnhälften bestand.

Die Piagliamembran gewährt also einen gewissen Schutz gegen osmotische Schwankungen, da sie den Flüssigkeits- und Salzaustausch zwischen Blut und Hirn verlangsamt.

Bei den Membranverschiebungen handelt es sich um einen flüchtigen Vorgang, der eine Umkehr erfahren muß, sobald eine bestimmte Wasserverarmung der Organe eingetreten und das Blut wieder — durch Befriedigung des Durstgefühls oder Salzausscheidung — zum normalen osmotischen Druck zurückkehrt, aber nun den Organen gegenüber hypotonisch ist. Beobachtungen wie die von ZYLBERBLAST-ZAND (1924), die unsere Beschreibung nicht bestätigen konnten, wurden wahrscheinlich zu einem Zeitpunkt angestellt, zu dem die Verschiebung der Membranen bereits wieder verschwunden war. Nach uns hat ERNST (1930) über Versuche berichtet, die mit einer ähnlichen Technik vorgenommen wurden. Er injizierte hyper- und hypotonische Lösungen intravenös und bekam dabei ähnliche Bilder wie wir.

Die Erweiterung der meningealen Gefäße unmittelbar nach der Injektion hypertonischer Lösungen ist auch durch die Mikroskopie der lebenden Meningen

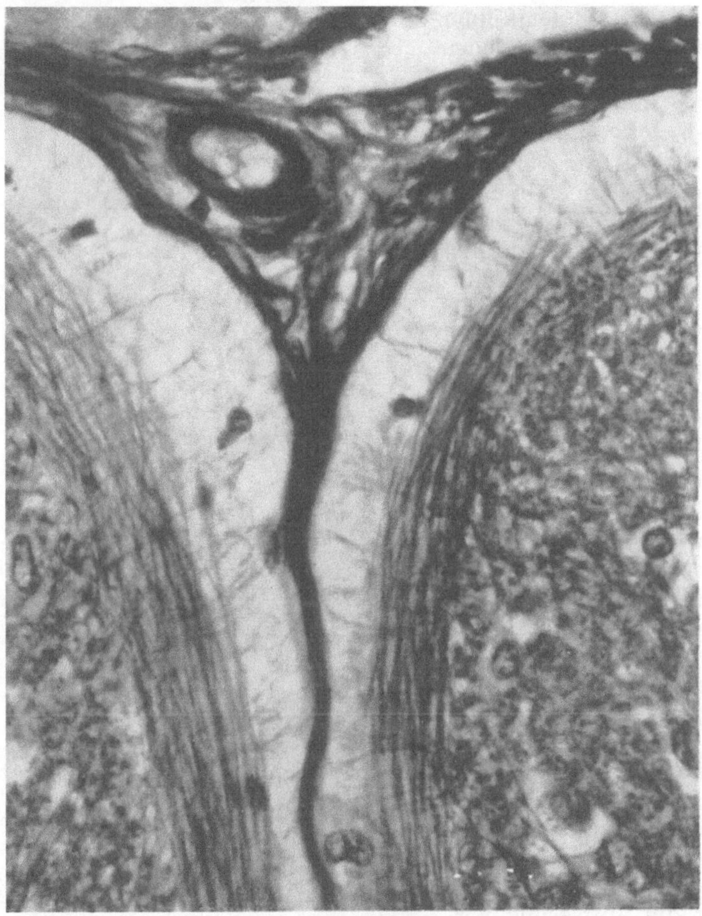

Abb. 56. Piagliamembran und Gliakammern. Medianspalte des Rückenmarks einer Ziege. Chromalaun-Hämatoxylin-Eosinfärbung nach GOMORI, Vergr. 800fach. (Präparat und Photographie von W. BARGMANN-Kiel.)

mit der Methode von FORBES (1928) nachgewiesen worden. Allerdings dauert diese Gefäßerweiterung nur wenige Minuten und macht dann einer Verengerung der Gefäße Platz (WOLFF und FORBES 1928). Bei langsam einlaufenden hypertonischen Lösungen sieht man nur die Gefäßverengerung, die offenbar durch Reizung der Gefäßmuskulatur bedingt ist. Nur sehr starker osmotischer Druck vermag diese aktive Kontraktion in den *großen* Gefäßen zu überwinden. Anders verhalten sich anscheinend die Capillaren des Gehirns (KUBIE und HETLER 1928), denn sie erweitern sich während der Constriction der meningealen Gefäße.

Aus allen diesen Beobachtungen geht hervor, daß die osmotischen Bedingungen des Gewebes vor und nach dem Tode und auch während der Fixierung von großer Bedeutung für das histologische Bild sind.

Bestimmte Beobachtungen sprechen dafür, daß die Piagliamembran auch eine *Stoffwechselschranke* darstellt. In den Liquor eingebrachte Farbstoffe finden an dieser Membran ein Hindernis, und die Makrophagen, welche die Farbstoffe verzehren, sind im wesentlichen nur auf der Piaseite der Piagliamembran zu finden. *Vitalfärbungsversuche* sind von verschiedenen Autoren zur Klärung der Frage herangezogen worden, wo sich die „Schranke" zwischen Blutbahn und Nervensystem befindet. Aus der Tatsache, daß sich bei vitaler Färbung des tierischen Organismus durch intravenöse Einspritzung von Trypanblau und ähnlichen Farbstoffen zwar die übrigen Organe, aber nicht das Gehirn und seine Gefäße färben, zog Spatz (1934) den Schluß, daß diese Schranke im Endothel der Blutbahn gelegen sei. Dagegen vertrat Rachmanow (1910) die Meinung, das Gehirn färbe sich deswegen nicht, weil es keine Affinität zur Farbe habe, und zwar deswegen, weil geschädigte oder kranke Gebiete sich bei einem Versuch intensiv verfärben. King (1939) hat in letzter Zeit die Auffassung vertreten, daß das Nervensystem keine Sonderstellung einnehme, weil sich nach seinen Untersuchungen auch in anderen Organen die parenchymatösen Zellen und die epithelialen Zellen nicht färben. Die Färbung der inneren Organe beruhe nur auf ihrem Reichtum an bindegeweblichen

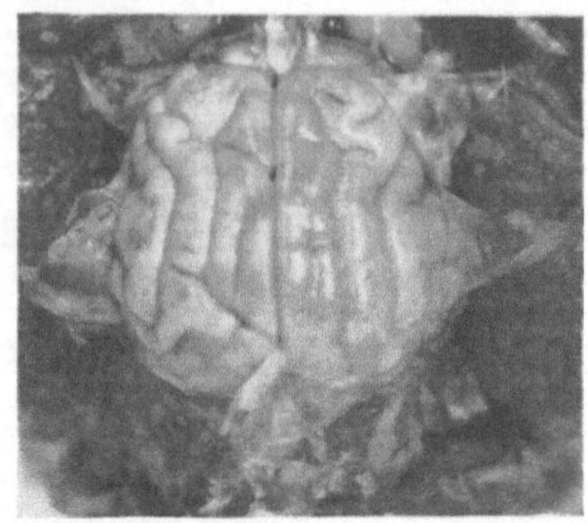

Abb. 57 a.

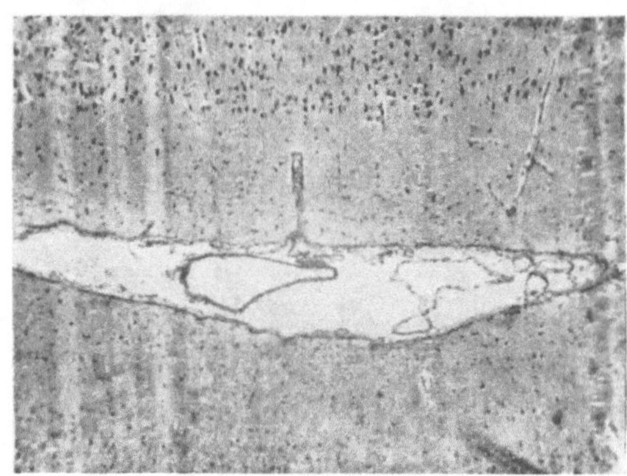

Abb. 57 b.

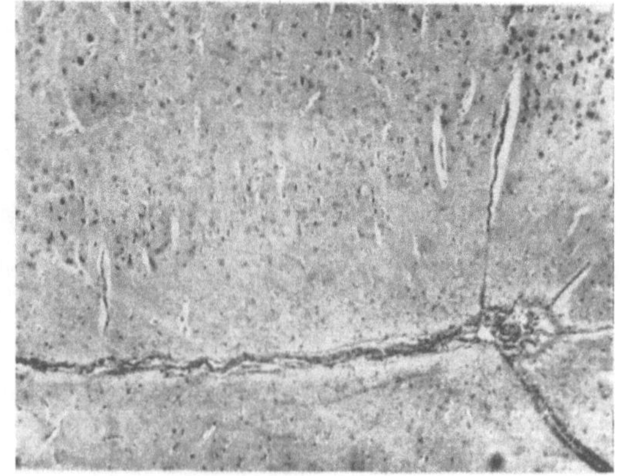

Abb. 57 d.

Septen und Stroma, durch die sie das Gehirn bei weitem übertreffen. Die Barriere liege nicht im Endothel der Gefäße, sondern entscheidend sei die unterschiedliche Affinität der Gewebe für die Farbe, die praktisch überallhin gelange.

Bailey und Schaltenbrand (1928) fanden zwei diffus verwachsene Tumoren, die an einzelnen Stellen die Piagliamembran durchbrochen hatten. Nach dem Durchbrechen der Membran traten deutlich morphologische Veränderungen an den weiterwachsenden Tumorzellen auf. Auch diese Beobachtung spricht für die Verschiedenheit des Stoffwechselmilieus diesseits und jenseits der Piagliamembran.

g) Die Virchow-Robinschen Räume.

Alle Gefäße, die vom Subarachnoidalraum aus ins Hirn oder Rückenmark eindringen, werden vom Piagewebe begleitet. Die kollagenen und reticulären Fibrillen des perivasculären Bindegewebes des Gehirns gehen unmittelbar in das Piagewebe über. Die Piagliamembran umhüllt die eindringenden Gefäße als ein geschlossener Schlauch (Abb. 58, 59). Die Verbindung des pia-arachnoidalen und des perivasculären Bindegewebes erfolgt in den Piatrichtern, an deren unterem Ende sich die Pia dem Gefäß anlegt. An dieser Stelle bildet die Pia einen sehr belastungsfähigen Ring, der schon bei mikroskopischer Beobachtung der lebenden Hirnoberfläche eine Einschnürung des Gefäßlumens verursachen kann. Bei pathologischen Erweiterungen des perivasculären Raumes bleibt er als enger Isthmus bestehen. Trotzdem kann bei ausreichendem Druck flüssiges und corpusculäres Material vom Subarachnoidalraum aus durch diesen Ring in das perivasculäre Bindegewebe passieren, sogar Tumoren quetschen sich darin vorwärts (Abbildung 60).

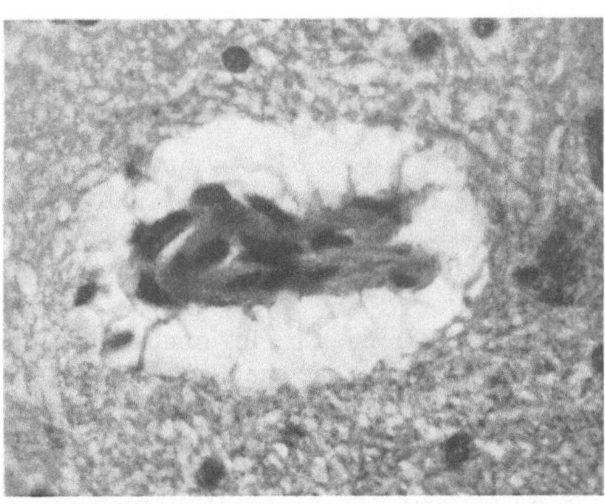

Abb. 57 c.

Abb. 57 e.

Abb. 57a—e. Unterschiedliche Reaktion der beiden Hemisphären einer Katze nach Injektion hypertonischer Kochsalzlösung in die linke Carotis und destillierten Wassers in die rechte Carotis. Die linke Hemisphäre ist geschrumpft. Arachnoidalräume und Virchow-Robinsche Räume sind mächtig erweitert. Auf der rechten Seite findet sich viel Flüssigkeit intracellulär und in den Hissschen Räumen, dagegen sind die Meningen und die perivasculären Räume kollabiert. (Aus Schaltenbrand und Bailey 1928.)

Wieweit liquorgefüllte Spalten beim Gesunden in das perivasculäre Bindegewebe reichen, läßt sich nicht mit Sicherheit feststellen. Die Präcapillaren bestehen jedenfalls noch aus röhrenförmigen Intimazellen mit vereinzelten Muskelund Piazellen. Ob man sich zwischen diesen beiden Lagen eine Saftspalte als letzte Fortsetzung des Subarachnoidalraumes schon unter normalen Umständen denken darf, wissen wir nicht. Niessing (1952) bezweifelt es auf Grund seiner Präparate.

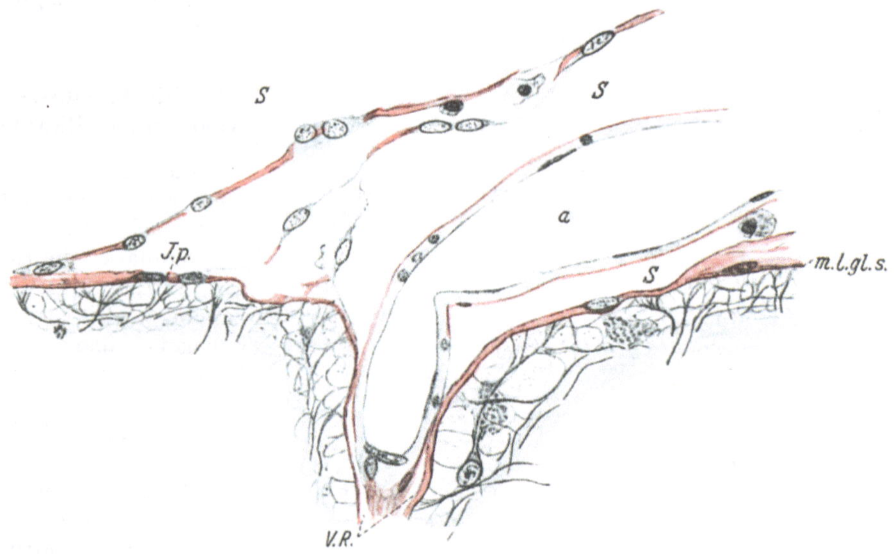

Abb. 58. Eintrittsstelle einer Arterie (a) in die Großhirnrinde. Mensch. *S* Cavum leptomeningicum; *m.l.gl.s.* Membrana limitans gliae superficialis; *V.R.* Virchow-Robinscher Raum; *J.p.* Membrana intima Piae. (Aus Held 1909.)

Bei Gefäßen größeren Kalibers nimmt die Schicht des perivasculären Bindegewebes an Mächtigkeit zu. Bei Gefäßen dieser Art liegt der Virchow-Robinsche Spalt wohl kaum mehr zwischen Muscularis und Pia. Es bestehen hier 2 Möglichkeiten:

1. Die Bindegewebszellen sind in 2 Blätter geteilt, ein inneres, das man als Fortsetzung der Arachnoidea, und ein äußeres, das man als Fortsetzung der Pia ansehen kann (Cushing 1914, 1925).

2. Die andere Auffassung sieht das ganze Bindegewebe als ein dehnbares, lockeres Maschenwerk an, das nach dem Gefäß und nach der Limitans gliae zu eine Verdichtung erfährt, ohne daß eine Differenzierung in 2 Blätter möglich wäre (Spielmeyer 1922).

Nach Niessing trifft für die *Maus* zumindest in der Nähe der Meningen die erste Auffassung zu, denn hier stecken zwei deutlich unterscheidbare Endothelröhrchen ineinander und bei jedem ist die Begrenzung der Endothelien bei Silberfärbung deutlich zu erkennen. Dieser perivasculäre Raum geht bis zur Grenze der feinsten Äste und hört dann konisch auslaufend auf. Auch für diejenigen Gefäße des *Menschen*, die von der Dura aus quer durch die Leptomeninx in das Gehirn eindringen, trifft vielleicht die erste Auffassung zu (persönliche Mitteilung von Kubie). Kubie nimmt an, daß der Farbstoff entlang den perivasculären Räumen eindringt und sich in den endothelartigen Blättern weiterausbreiten kann, als dies normalerweise der Fall ist.

Wenn man sich vergegenwärtigt, daß Bindegewebszellen wahrscheinlich jederzeit in Endothelien übergehen können, und ferner, daß Pia und Arachnoidea aus demselben Gewebe bestehen, so schwindet der Gegensatz dieser Auffassungen.

In diesem Sinne sprechen auch die Züchtungsversuche von Kannegiesser (1938) an Stückchen von der weichen Hirnhaut des *Kaninchens*, die explantiert und in vitro gezüchtet wurden. Nach seiner Angabe hatten die Wachstumstypen dieser Kulturen nichts mit mesenchymalem Gewebe gemein, sondern erinnerten eher an gliale Wachstumstypen.

Vielfach werden die Virchow-Robinschen Räume als Lymphspalten des Gehirns angesehen (Weed 1914; Spielmeyer 1922; Kubie 1925). Andere Autoren

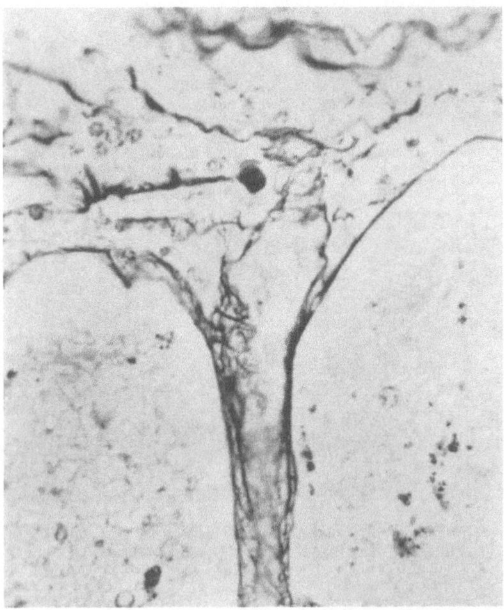

Abb. 59. Piatrichter eines Gefäßes. Färbung der Bindegewebsfibrillen nach Perdrau.

glauben, daß durch diese Spalten mit dem Liquor dem Gehirn „Nährsubstanzen" zugeführt werden (Mott 1910). Tatsache ist, daß die Spalten des Virchow-Robinschen Raumes an den meisten normalen Gefäßen nicht zu sehen sind, daß sie aber sofort in Erscheinung treten, sobald durch Entzündungen, Ödeme, Blutungen, vorwachsende Tumoren, die Gefäße und die Pigliamembran auseinandergetrieben oder durch Atrophie des Gehirns auseinandergezogen werden. Tatsache ist ferner, daß sich durch bestimmte Maßnahmen ein Eindringen des Liquors in diese Spalten erzwingen läßt, z. B. durch Einspritzungen von Farblösungen in den Subarachnoidalraum unter einem Druck von mindestens 50 mm Wasser, oder durch Verbluten, oder durch Injektion von hypertonischen Salzlösungen in die Blutbahn. Weed (1914) fand keine Preußischblau-Reaktion entlang den Gefäßen, wenn er seine Lösung unter ganz schwachem Druck in den Subarachnoidalraum einlaufen ließ. Deswegen vermutet er, daß normalerweise keine Strömung vom Subarachnoidalraum in die perivasculären Räume besteht. Er hält dagegen eine Strömung von Gewebssaft in umgekehrter Richtung, also zum Subarachnoidalraum hin, für wahrscheinlich. Wenn eine solche Strömung besteht, müßte es zu einem Hydrops der perivasculären Räume kommen, wenn ihre Entleerung in die Meningen verlegt ist. Einen solchen Hydrops haben weder BAILEY und ich (1928) in Fällen von Gliomatose der Meningen, noch ich selbst in Hirnresten einer gehirnlosen *Katze* finden können, die nach Entfernung der Hirnrinde 5 Monate lang gelebt hatte.

Nach Einspritzung von Trypanblau in die Meningen findet man mit dem Farbstoff beladene Makrophagen überall im meningealen Gewebe, unter anderem auch entlang allen Gefäßen bis tief ins Zentralnervensystem (GOLDMANN, 1912/13; KUBIE 1925; SPATZ 1925). Nach WEEDs Befunden ist es unwahrscheinlich, daß

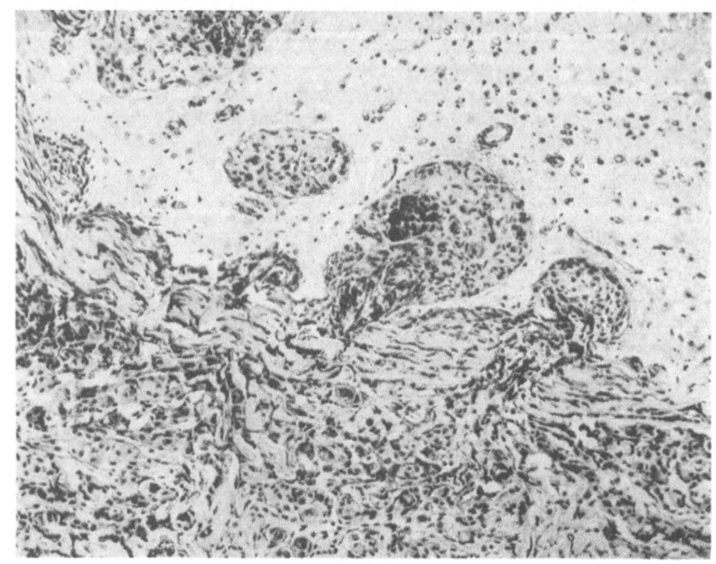

Abb. 60. Grenzlinien eines Meningeoms mit beginnendem Vorwachsen des Tumors entlang den perivasculären Räumen. Hämatoxylin-Eosinfärbung. Vergr. 150mal.

sich der Farbstoff entlang den VIRCHOW-ROBINschen Räumen ausgebreitet hat. Nach SPATZ (1925) dringt der Farbstoff ganz diffus in das Hirn- und Rückenmarksgewebe ein; seine Häufung an den Gefäßen ist nur Erzeugnis des pathophysiologisch ausgelösten Abtransportes. KUBIE bestreitet nach persönlicher Mitteilung eine solche Erklärung für seine Versuche. Eine letzte Möglichkeit wäre, daß die meningealen Piagewebe durch ihre eigene Wanderfunktion in das perivasculäre Gewebe gelangten, unabhängig von irgendeiner Flüssigkeitsströmung.

h) Gefäße.

Die Leptomeninx führt die *Arterien* und *Venen* des Zentralnervensystems bis dicht an ihre Bestimmungsbezirke heran und enthält daher, besonders in der Schädelhöhle, ein sehr dichtes Gefäßnetz, das größtenteils der Oberfläche des Zentralnervensystems dicht aufliegt. Nur wenige Gefäße durchqueren frei den leptomeningealen Liquorraum von der Arachnoidea her. Die großen Gefäße sind mit einer deutlich erkennbaren perivasculären Scheide leptomeningealen Gewebes umgeben, das bei manchen Säugern zahlreiche verästelte Pigmentzellen enthält (Abb. 67 u. S. 62). Bei den Venen der Hirnrinde enthält diese Scheide zahlreiche elastische Fasern. Zwischen dem Gefäß und dieser Scheide finden sich in pathologischen Fällen Zellansammlungen, ähnlich wie im Gehirn. *Capillaren* sind in der Leptomeninx des *Menschen* angeblich nicht vorhanden (s. a.

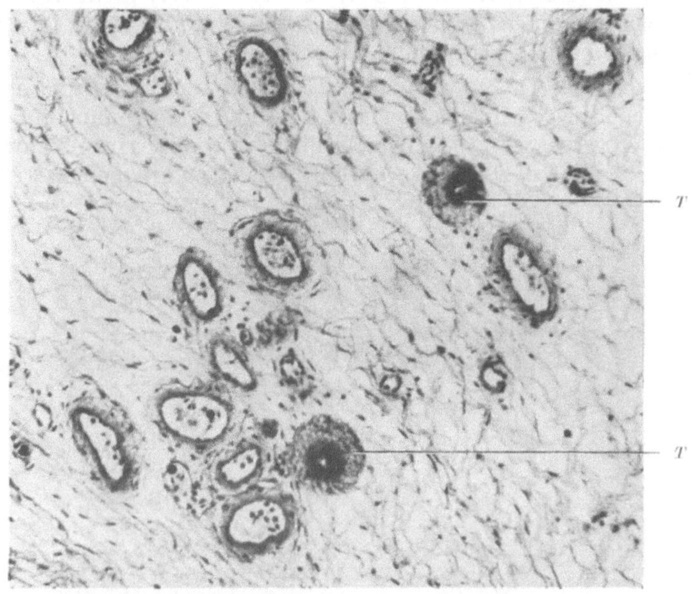

Abb. 61. Endomeninx von *Dasyatis marinus* mit 2 Turbanorganen (*T*) (Bouinfixation, Chromalaunhämatoxylinfärbung, Vergr. 130fach). (Aus BARGMANN 1954.)

KAPUSTINA 1952). Nach GOLDMANN (1931) gibt es besondere *Lymphgefäße* in der Arachnoidea, die mit einem homogenen Inhalt gefüllt sein können. Besonders

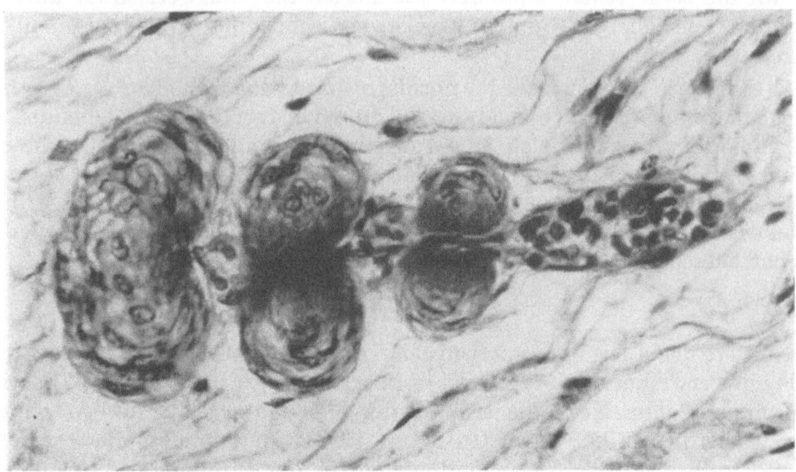

Abb. 62. Turbanorgane in der Endomeninx von *Dasyatis marinus*, auf eine Capillare aufgereiht (Angaben wie bei Abb. 61, Vergr. 250fach). (Aus BARGMANN 1954.)

bei Hirngeschwülsten fand man derartige Gebilde. Sie sollen die zelligen Flecke miteinander verbinden und in den Fäden und Bälkchen verlaufen, die die Dura und Arachnoidea miteinander verbinden.

Arteriovenöse Anastomosen kommen nach Vastarini-Cresi (1903) sowie Schultz und Knibbe (1952) in der Leptomeninx entgegen Angaben von Schröder van der Kolk (1827), Ecker (1853), Testut (1891) nicht vor. Auch am lebenden Tier wurde mit Hilfe der „transparent chamber" von Clark arteriovenöse Anastomosen nicht festgestellt (Wentsler 1936).

Besondere *Gefäßregulatoren*, von deren Tätigkeit auch die Durchblutung des Gehirns abhängen dürfte, sind bisher nur für die Endomeninx eines *Rochens (Dasyatis)* von Bargmann (1954) beschrieben worden. Hier kommen außer starkwandigen *gekammerten Arterien* (Abb. 63) sehr viele *Turbanorgane* (Abb. 61, 62)

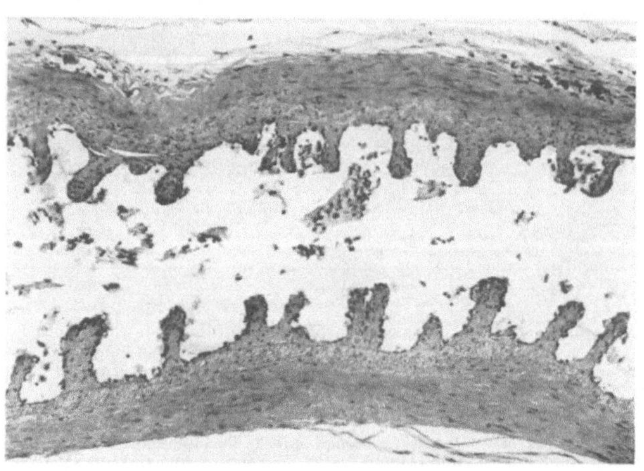

Abb. 63. Längsschnitt durch ein gekammertes Blutgefäß in der Endomeninx von *Dasyatis mdrinus* (Angaben wie bei Abb. 61). (Aus Bargmann 1954.)

vor, die auf die zahlreichen Capillaren wie Perlen auf eine Perlschnur aufgereiht sind. In den muskelfreien Capillarstrecken zwischen den Turbanorganen kann Blut angereichert werden.

Das Verhalten der Piagefäße normaler und *höhenangepaßter Kaninchen* (Unterdruckkammer) verglichen Mercker und Opitz (1949) am lebenden Tier. Bei den Höhentieren zeigte sich eine vermehrte Vascularisierung, welche große und kleine Gefäße ebenso wie die Capillaren (?) betraf. Die stärkere Vascularisierung überdauert den Höhenaufenthalt. Ob es sich um stärkere Durchströmung vorhandener Blutbahnen oder um Neubildung von Gefäßen handelt, ließ sich nicht sicher entscheiden.

i) Nerven.

Die Nerven der Leptomeninx wurden von Purkinje (1838) entdeckt. Sie liegen als ein verwickeltes Nervennetz in der Pia; schon Leydig (1857) erwähnt das Vorkommen von Nervenfasern in der Pia mater. In der Arachnoidea haben weder Stöhr (1922) noch Golmann (1931) Nerven gefunden. Aronson (1900) fand kolbenförmige Nervenendigungen in der Pia mater, die den Meissnerschen Tastkörperchen gleichen. Sie enthalten wenige konzentrische bindegewebige Hüllen, in die eine oder mehrere Fasern eintreten und man sieht noch knopfförmige größere oder kleinere Anschwellungen der Nervenfasern. Die Fasern entstammen direkt dem Rückenmark.

Obersteiner (1897) fand an vergoldeten Präparaten der Leptomeninx feine Nervennetze an den Arterien. Nach Stöhr (1922) ist die Leptomeninx viel reicher mit Nerven versorgt als die Dura. Die Leptomeninx führt markhaltige und marklose Fasern, die sich zum Teil entlang den Gefäßen, zum Teil frei im Bindegewebe ausbreiten. Diese frei im Bindegewebe liegenden Fasern entstammen dem 3., 6., 9., 10., 11. und 12. Hirnnerven und den Rückenmarkswurzeln. An der Basis des Gehirns sind sie besonders reichlich.

Ausführliche Beschreibung der Nerven und Nervenendigungen in der Pia finden sich in den Arbeiten STÖHRs (1922, 1933), SNESSAREWs (1929) und VON BAKAYs (1941). Zur Darstellung der Nerven eignet sich besonders die STÖHRsche Modifikation der SCHULTZEschen Natronlauge-Silber-Methode oder die CAJALsche Pyridin-Silber-Methode mit Hydrochinonformolreduktion (Abbildung 64 u. 65).

Die Nervenfasern endigen in der Pia in Form von knopfähnlichen, birnförmigen, kolbigen oder walzenförmigen Anschwellungen, welche unter Umständen eine Länge von 28 μ und eine Breite von 10 μ erreichen, außerdem gibt es MEISSNERsche Körperchen und feine zierliche Endbäumchen. Aus einer STÖHRschen Abbildung (Abb. 64) geht der innige Kontakt der Nervengeflechte mit den arachnoidalen Zellhaufen hervor. Einige Großhirnregionen sind durch einen ungeheuren Nervenreichtum ausgezeichnet, z. B. die Pia am Gyrus hippocampi, die Telae des 3. und 4. Ventrikels und diejenigen Abschnitte, die mit dem Plexus chorioideus

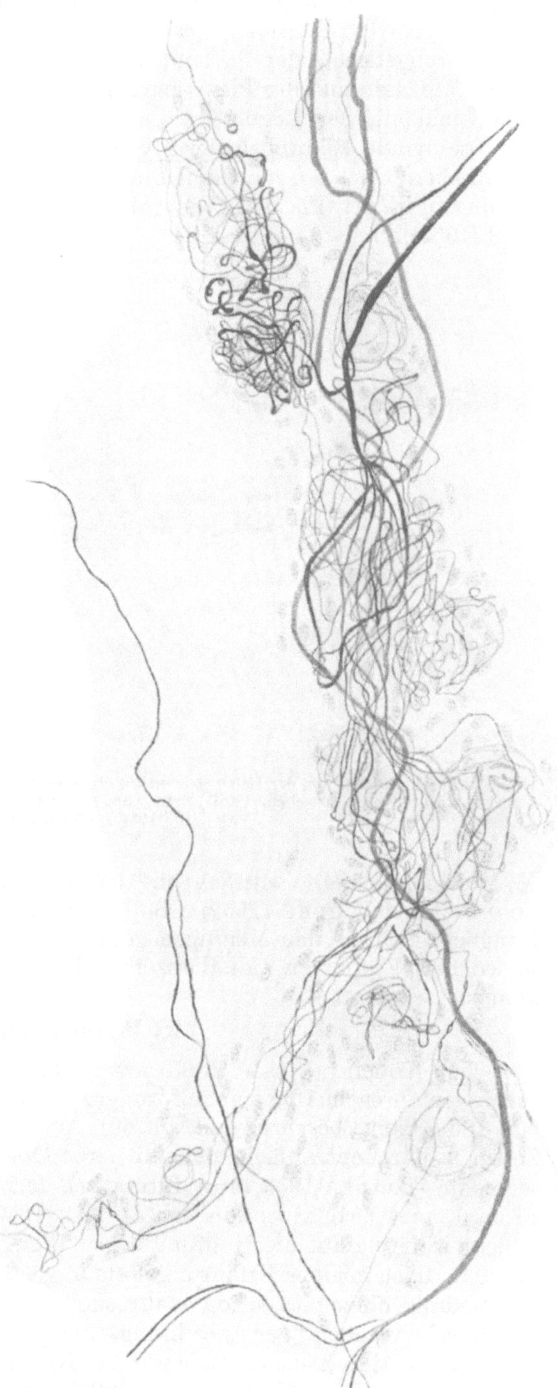

Abb. 64. Knäuelförmige, nervöse Endformation aus der Pia mater. *Mensch.* BIELSCHOWSKY-Methode. Vergr. 250fach. Die Nervenknäuel stehen offensichtlich in innigem Kontakt mit den arachnoidalen Zellhaufen. (Aus STÖHR jr. 1928.)

in näherer Verbindung stehen. Die Innervation der Pia des *Nervus opticus* ist besonders zart. Hier finden sich keine der oben beschriebenen Nervenendigungen. Die Nervengeflechte der Pia sind wahrscheinlich afferenter Natur, mit Ausnahme der Gefäßfasern und der Plexusnerven. Der besondere Nervenreichtum der *Telae* steht wohl mit der Regulation des Liquors im Zusammenhang. Eigentümliche varicöse ovoide Bildungen der Myelinfasern in der Pia hat SNESSAREW (1929) beschrieben. Aus Nerven des Infundibulum stammende ausgedehnte Schlingenbildungen in der Pia der Pars tuberalis der *Hypophyse (Pferd)* bildet METUZALS (1954) ab.

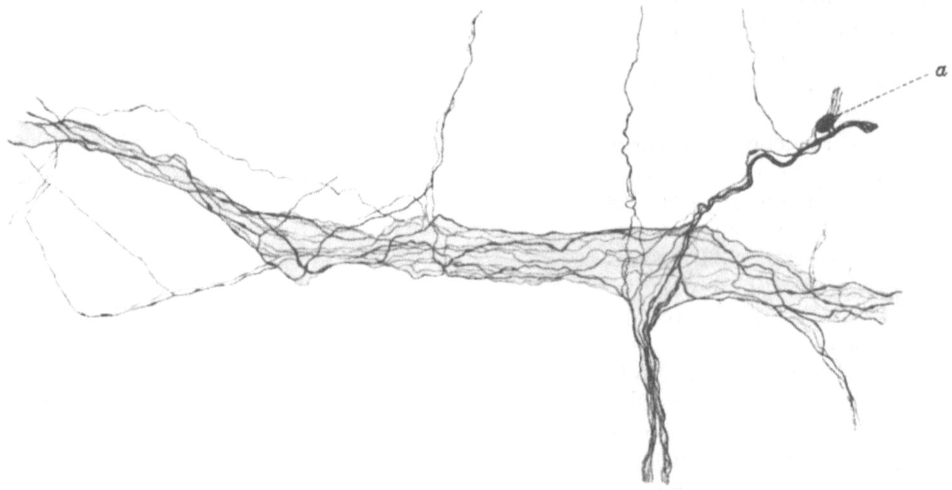

Abb. 65. Nervengeflecht aus der tiefen Adventitia einer Piaarterie. 400fach vergrößert. Zeichnung auf ⁶/₇ verkleinert. *a* Nervöses Körperchen. (Entspricht Abb. 174 aus L. R. MÜLLER: Die Lebensnerven, 2. Aufl., S. 212. 1924.) (Nach STÖHR.)

Multipolare *Ganglienzellen* in der Leptomeninx des *Menschen* erwähnen SCHULTZ und KNIBBE (1952). Bei *Säugern* konnten jedoch bisher noch keine Ganglienzellen in den Meningen gefunden werden. LAUSE (1948) hat bei verschiedenen *Vogel*arten Ganglienzellen dorsal vom Tectum opticum nachweisen können.

k) Pigmentzellen.

Schon KÖLLIKER (1850, 1893) hat in der Pia goldgelbe oder braune Pigmentzellen von unregelmäßig spindelförmiger Gestalt mit fein auslaufenden Enden und 90—100 μ Länge beschrieben (Abb. 66). Am häufigsten finden sich melaninhaltige Zellen in der Ventralfläche der mittleren Oblongata und der obersten Cervicalsegmente (BAADER 1935, dort Literatur), ferner an der Leptomeninx über den Frontal- und Orbitalwindungen (ZIMMAN 1943). Es gibt *rassenmäßige* Unterschiede in bezug auf die Häufung dieser Pigmentzellen. Am Chinesengehirn sind sie z. B. nach meiner Erfahrung stets in großer Menge nachzuweisen und geben der Medulla oblongata schon makroskopisch ein braunes Aussehen. Sie liegen hier in sehr regelmäßiger Anordnung. Bei Javanern und Maduresern erhob MOHNIKE (1854) den gleichen Befund. Bei NISSL-Färbung erscheinen die Pigmentzellen gelblich-grün. Nach BLOCH (1929) geben die Pigmentzellen der Pia beim Embryo eine positive Dopa-Oxydase-Reaktion, beim Erwachsenen eine negative. SNESSAREW (1929) beschreibt an den Pigmentzellen hirschgeweihartige Verzweigungen. Er fand sie besonders häufig in netzartigen Zügen entlang den Nervenfasern. Die Zahl der Pigmentzellen wird nach Spielmeyer (1922) mit zunehmendem Alter größer, doch sind die Zellen nach Baaders Untersuchungen an 70 menschlichen Gehirnen vom 5. Lebensjahr, nach Broniatonsky (1911) vom 9. Lebensjahr an regelmäßig zu finden („Piamelanose"). In der Arachnoidea finden sich keine Pigmentzellen.

Eine besonders intensive grauschwarze Pigmentierung der Leptomeninx findet man im basalen Hemisphärenbereich bei *Rind, Schaf* und *Ziege* (Baader 1935, vgl. Zietzschmann, Ackerknecht und Grau 1943), vor allem am Stirnpol. Baader bringt diese Lokalisation mit der hängenden Kopfhaltung in Zusammenhang. Dieser Auffassung steht die Beobachtung von Bargmann (persönliche Mitteilung) entgegen, daß die Pole des Temporallappens vom *Seelöwen*, d. h. eines Tieres mit

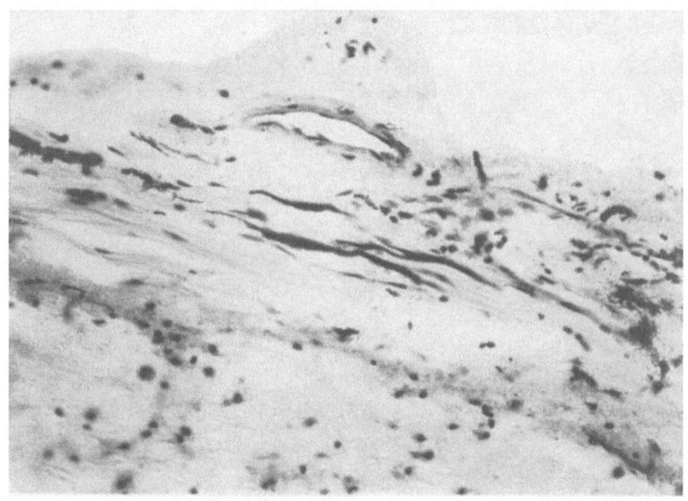

Abb. 66. Pigmentzellen in der Pia der Medulla oblongata bei Nissl-Färbung.

gewöhnlich andersartiger Kopfhaltung, eine deutliche Piamelanose aufweisen. Hier lassen sich die Pigmentzellen vor allem entlang den größeren Gefäßen und den Capillaren in Form eines zierlichen Gitterwerkes verfolgen (Abb. 67), das sich in das angrenzende Gewebe hineinerstreckt. Durch Ausbildung einer starken Melanose an der Ventral- *und* Dorsalfläche des Vorderhirns zeichnet sich u. a. auch die Endomeninx des *Rochens Dasyatis* (Abb. 31) aus.

Es gibt melanotische Tumoren von meningeom-artigem Bau und diffuse Melanoblastome der Meningen, die wahrscheinlich von einer Hyperplasie dieser Pigmentzellen ihren Ausgang nehmen.

l) Vitale Färbung der Leptomeninx.

Durch die Vitalfärbeversuche von Goldmann (1913), Kubie und Schulz (1925), Bratiano und Lombart (1929), Spatz (1927), Ssolowjew und Ariel (1933), Watanabe (1934) und Bibinowa (1936) ist bekannt geworden, daß nach Einspritzung von Trypanblau, Methylenblau und manchen anderen Vitalfarbstoffen sich die Meningen in großer Ausdehnung oft stark anfärben. Dabei findet sich der Farbstoff in der Hauptsache innerhalb von Histiocyten sowie in Zellanhäufungen, die teilweise inselförmig in der Arachnoidea sitzen und die nach Ssolowjew und Ariel den Milchflecken im Netz zu vergleichen sind,

zum Teil aber auch in den arachnoidalen Zellanhäufungen und an den Abflußstellen des venösen Systems (BIBINOWA). Auch außerhalb dieser Gebiete

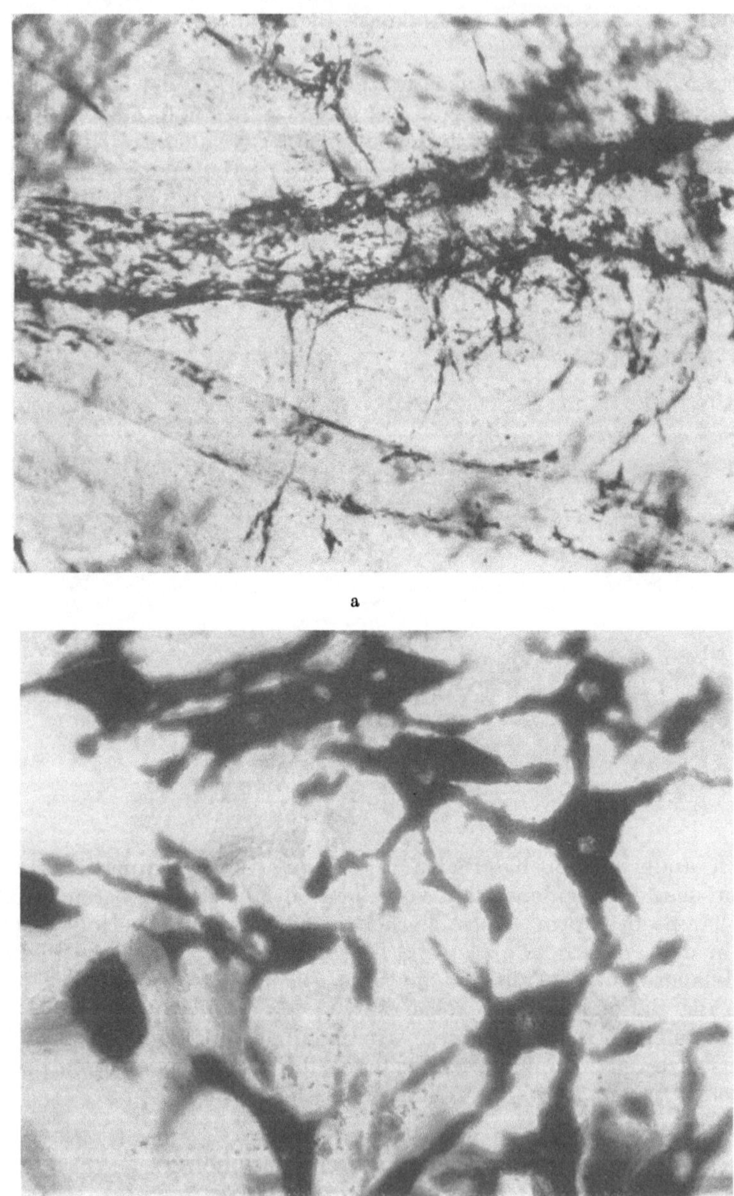

Abb. 67a u. b. Piamelanose am Temporalpol eines *Seelöwen*-Gehirns. a Ungefärbtes Totalpräparat mit
Blutgefäßen, die von Melanophoren begleitet werden. Vergr. 100fach. b Ausschnitt aus der Gefäßwand mit
verästelten Melanophoren. Vergr. 480fach, ungefärbtes Totalpräparat.
Präparat und Photographie von W. BARGMANN-Kiel.

kommen aber überall in den Meningen blau gefärbte Makrophagen in regelmäßigen Abständen vor. Nach vitaler Färbung mit Trypanblau finden sich, wie die

GOLDMANNschen (1913) Versuche gezeigt haben, blaugefärbte Makrophagen in regelmäßigen Abständen in den Hirnhäuten verstreut. WOLLARD (1924) und DEWEY (1918/19) nehmen an, daß diese „Pyrrolzellen" nach Reizung der Meningen mit hämolysiertem Blut aus Endothelien der Liquorräume entstehen. ESSICK (1920) glaubte, daß er bei solchen vitalen Färbungsversuchen nach Einspritzung von Lackblut in die meningealen Räume alle Übergänge zwischen den gewöhnlichen arachnoidalen Endothelien und Phagocyten sehen könnte. KUBIE und SCHULZ (1925) haben ähnliche Versuche mit Trypanblau angestellt und lehnen ESSICKs Schlußfolgerung ab. Nach ihrer Auffassung stammen die mobilen Elemente nur von ihresgleichen ab. WEED (1920) meint, daß die unterschiedlichen Versuchsergebnisse auf der verschiedenen Versuchsanordnung beruhen könnten und hält doch die Entwicklung fixer arachnoidaler Elemente zu Wanderzellen für möglich.

m) Liquorzellen.

Der Gehalt der Meningen und auch des Ventrikelsystems an freien Zellen spiegelt sich in dem Zellgehalt des Liquors wider und ist direkter Untersuchung beim Lebenden zugänglich. Deswegen ist das Studium der im Liquor mikroskopisch nachweisbaren Zellen von besonderer Bedeutung für die Klinik und in zahlreichen Veröffentlichungen beschrieben und bearbeitet worden. Es sei hier nur auf die zusammenfassenden Darstellungen von WEIGELDT (1923), REHM (1932) sowie von BANN-WARTH (1933) und auf die Arbeiten von KUBIE und SCHULZ (1925) verwiesen. Über die Untersuchung der Liquorzellen mit Hilfe des Phasenkontrastverfahrens berichtet unter anderem JUNKER (1951).

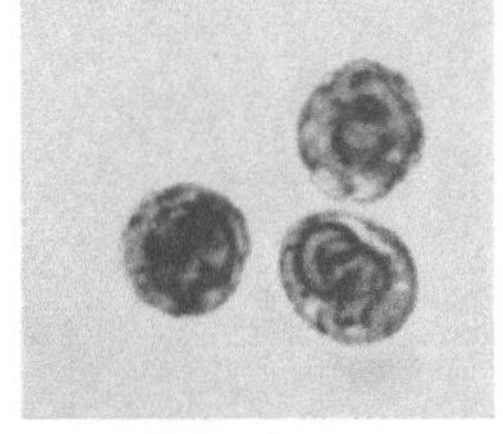

Abb. 68. Lymphocyten aus menschlichem Liquor bei multipler Sklerose mit Methylenblaufärbung. Vergr. 450mal.

Im normalen menschlichen Liquor finden sich nur vereinzelte *Lymphocyten*, maximal bis zu etwa 5 im mm³, häufig wesentlich weniger. Sehr selten findet man eine *Wanderzelle*, öfters schon *Plattenepithelien*, die von den Meningen abgeschürft worden sind. Bei den geringsten Reizungszuständen der Meningen treten Lymphocyten in vermehrter Zahl auf. Daneben finden wir nun aber auch eine größere Anzahl Makrophagen und Leukocyten. Bei allen entzündlichen Erkrankungen der Liquorräume kommt es im akuten Stadium zu einem massenhaften Auftreten von Leukocyten, das bis zu 10000 im mm³ steigen kann, so daß der Liquor makroskopisch einen eitrigen Eindruck macht. Bei Abklingen der Entzündung werden die Polynucleären schon nach wenigen Stunden von Makrophagen verdrängt, denen dann in der Rekonvaleszenz lymphocytäre Elemente folgen. Bei chronischer Entzündung stehen Makrophagen und Lymphocyten im Vordergrund.

Von allen diesen Elementen stammen die Lymphocyten und die Makrophagen aus den Meningen; die Wanderung von Lymphocyten durch das Plexusepithel hindurch beschreiben TSUSAUI, YAMASAKI, TANGE, ERIGUCHI und EIDA (1951). Nach KUBIE und SCHULZ (1925) kann man gewebseigene Makrophagen bei vitaler Färbung von den Monocyten des Blutes unterscheiden. Die Monocyten und die polynucleären Leukocyten stammen aus der Blutbahn.

Die *färberische Darstellung* der Zellelemente des Liquors und ihre Identifizierung ist schwieriger als im Gewebe, weil die Zellen zum Teil sehr bald zerfallen und insbesondere die Kerne frühzeitig pyknotische Veränderungen erleiden. Für klinische Zwecke begnügt man sich meistens mit der Betrachtung der ungefärbten

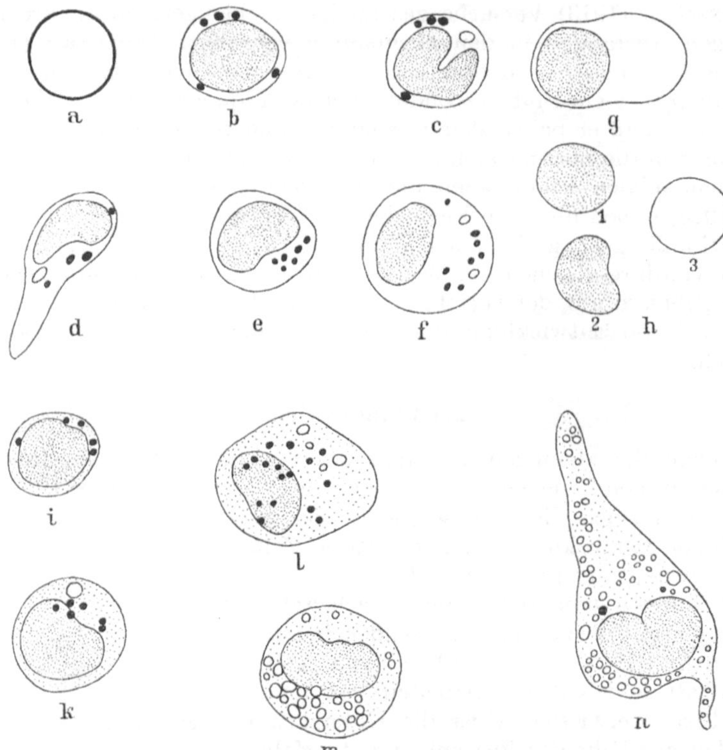

Abb. 69. Skizze von Lymphocyten und Phagocyten aus normalem *Katzen*liquor bei supravitaler Färbung nach Kubie und Schultz. *a* Erythrocyt zum Vergleich; *b* und *c* kleiner Lymphocyt mit Mitochondrien und einer Vacuole von Neutralrot; *d* und *e* mittelgroßer Lymphocyt; *d* bewegt sich aktiv in der Pfeilrichtung; *f* großer Lymphocyt; *g* beginnender Zerfall mit Kernaustritt; *h₁* und *h₂* nackte Lymphocytenkerne; *h₃* leerer Cytoplasmaklumpen; *i* kleiner Lymphocyt; *k* mittelgroßer Lymphocyt; *l* großer Lymphocyt; *m* und *n* Monocyten.

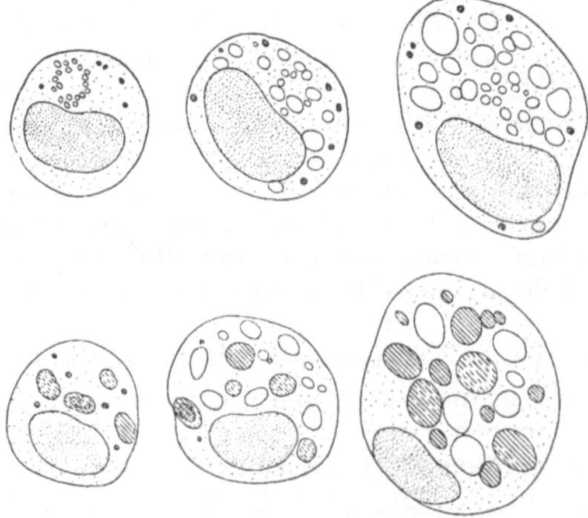

Abb. 70. Die Skizzen der 3 Funktionsstadien reifer Phagocyten bei supravitaler Färbung von Liquorzellen nach Kubie und Schultz. Die Mitochondrien sind als tiefschwarze Punkte bezeichnet, die neutralroten Vacuolen durch Kreise verschiedener Größe. Die einheitliche Färbung dieser Vacuolen in den Monocyten wird durch Weglassen einer Schattierung angedeutet, die wechselnde Farbtiefe der Vacuolen bei den Plasmocyten durch Schattierung. Die Farbunterschiede des Neutralrotes sind auf Unterschiede im p zurückzuführen. Von den Monocyten ist auch die klare Zone um den sog. Hof des Kerns herum kennzeichnend. Ebenso die periphere Stellung der größeren Vacuolen und der Mitochondrien. Die Phagocyten wurden durch Reizung der Meningen mit Trypanblau-Einspritzungen gewonnen.

oder mit Methylenblau gefärbten Zellen in einer Zählkammer, bei der aber eine genaue Differenzierung häufig nicht möglich ist (Abb. 69). Auch die Bilder bei den üblichen Verfahren mit Sedimentierung des formol- oder alkoholfixierten Liquors, Einbettung des Sediments in Plasma und Schneiden auf dem Mikrotom mit nachfolgender Färbung nach dem Verfahren von ALZHEIMER ergibt sehr mannigfaltige und schwer zu deutende Bilder (REHM 1932, BANNWARTH 1933). Wie KUBIE gezeigt hat, lassen sich die verschiedenen Zelltypen des Liquors noch am besten durch *vitale Färbung* in einer geheizten Kammer mit Neutralrot und Janusgrün demonstrieren. Die Identifizierung der Leukocyten mit ihren gelappten Kernen, ihren zahlreichen Granula und ihrer großen Bewegungsgeschwindigkeit macht keine Schwierigkeiten. Die Lymphocyten haben meistens

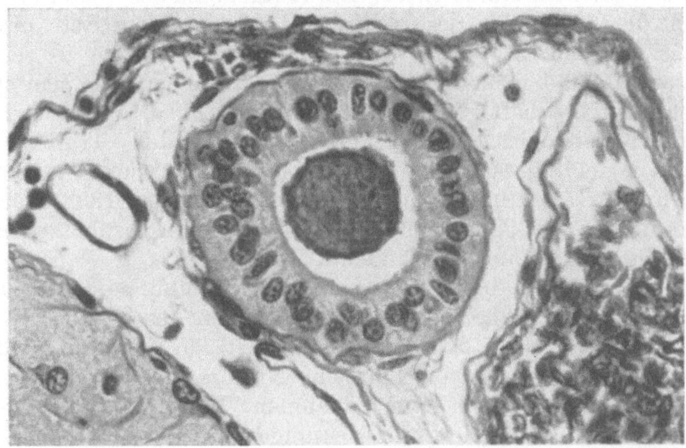

Abb. 71. Epitheliales Hohlgebilde in der Leptomeninx von *Didelphys virginiana* (Bouinfixation, Hämatoxylin-Eosinfärbung, Vergr. 500mal, Präparat und Photographie von W. BARGMANN-Kiel).

nur den spärlichen Cytoplasmasaum; ihr Kern ist so groß wie ein Erythrocyt. Im Cytoplasma finden sich nur einzelne mit Janusgrün gefärbte Mitochondrien. Die Zellen schieben bei der Wanderung ihren Kern vor sich her. Die Monocyten und die Plasmazellen haben große Kerne und zahlreiche Vacuolen; nach KUBIE färben sich die Vacuolen der Plasmazellen sehr verschieden stark mit Farbstoff an und weisen dadurch auf das verschiedene p_H der einzelnen Vacuolen hin, während sich in den Monocyten nur große leere Vacuolen finden (Abb. 69 und 70).

Im Liquor frisch verstorbener Patienten findet man häufig auch losgelöste Zellen des *Plexusepithels*. Es ist mit der Möglichkeit zu rechnen, daß solche Zellen auch beim Lebenden auftreten.

n) Epitheliale Bildungen innerhalb der Leptomeninx.

Anscheinend vereinzelt steht die Beobachtung von BARGMANN (persönliche Mitteilung) da, wonach in der Leptomeninx des *Opossums (Didelphys virginiana)* nahe dem Plexus chorioideus der Seitenventrikel ein kleines, offenbar beiderseits geschlossenes, bläschenförmiges Gebilde vorkommt, dessen Wandung aus hochcylindrischen Epithelzellen besteht. Die Lichtung des Organs enthält ein acidophiles, kolloidales Material (Abb. 71). Die Frage, ob es sich um ein Derivat der Paraphysenanlage handelt, bleibt offen.

II. Hauptteil: Plexus chorioideus.

1. Geschichtliches.

Die Geschichte der Erforschung des Plexus chorioideus fängt wie bei allen anderen Organen mit einer makroskopisch-anatomischen Ära an. Eine Zusammenstellung der wichtigsten Autoren findet sich in einer Arbeit von Schläpfer (1905). Seine Bemerkungen über die ersten Beschreibungen des Plexus seien hier wörtlich angeführt: „Von Herophilus von Alexandrien stammt der Name πλεγματα χοροειδεῖς, Galen übernahm ihn als Plexus χοροειδεις, und auf ihn sich beziehend, gibt Vesalius 1543 in seinem grundlegenden Werk „De humani corporis fabrica" eine ausgezeichnete Abbildung des Plexus chorioideus cerebri mit ausführlichem Kommentar. Ein Zeitgenosse des letzteren, Riolanus, erkennt zuerst die Gefäßnatur des Organs, das er mit einem Rete mirabile vergleicht. Dieser Anschauung pflichtet auch A. Piccolhomini in seinem anat. praelat. Romae (1586) bei. Von den späteren Anatomen, die sich speziell mit diesem Gegenstand beschäftigten, wie J. Fr. Meckel d. Ä., A. v. Haller in den ‚Elementa physiologica‘ (1757), Viq. d'Azyr in den ‚Traités d'anatomie et de physiologie‘ (1786), Varolius, Vieussens u. a. wies Th. Bartholinus zuerst Venen und Arterien im Plexus nach, und Purkinje (1838) war der erste, der, in Möllers Archiv p. 290, den Epithelcharakter des Plexusüberzuges erkannte, damit die heutige Anschauung begründend."

Purkinje eröffnete also die mikroskopische Beschreibung des Plexus. Valentin entdeckte im Jahre 1836, daß die Epithelzellen des Plexus Fetttröpfchen enthalten, Faivre fand 1854, daß die Epithelzellen bei Kindern größer sind als bei Erwachsenen. Er beobachtete zahlreiche Niederschläge anorganischer Substanzen im Plexus, die mit dem Alter zunehmen. Im Jahre 1860 gab Haeckel eine sehr eingehende Beschreibung mit Messungen der einzelnen Zellelemente für den Plexus des Menschen. Benedikt (1874) hat wohl als erster Nerven im Plexus beobachtet, welche die Gefäße begleiten. Mit der Entdeckung der Anilinfärbemethoden schwillt die Literatur über den histologischen Aufbau des Plexus bedeutend an, doch muß man sagen, daß nur in wenigen Arbeiten ein wirklicher Fortschritt über das bisher Erkannte festzustellen ist. An wichtigen Daten seien nur der Nachweis des Glykogens in den Plexuszellen durch Löper (1904) erwähnt, die Entdeckung von Blutpigment innerhalb der Zellen nach Blutungen in den Ventrikeln durch Askanazy (1914), der Nachweis eines ausgedehnten Nervengeflechts innerhalb des Plexus durch Stöhr (1921). Die meisten Arbeiten haben hauptsächlich dazu beigetragen, das färberische Verhalten der bereits bekannten intracellulären Struktur (Golgi-Apparat und Mitochondrien) aufzuklären. Die Forschung der neueren Zeit ist mit Hilfe cytochemischer Methoden bemüht, die Grundlagen einer funktionellen Morphologie des Plexus chorioideus zu gewinnen (Wislocki und Mitarbeiter, Ariens Kappers u. a.).

Wesentliche Fortschritte verdanken wir der *Physiologie*, die zum größten Teil ihre Versuche mit histologischen Untersuchungen kombinierte. Hier lassen sich zwei Richtungen unterscheiden: die eine, die hauptsächlich bei den Franzosen und Amerikanern hervorragende Vertreter hat, mißt die Liquorproduktion und deren Beeinflussung durch physiologische und chemische Eingriffe und studierte gleichzeitig auftretende Veränderungen in den Zellen. Die andere Gruppe, unter ihnen Schläpfer (1905), Franzini (1907), Pellizzi (1911), Flather (1923), Noel (1924), Accoyer (1924) und Zalka (1926), studierte hauptsächlich die vitale und supravitale Färbung der Plexuszellen und gelangte dabei zu bemerkenswerten Ergebnissen.

2. Vergleichende Anatomie des Plexus chorioideus.

Das Gehirn des *Amphioxus lanceolatus* besitzt ein vascularisiertes Ependym, aber noch keinen Plexus chorioideus (Burkhardt, Edinger 1890 und Hertwig

1920). Die *Cyclostomen* sind die ersten Wirbeltiere, bei denen ein plexusartiges Organ auftritt. Bei den höheren Wirbeltieren wird der Plexus chorioideus zu einem sehr komplizierten Organ, mit dessen vergleichender Anatomie sich zahlreiche Autoren, z. B. BAILEY (1916), COMINI (1929), VIALLI (1932) und METTLER (1932) befaßt haben. Von den *Dipneusten* an treten die Plexus der Großhirnhemisphären auf. Sie werden bei den *Vögeln* und *Säugern* sehr viel mächtiger als die Plexus im 4. Ventrikel. Nach E. LE BLANC (1919) entwickelt sich der Plexus des 3. Ventrikels eher als der des vierten. Bei den *anuren Amphibien* besteht im 3. Ventrikel schon ein Plexus, während auf dem 4. Ventrikel eine einfache Membran mit parallelen Längsfurchen liegt. METTLER beschrieb am Embryo des *Gürteltieres* eine frontale Ausdehnung des Seitenventrikels und des Plexus chorioideus in den Riechkolben hinein. Bei diesen Tieren werden neben dem 4. Ventrikel 2 Plexus ausgebildet.

SCHLÄPFER (1905) hat vergleichende Messungen der *Plexusgewichte* bei verschiedenen Tierarten vorgenommen und die erhaltenen Werte in Beziehung zum Gehirngewicht gesetzt. Nach seinen Messungen beim *Frosch*, beim *Kaninchen* und beim *Menschen* nimmt das Gewicht des Plexus ungefähr in demselben Maße zu wie das des Gehirns. Der Plexus scheint relativ um so größer, je ausgedehnter die Gehirnhöhlen sind.

Das Plexusepithel trägt nach LUSCHKA (1855) und anderen Autoren bei *Fischen, Amphibien* (z. B. PELLIZZI 1911) und *Vögeln* teils *Wimpern*, teils einen *Bürstensaum*. GRYNFELTT und EUZIÈRE (1912) haben auch bei ganz jungen *Ratten* Wimpern an den Plexuszellen beschrieben. Nach MEEK (1907) haben die Epithelzellen erwachsener *Kaninchen, Hunde* und *Ratten* keine Cilien mehr. Besonderheiten bestehen bei manchen Tieren in bezug auf die *Form des Kernes;* so hat KOLMER (1925) bei den *Selachiern* vielfältig gelappte Kerne beschrieben.

Besonders auffallend ist bei manchen Tieren der Reichtum des Plexus an *Wanderzellen*, z. B. bei *Fischen, Amphibien* und *Reptilien* (KOLMER 1921). Bei *Selachiern* sind nach demselben Autor Wanderzellen im Plexus viel seltener. LE BLANC beschreibt auf dem Epithel des Daches des 3. Ventrikels von *Uromastix acanthinurus* eigentümliche Zellhaufen, die an eine Drüse mit innerer Sekretion erinnern (vgl. ARIENS KAPPERS 1953). Im Stroma und auf der Oberfläche des Plexus der *Säugetiere* sind Wanderzellen relativ häufig. *Mastzellen* mit metachromatisch sich anfärbenden Granula kommen im Plexus chorioideus (z. B. *Frosch*, PELLIZZI 1911) von höheren Wirbeltieren vor. Im *Ochsen*plexus hat SUNDVAL (1917) auffällige Mengen von Mastzellen (?) beschrieben. Trotz solcher Unterschiede ist der Bau des Plexusepithels bei fast allen Tierarten von einer überraschenden Gleichförmigkeit.

3. Entwicklung des Plexus chorioideus von Mensch und Säugetier.

Die grundlegenden Arbeiten über die Entwicklung des *menschlichen* Plexus chorioideus sind die von HOCHSTETTER (1924 und 1929), der wohl die größte Sammlung von menschlichen Embryonen angelegt und untersucht hat. Es handelt sich fast ausschließlich um solche, die durch Operation zutage gefördert und nach 2—3 Std fixiert wurden.

Die erste Anlage des Plexus chorioideus findet sich beim Embryo von 13,8 mm Länge in Gestalt einer kleinen Einbuchtung der Hemisphärenblase. Beim Embryo von 15—20 mm Länge ist die Plexusanlage schon ziemlich mächtig, zunächst eine einfache von leptomeningealem Gewebe erfüllte Falte, die in die Kammern vorspringt. Bei Embryonen über 24 mm hat der Plexus bereits eine dünne Wurzel und an der Oberfläche zahlreiche Wülste. An der Decke des 3. Ventrikels findet sich unmittelbar hinter der Gegend des Foramen Monroi eine kleine Ausbuchtung, die HOCHSTETTER als ein Homologon der Paraphyse primitiver Vertebraten betrachtet. Offenbar geht diese Einbuchtung beim Menschen später wieder verloren. Die Reste können aber nach meiner Meinung Anlaß zu den Cysten des Foramen Monroi geben (Abb. 72).

HOCHSTETTER nennt die Bucht des menschlichen Embryos *Recessus supracommissuralis*. Das Gebilde fand er auch bei der *Katze*. Es wird beim *Menschen* durch die sich entwickelnden Balken- und Fornixfasern nach oben und hinten verschoben. Bei einem Embryo des 4. und 5. Monats konnte HOCHSTETTER die Gefäßversorgung des Plexus chorioideus studieren. Sie besteht aus den Ästen der Arteria cerebri anterior, welche unter dem Balken eintreten; aber es beteiligen sich auch die Äste der Arteria cerebri posterior. Sie versorgen die Tela chorioidea und den Plexus des 3. Ventrikels.

Ich selbst zeige die Entwicklung des Plexus chorioideus an Hand von Embryonen, die mir freundlicherweise von Herrn von HAYEK (Wien) und Herrn SPATZ (Gießen) zur Verfügung gestellt wurden. Ich wähle bei allen Embryonen einen Schnitt durch die Gegend des späteren Foramen Monroi. Während ein Embryo von 15 mm Länge noch keine Plexusanlage erkennen läßt, sehen wir bei Embryonen

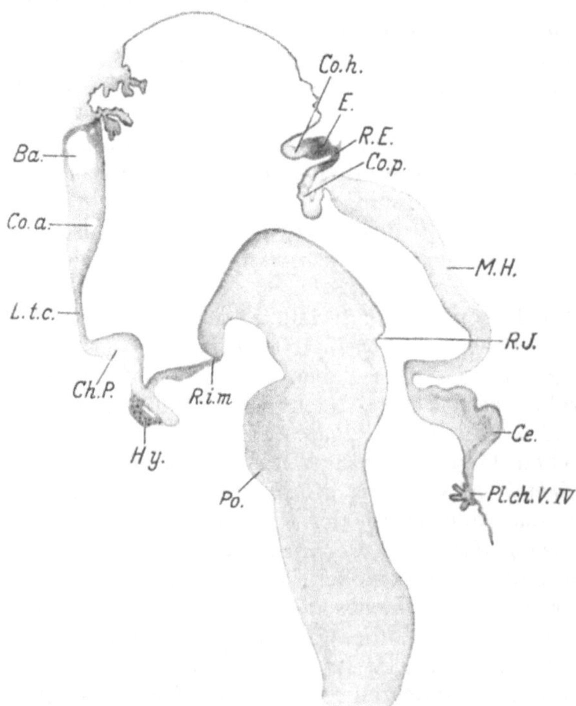

Abb. 72. Sagittalschnitt durch die Hirnanlage eines menschlichen Embryos von 80 mm Länge, nach HOCHSTETTER. *Ba.* Balkenanlage; *Co.a.* Commissura anterior; *L.t.c.* Lamina terminalis cinerea; *Ch.P.* Chiasmaplatte; *Hy.* Hypophyse; *R.i.m.* Recessus inframammillaris; *Po.* Brücke; *Co.h.* Commissura habenularum; *E.* Epiphyse; *R.E.* Recessus epiphyseos; *Co. p.* Commissura posterior; *M.H.* Mittelhirn; *R.J.* Recessus Isthmi; *Ce.* Kleinhirn; *Pl.ch.V.IV* Plexus chorioideus ventriculi IV.

von 17 und 27 mm Länge eine plumpe, fleischige Ausstülpung, die vom Mittelhirndach in beide Seitenventrikel hineinragt. In den folgenden Stadien vergrößern sich diese Gebilde, wobei das Stroma eine ungeheure Zunahme erfährt, hauptsächlich durch die Vermehrung intercellulärer Substanz (Abb. 73d u. e). Dieses Bindegewebe ist nach SCHMID (1929) sehr zellarm und bildet ein äußerst zartes, dreidimensionales plasmatisches Netz. In den Lücken dieses Netzes liegt anscheinend eine gerinnbare Flüssigkeit, deren Gerinnungsprodukt sich mit Eosin färben läßt. Andere Autoren vergleichen das Bindegewebe des Plexus mit der WHARTONschen Sulze der Nabelschnur; bei älteren Embryonen verschmelzen die Wurzeln der Plexusfalten, welche in die seitlichen Hirnkammern hineinragen, zu einer einheitlichen Plexuswurzel. Mit zunehmender Reife des Plexus wird der Rauminhalt der Ventrikel relativ zum ganzen Hirnvolumen immer kleiner, während die

Gestalt des Plexus immer komplizierter und zottenreicher wird. Zum Schluß der Entwicklung finden sich in den Ventrikeln körnige Massen, die wahrscheinlich Überreste eines Bürstensaumes der Epithelzellen darstellen.

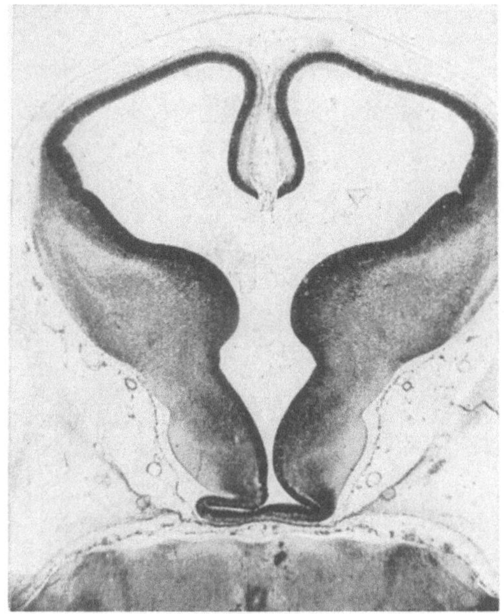

Abb. 73 a.

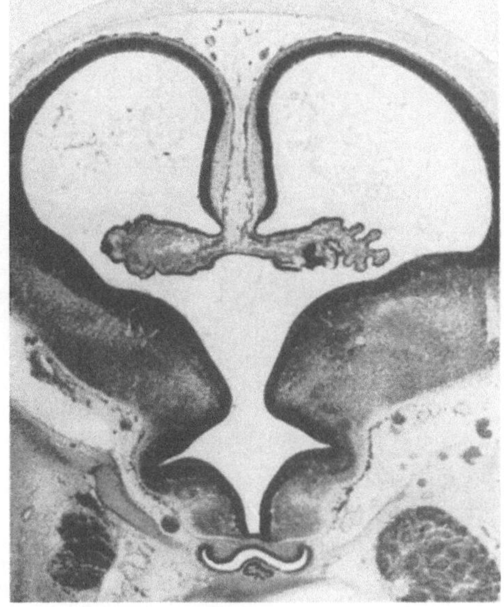

Abb. 73 b.

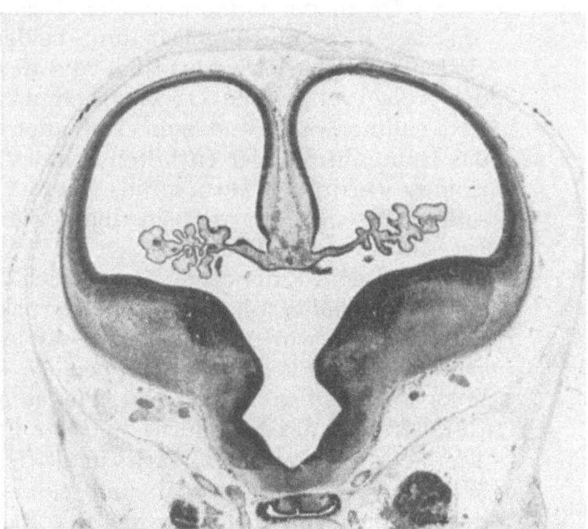

Abb. 73 c.

Der Gesamtplexus nimmt nun einen riesigen Anteil des Ventrikels ein und hat ein relativ größeres Volumen, verglichen mit dem Volumen des Großhirns, als beim Erwachsenen. Seine Funktion dürfte deswegen beim Embryo eine sehr wichtige sein. Andererseits sehen wir aber auch, daß in den Frühstadien des Embryonallebens die Flüssigkeitsabsonderung in die Ventrikel auch ohne Plexus zustande kommt, wahrscheinlich durch das Ependym.

Die Entwicklung der Adergeflechte der 4. Hirnkammer beginnt nach HOCH-
STETTER bei Embryonen von 12,8 mm Länge in Gestalt einer quergestellten

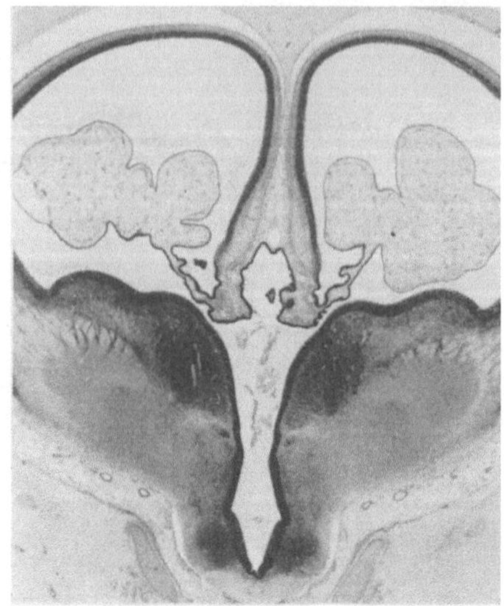

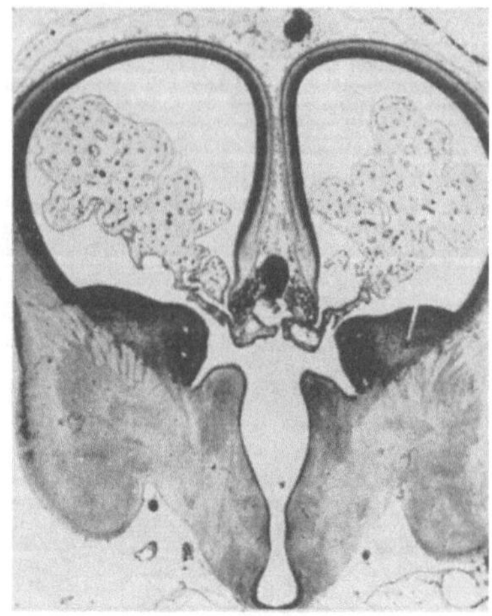

Abb. 73 d.   Abb. 73 e.

Abb. 73 a—e. Entwicklung des Plexus chorioideus, der Seitenventrikel und des 3. Ventrikels beim menschlichen
Embryo nach Präparaten von Prof. SPATZ. a Embryo von 15 mm Länge (es ist noch keine Anlage des Plexus
erkennbar), b 17 mm, c 27 mm, d 37 mm, e 50 mm langer Embryo.

Falte in der dünnen Decke des 4. Ventrikels. „Man hat den Eindruck, bei Betrachtung der Präparate, als wäre in der entsprechenden Gegend eine Schnur

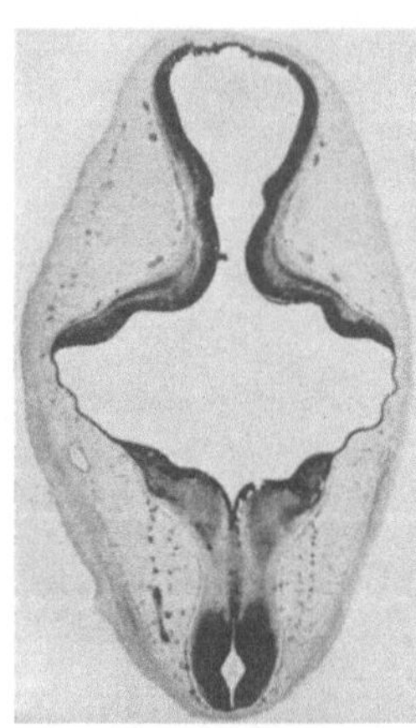

Abb. 74. Anlage des Mittelhirns
und Rautenhirns bei einem Embryo von 13 mm Länge. Die
Hirnanlage ist etwa horizontal
angeschnitten. Der 4. Ventrikel
ist nach oben durch die Klein-
hirnplatte, nach unten vom
Rhombencephalon begrenzt. Die
dünnen Stellen der Wand entsprechen dem Recessus lateralis.

um das Rautenhirn gelegt und beiderseits an einer
Bodenlamelle befestigt worden, die das Wachstum an
der Anlagerungsstelle etwas gehemmt hätte, während
sich endhirnwärts und zum Teil auch caudal von ihr
das Rautenhirn freier entfalten konnte." Die Plica chorioidea wurde von HALLER als Velum transversum beschrieben; sie ragt weit in den 4. Ventrikel vor und
bedeckt sich mit Falten.

Bei älteren Embryonen ändern sich die Verhältnisse,
denn die beiden Blätter der Falte rücken auseinander
und die Falte wird niedriger. Am caudalen Ende bilden
sich dabei 2 Plexusfaltengruppen, je eine rechts und
links der Medianebene. Der Plexus wird nun vom
Randstreifen des Kleinhirns und der Pars rostralis der
Taenia des verlängerten Marks umgriffen. Diese beiden
Wülste begrenzen rostral und caudal die Stränge,
durch welche das Bindegewebe des Plexus chorioideus
eindringt. Man bezeichnet die Furche, durch welche
das Bindegewebe in den Plexus eintritt, als Sulcus
chorioideus; sie wird durch den Gyrus chorioideus inferior und superior begrenzt, zwei wulstförmige Bildungen des Kleinhirns, die eine entfernte Ähnlichkeit mit
den Wülsten an der Kleinhirnoberfläche haben. Der
rostrale Abschnitt der Plica chorioidea reduziert sich auf einen schmalen
Streifen, und es wird die Bindegewebsplatte zwischen den beiden Plexus-

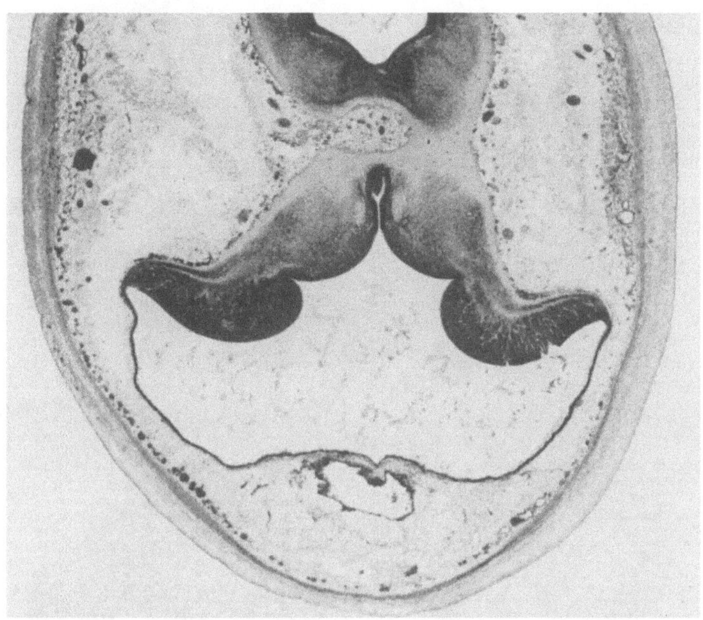

a

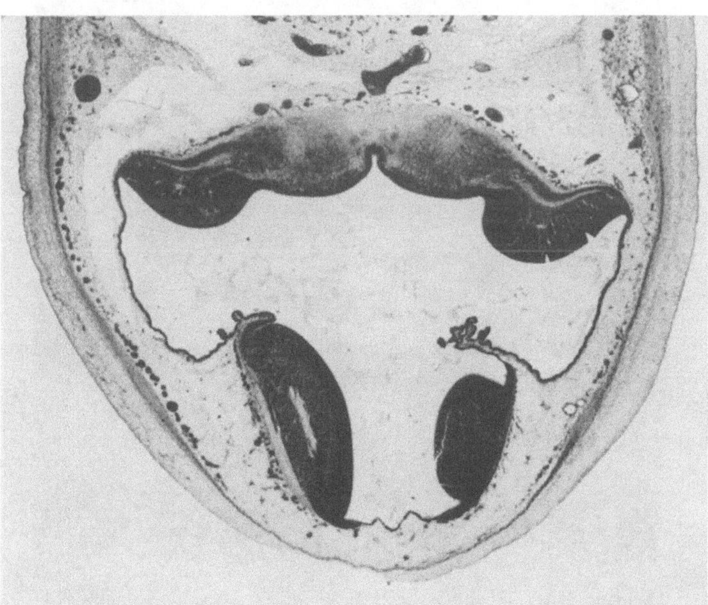

b

Abb. 75a u. b. Recessus lateralis und Plexusanlage des 4. Ventrikels bei einem *menschlichen* Embryo von 17 mm Länge. *1* Randstreifen des Kleinhirns; *2* Velum transversum; *3* Pars rostralis des verlängerten Marks.

membranen zu einem Bindegewebspolster über dem Dach des 4. Ventrikels (vgl. Abb. 75a u. b).

Die *Entwicklung des Plexusepithels* zeige ich hier an Hand von Präparaten embryonaler *Mäuse,* die ich Herrn DROGLEVER FORTUYN (Groningen) verdanke

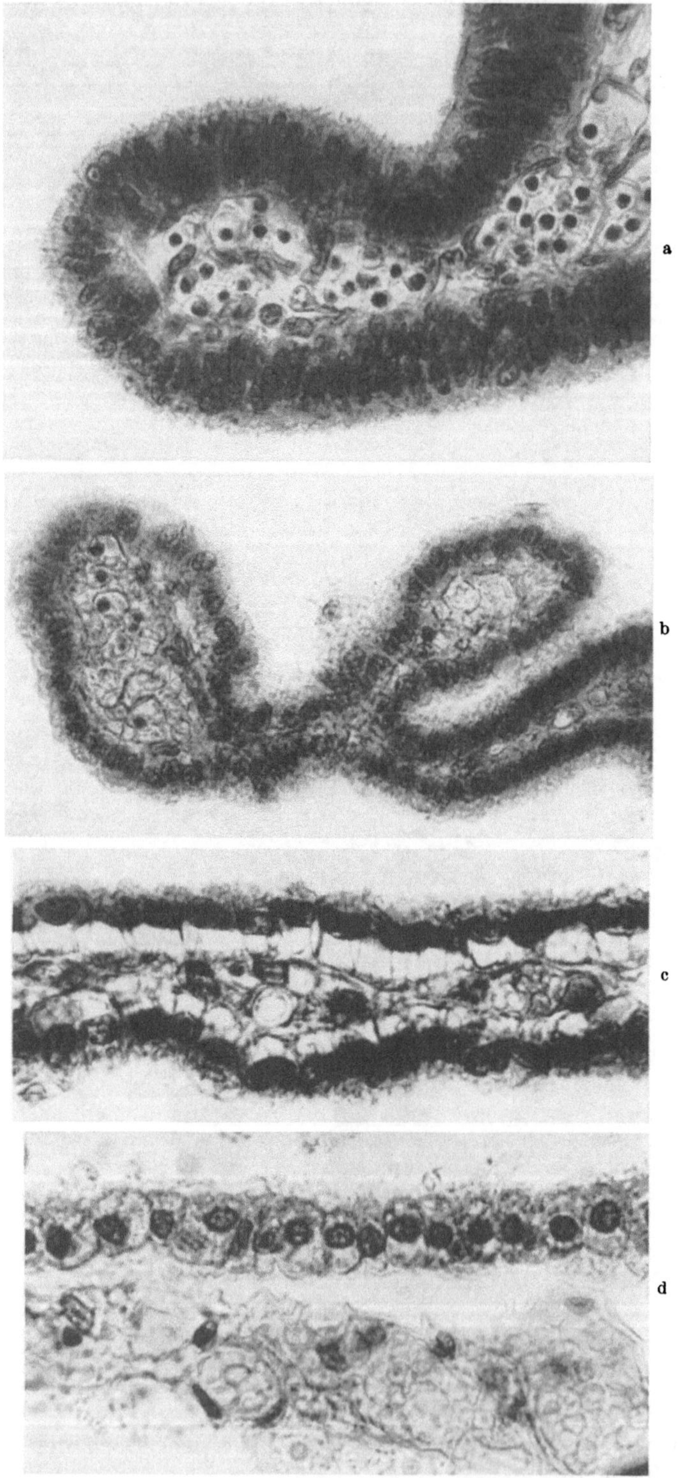

Abb. 76 a—d. Entwicklung des Plexusepithels beim *Mäuse*embryo. Man sieht die Umwandlung eines cylinder-förmigen mehrzeiligen Epithels zu einem kubischen einzeiligen Epithel vom 15.—19. Tag.

(Abb. 76a—d). Am 14. Tage unterscheidet sich das Plexusepithel noch kaum vom Ependym, es stellt ein einreihiges Cylinderepithel dar. Schon am nächsten Tage fällt die sehr starke Vascularisation des darunterliegenden Bindegewebes auf. Gleichzeitig verändern die Kerne der Epithelzellen ihre Lage und rücken alle nach dem Mittelpunkt der Zellen. Am 16. Tage haben die Epithelzellen einen kubischen Charakter erreicht, die Kerne sind jetzt genau in der Mitte angeordnet und das Cytoplasma ist gleichmäßig granuliert. Die Präparate vom 17. Tage zeigen eine bemerkenswerte Eigentümlichkeit: Die Epithelzellen lassen nämlich drei regelmäßig angeordnete Abschnitte unterscheiden: Der peripherste enthält granuliertes Cytoplasma, der mittlere den Kern und der basale Abschnitt wird durch eine große Vacuole ausgefüllt. Am 19. und 20. Tage scheinen die Zellen ihre endgültige Form erreicht zu haben. Sie enthalten fast alle Vacuolen, die über die ganze Zelle verteilt sind. Die Bedeutung dieser Vacuolen soll später erörtert werden. Bezüglich des *Glykogengehaltes* des embryonalen Plexusepithels vgl. S. 103.

4. Makroskopische Anatomie des Plexus chorioideus.

a) Plexus der ersten drei Ventrikel.

Eröffnet man die Seitenventrikel eines lebendes Tieres, so erblickt man den Plexus chorioideus als ein dunkelrotes, wurmförmiges Gebilde mit samtartiger Oberfläche, das im Liquor des Ventrikels frei zu flottieren scheint. Bei näherem Zusehen findet man eine gefäßreiche Membran, durch die die Hauptmasse des Plexus wie durch ein Mesenterium mit der Taenia thalami verbunden ist. Im Hinterhorn erreicht der Plexus beim *Menschen* eine ganz beträchtliche Dicke (Glomus), von dem ein feinerer Fortsatz in das Seitenhorn zieht. Im vorderen Abschnitt der Seitenventrikel biegt der Plexus durch das Foramen Monroi in den 3. Ventrikel ein und verschmilzt mit dem der anderen Seite zur Tela chorioidea des 3. Ventrikels. Diese Tela chorioidea bildet eine gefäßreiche Membran, in deren Mitte ein zottiger Wulst erkennbar ist (Abb. 77a u. b).

Über die Lagebeziehungen des Plexus zur Membrana chorioidea, sowie zu den benachbarten Hirnstrukturen geben die Abb. 78—80 Auskunft[1]. Ziemlich eindeutig sind die Verhältnisse im 3. Ventrikel sowie im Hinterhorn. Man erkennt hier noch klar die vom Ependym überzogene Taenia, die den Plexus

---

[1] Mit der Topographie und Terminologie der Anheftungsstellen des Plexus chorioideus hat sich WETZEL (1934) auseinandergesetzt. Mit HOCHSTETTER versteht er unter Tela chorioidea superior die bindegewebige Ausfüllung der Fissura transversa, und zwar sowohl die dreieckige bindegewebige Membran zwischen Corpus und Crus fornicis einerseits und Thalamus andererseits, als auch das Bindegewebe der beiden seitlichen unteren Fortsätze zwischen Pulvinar, Corpus geniculatum und Hirnstiel einerseits, Fimbria fornicis, Fascia dentata und Gyrus Hippocampi andererseits. Die dünne Hirnwand wird nur zum Teil zu einem wirklichen Plexus. HOCHSTETTER gebraucht für sie den Namen Lamina tectoria. WETZEL verwendet diesen Namen für die ganze zwischen 2 Tänien liegende Ventrikelwand, soweit sie aus Epithel und Bindegewebe besteht. Ein Teil dieser Wände besteht aus den Ausstülpungen des Plexus chorioideus, und jene dünnen Wandanteile, die den Plexus chorioideus tragen, faßt er als „Paries chorioideus" zusammen und setzt sie in Gegensatz zu dem „Paries nervosus"; das sind jene Teile der Ventrikelwand, die aus Ependym mit dem dahinterliegenden nervösen Parenchym bestehen. Das Deckepithel des „Paries chorioideus" hat überall dieselbe Struktur wie das Epithel des Plexus selbst. Die Tela chorioidea superior umfaßt demnach die Pia der die Fissura transversa umgrenzenden Hirnteile, der Paries chorioideus umfaßt die Ventrikelwand zwischen 2 Tänien. Das unmittelbar unter dem Paries liegende dichte Bindegewebe ist die „Lamina chorioidea propria". Die Taenia fornicis geht an den beiden Unterhornspitzen in die Taenia chorioidea über. Die Taenia chorioidea geht beiderseits am hinteren Rand des Foramen Monroi in die Taenia thalami über. Die Taeniae thalami verbinden sich über der Commissura habenularum am hinteren Ende des 3. Ventrikels.

einerseits mit dem Ammonshorn, andererseits mit dem Hirnstamm verbindet und durch die das Meningealgewebe in den Plexus eintritt. Im 3. Ventrikel

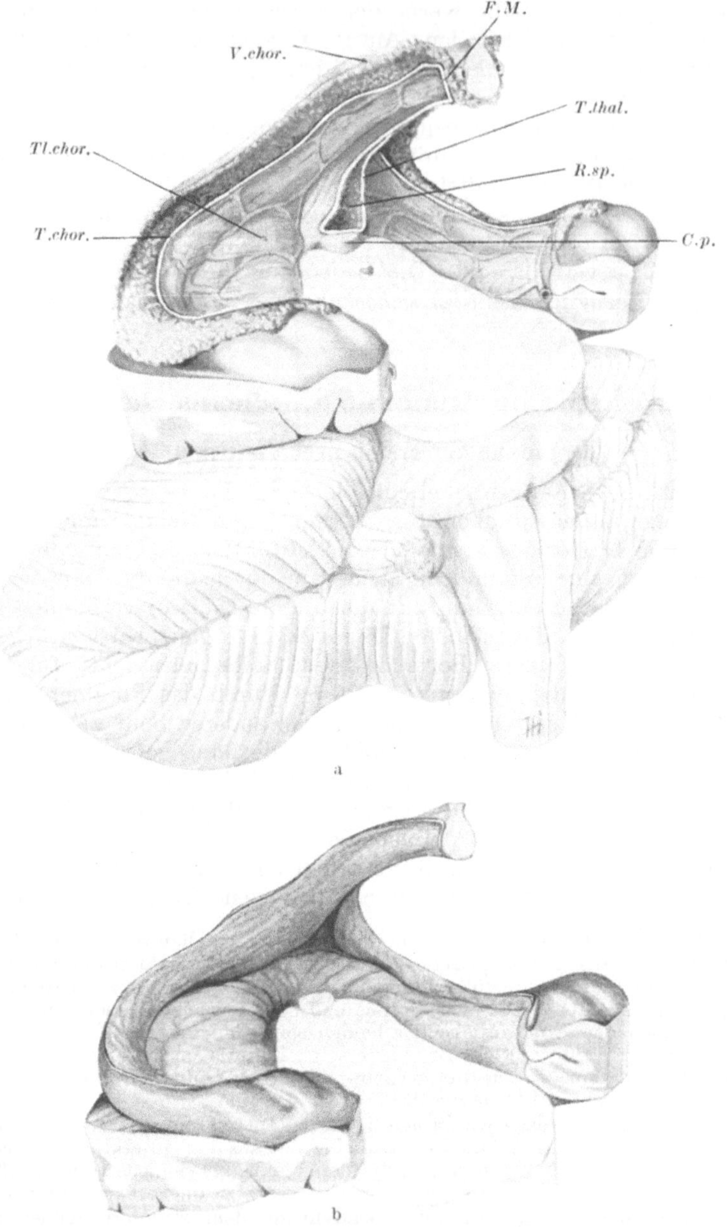

Abb. 77a u. b. a Plexus chorioideus des 3. Ventrikels und des Seitenventrikels nach einem Präparat des Verfassers und Prof. Elzes. b zeigt das Präparat nach Entfernung des Plexus chorioideus, um die Taenia hippocampi und die Taenia fornicis zu demonstrieren. *T.chor.* Taenia chorioidea; *T.thal.* Taenia thalami; *Tl.chor.* Tela chorioidea; *V.chor.* Vena chorioidea; *F.M.* Foramen Monroi mit Übergang zwischen Taenia thalami zu Taenia chorioidea; *R.sp.* Recessus suprapinealis; *C.p.* Corpus pineale.

spannt sich die Tela chorioidea zwischen den beiden Telae thalami aus. In dem mittleren Abschnitt des Seitenventrikels verlötet dagen die Taenia fornicis und die Taenia chorioidea als Lamina affixa mit der Thalamusoberfläche. Die ursprüngliche Haftstelle der Taenia chorioidea bleibt auch später noch als Stria terminalis erkennbar.

Der Plexus des Seitenventrikels erhält seine *Blutversorgung* aus der Arteria chorioidea anterior. Diese ist ein Ast der Carotis interna. Ein weiterer Zustrom aus der Arteria chorioidea posterior ist ein Ast der Arteria cerebri posterior (vgl. hierzu Miller und Woollam 1953).

Über die Methode der *röntgenologischen Darstellung* (Arteriographie) des Plexus der Seitenventrikel vgl. Schlesinger (1952).

Die von der Chorioidealfalte zwischen den Foramina Monroi ausgehenden, als *Paraphysen*derivate gedeuteten cystischen Tumoren sind nach Arien Kappers

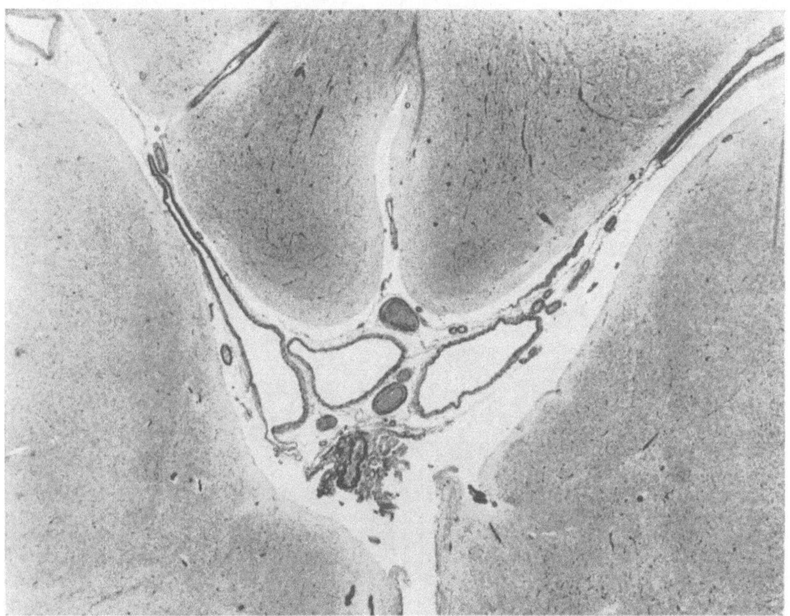

Abb. 78. Plexus chorioideus des 3. Ventrikels und Foramen Monroi. van Gieson-Färbung.

(im Druck) meistens nicht paraphysären Ursprungs. Sie entwickeln sich vielmehr aus abgesprengten degenerierten Zwischenhirnrecessus, die in die Chorioidealfalte eingeschlossen werden (vgl. hierzu Hambücher 1952).

b) Plexus des 4. Ventrikels.

Schon vor Eröffnung des 4. Ventrikels kann man einen zipfelartigen Fortsatz der Plexus aus dem Foramen Luschkae herausragen sehen. Beim *Menschen* ist das hintere Ende des Plexus des 4. Ventrikels um den Wurm des Kleinhirns herumgeschlagen und kann zu Gesicht gebracht werden, wenn man die Hemisphäre des Kleinhirns vorsichtig auseinanderzieht. Wird der Boden des 4. Ventrikels entfernt, so kann man den Plexus im Zusammenhang mit der zarten Tela chorioidea zu Gesicht bringen (Abb. 81). Die Gestalt des Plexus zeigt in diesem Gebiet mancherlei Variationen, die häufigste ist die eines „T" mit verdoppeltem Grundstrich (Rusconi). Hochstetter bildet eine Reihe von Plexusanordnungen des Erwachsenenembryos ab, die zum Teil von Haller (1922), zum Teil von ihm selbst stammen (Abb. 82a). Unter den Tänien des Kleinhirns kann man die Taenia noduli, Taenia flocculi und das Velum caudatum unterscheiden.

c) Quantitative Angaben über den Plexus chorioideus.

Die Angabe von Faivre (1857), die Oberfläche des Plexus der Seitenventrikel des *Menschen* schwanke zwischen den Werten 1,12 m² und 224 cm², ist nach

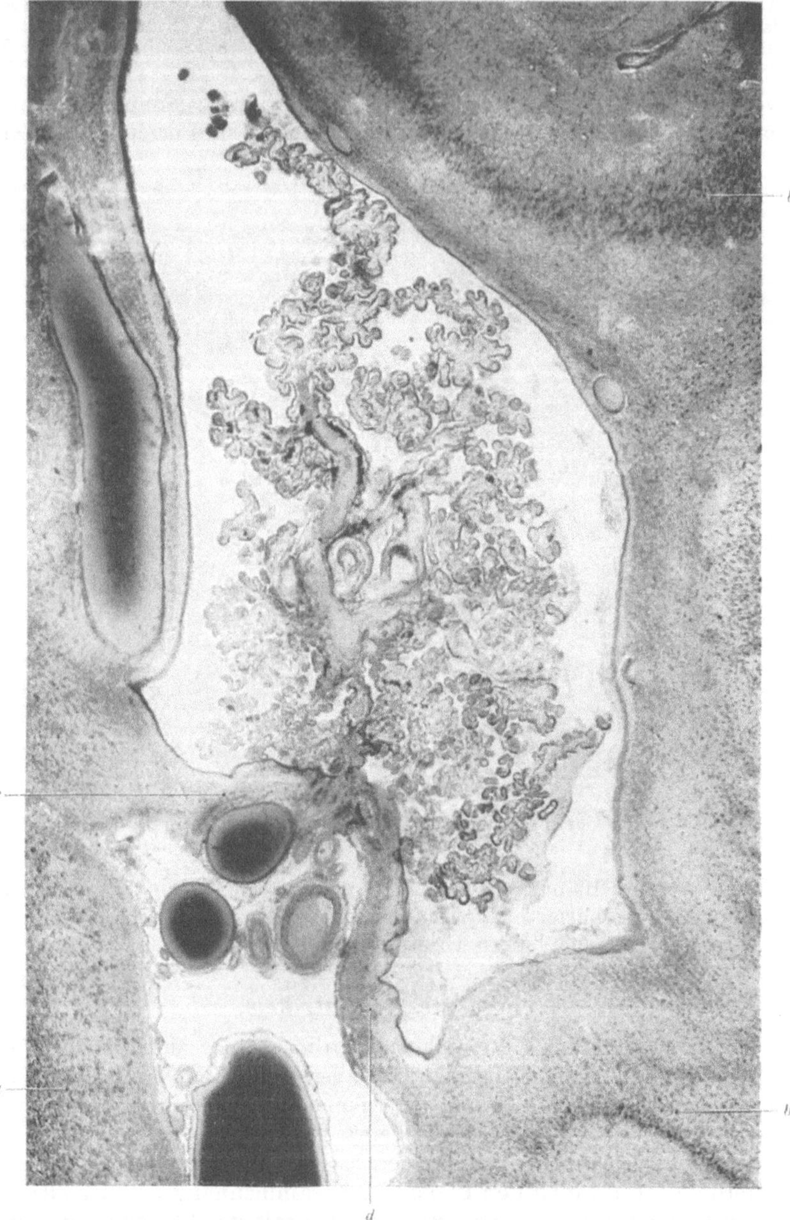

Abb. 79. Unterhorn des Schläfenlappens mit Plexus chorioideus. Galleinfärbung. *a* Hirnstamm; *b* Hippocampus; *c* Taenia des Hirnstammes; *d* Taenia fornicis; zwischen den beiden Taenien Eintritt der Gefäße zwischen die vorgestülpten Blätter der Chorioidealplatte.

Andia (1935) und Voetmann (1949) nicht richtig. Voetmann ermittelte einen Wert von 150—300 cm², für die *Katze* von rund 16 cm². Setzt man diese Werte

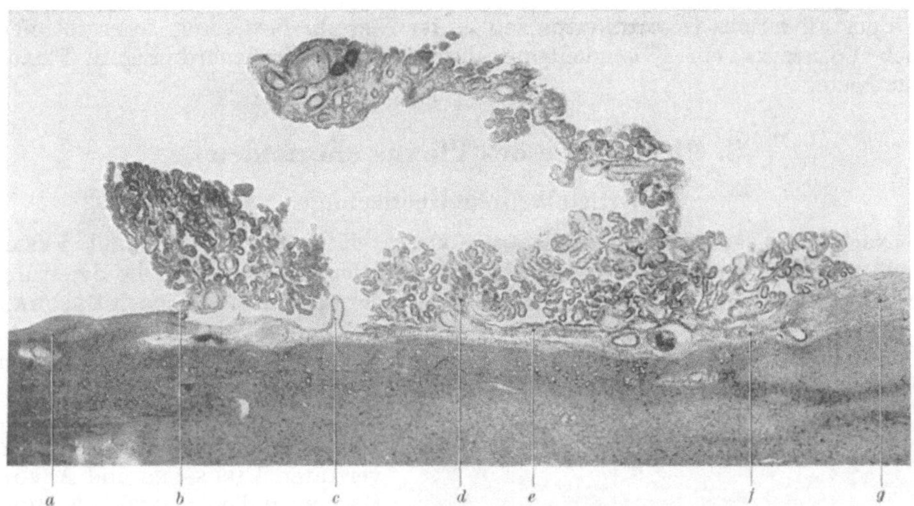

Abb. 80. Seitenventrikel des Menschen. Mittelteil auf dem Thalamus. Häm. Vergr. 20mal. *a* Lamina affixa;
b Taenia; *c* Falte der Chorioidalplatte; *d* Zotte; *e* Chorioidealplatte; *f* Taenia fornicis; *g* Fornix.
(Aus PETERSEN 1935.)

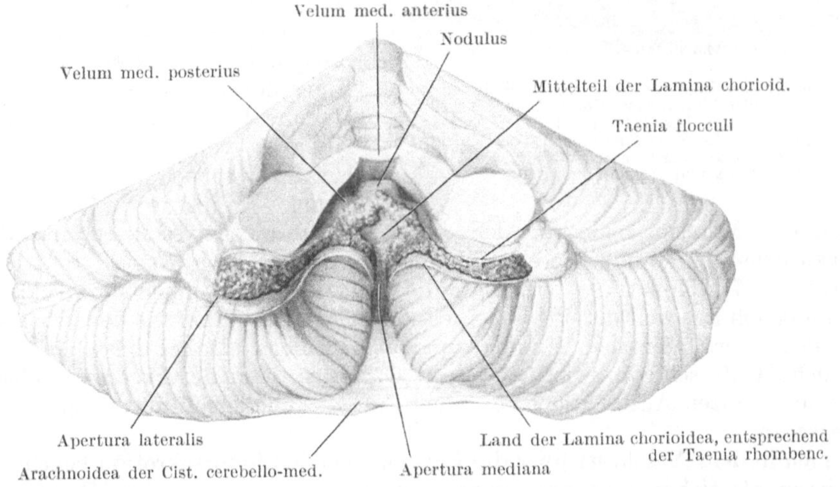

Abb. 81. Anordnung des Plexus chorioideus des 4. Ventrikels, nach einem Präparat von Prof. ELZE.

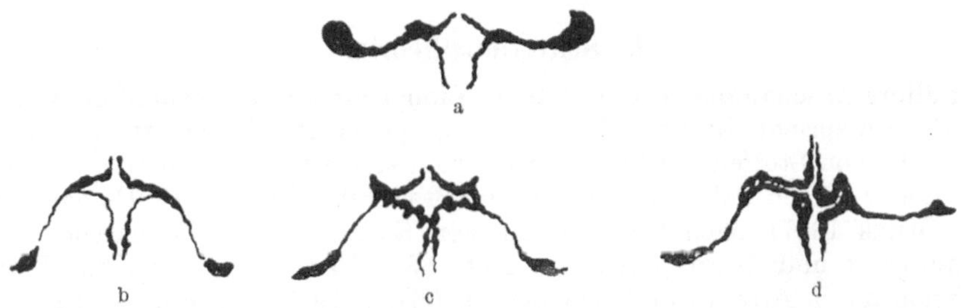

Abb. 82 a—d. Halbschematische Darstellung des Plexus chorioideus des 4. Ventrikels eines Embryo
von 20 mm SSL. Drei Typen des Plexus chorioideus des 4. Ventrikels beim Erwachsenen, nach HALLER und
HOCHSTETTER.

zu dem Filtrations-Resorptionsprozeß in der Niere in Beziehung, so ergibt sich nach Voetmann ein Flüssigkeitsaustausch gleicher Größenordnung in Plexus und Niere.

5. Physiologie des Plexus chorioideus.

a) Histologische Überlegungen.

Nach Schläpfer (1905) haben Galen (nach Luschka 1855) und Vesal (1543) dem Plexus chorioideus eine Verfeinerung der Lebensgeister, die Bereitung des πνευμα ψυχικὸν (s. a. Weigeldt 1923) zugeschrieben. Riolan (nach Luschka 1855) sah es als Rete mirabile an. Verwandte Auffassungen hatten A. Piccolhomini (1586) und Hermann Meyer (1861). Eine ähnliche Anschauung wie Vesal vertraten Vieussens und A. von Haller und noch 1826 C. F. Burdach, der die Tela chorioidea mit den Gemütsbewegungen in Zusammenhang bringt. Willis (1664) vermutete im Plexus die Ursprungsstelle des Liquor cerebrospinalis (Weigeldt 1923). Einer der ersten, der den Plexus als eine Drüse ansah, war wohl Nuck in seiner „Adenographia curiosa" (1696). Varolius, Spigelius, Wharton, Morgagni,

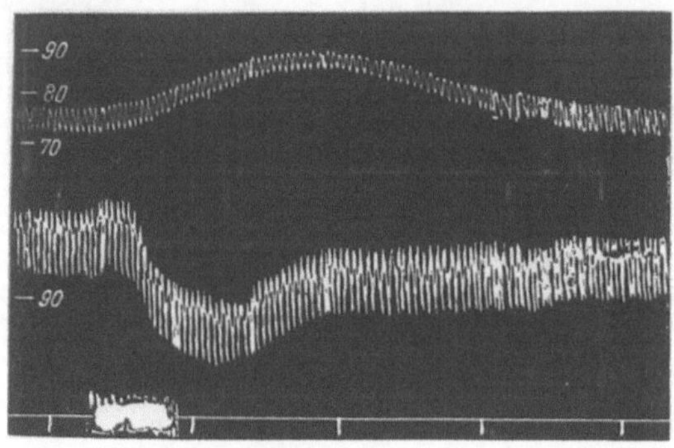

Abb. 83. Anstieg des Liquordruckes. Oben: Während eines Abfalles des arteriellen Blutdruckes. Unten: Nach Einspritzung von 5 cm³ einer 1%igen Lösung von gekochtem Extrakt des Plexus chorioideus in die Vena femoralis bei der Katze. Die Zeitmarkierung entspricht 30 sec. (Aus Dixon und Halliburton 1914.)

Ruysch und Meckel schlossen sich dieser Ansicht an. Ruysch betonte, daß die Plexusdrüse den Liquor cerebrospinalis sezerniere. Auch Meckel und Falkenhain (1887), Kollmann (1861) und Gaupp (1897) nahmen eine sekretorische Funktion an, weil der Plexus einen ähnlichen Bau habe, wie der Processus ciliaris des Auges, der den Humor aqueus sezerniert. Dabei bestehen aber wesentliche Unterschiede zwischen diesen Organen, denn der Processus ciliaris ist in seiner ganzen Ausdehnung von einer Cuticula überzogen und trägt keinen Bürstensaum.

Wie ich in dem Abschnitt über die Physiologie der Liquorsekretion begründet habe, kann als sicher angenommen werden, daß der Liquor in der Hauptsache vom Plexus produziert wird. Wir kommen nun zu der Frage, wie diese Liquorproduktion vor sich geht.

b) Sekretionstheorie.

Die ältere Anschauung ist die, daß der Liquor ein Sekretionsprodukt sei. Für diese Theorie spricht die von vielen Autoren gemachte Beobachtung, daß eine ganze Reihe von Stoffen die Liquorproduktion steigern, z. B. nimmt die Liquorproduktion zu nach Äther und Muscarin (Petit und Girard 1901), nach Pilocarpin (Meek 1907), nach Einspritzung von Extrakten des Plexus chorioideus (Halliburton und Dixon, 1913/14, Abb. 83). Vermindert wird die Liquorproduktion durch Atropin und Scopolamin (Meek 1907 und Moore 1915). Bestimmte Befunde sprechen dafür, daß der Liquor nicht als eine Lymphabsonderung aufzufassen ist. Die Heidenhainschen Lymphagoga, z. B. Pepton, Hirudin,

Glykose, Kochsalz, Jodnatrium waren nach Beobachtungen von Cavazzani (1902) an einem Patienten mit einer Liquorfistel wirkungslos.

Krebs und Rosenhagen (1931) haben die energieliefernden Reaktionen (Atmung und Gärung) des Plexus chorioideus des *Kaninchens* manometrisch nach Warburg im individuumeigenen Blutserum gemessen und mit dem Stoffwechsel der Gehirnsubstanz verglichen. Die erhaltenen Mittelwerte waren folgende:

Tabelle 2.

Gewebe	Sauerstoffver-brauch je mg und Stunde in mm³	Milchsäure-bildung in mm³	
		aerob	anaerob
Plexus chorioideus . . .	19,7	4,1	10,0
Graue Hirnsubstanz. . .	9,0	4,4	15,7
Weiße Hirnsubstanz. . .	3,7	2,5	4,8

Der Sauerstoffverbrauch des Plexus war also mehr als doppelt so hoch als der der Hirnrinde und etwa 5mal so hoch als der der weißen Substanz. Auch dieser Befund spricht dafür, daß die Plexuszellen sehr aktiv an der Liquorbereitung teilnehmen.

Histologische Befunde an den Plexuszellen sind vielfach im Sinne einer echten Sekretion gedeutet worden. Betrachtet man die Abbildungen des Plexusepithels bei schwacher Vergrößerung, die Yoshimura (1908), Engel (1908), Hworostuchin (1911), Ciaccio (1913), Scaglioni (1913), Löper (1904) und Schläpfer (1905) in ihren Arbeiten bringen, so findet man bei allen diesen Autoren Zellen, die mit stark durch Säurefuchsin färbbarem Material gefüllt sind, und andere, bei denen Vacuolen überwiegen. Das mit Säurefuchsin färbbare Material wechselt in seiner Erscheinung von kleinen Kugeln und Tropfen bis zu Fäden. Die Vacuolen werden bald mit, bald ohne Ränder eines mit Säurefuchsin färbbaren Materials gezeichnet. Man sieht auf diesen Abbildungen oft in unmittelbarer Nachbarschaft Reihen von Zellen mit lockerem Cytoplasma und vielen Mitochondrien und anderen Zellen, die ein dichtes Cytoplasma haben, in denen man keine typischen Mitochondrien, dafür aber zahlreiche kleine Vacuolen erkennt. Auf der freien Oberfläche überlebender Zellen treten Flüssigkeitskugeln aus. Aus dem unterschiedlichen Aussehen der Zellen haben die meisten Autoren auf eine sekretorische Funktion geschlossen, deren verschiedene Phasen verschiedene Zellbilder ergeben. Man muß aber bedenken, daß der Plexus ein vielfach gefaltetes Organ mit komplizierter Oberfläche ist, bei dem Unterschiede bei der Fixierung und der Entwässerung vielleicht schon verschiedene Bilder erzeugen können. Aus den Veränderungen der Mitochondrien des Plexusepithels bei jungen *Affen* schloß Kobayashi (1936) auf eine sekretorische Funktion des Plexusepithels. Andererseits fanden sich auch immer wieder Stimmen, die aus der Struktur der Zelle auf eine *resorptive* Funktion schließen (Askanazy 1914, Gianelli und Chiancone 1931). Diese letzteren Autoren beschrieben im Plexus eingeschaltete Lymphknoten und vermuten, daß der Plexus chorioideus auch eine inkretorische Funktion habe.

In ähnlichem Sinne sind vielleicht Beobachtungen von Vialli (1933) zu deuten. Die Autoren haben Extrakte aus dem Plexus chorioideus erstickter *Hunde* in physiologischer Kochsalzlösung hergestellt und auf isolierte Schuppen von *Sardinius aerophthalmus* einwirken lassen. Bis zur Verdünnung von 5 mg auf 1 cm³ Extraktlösung reagieren die Chromatophoren mit einer starken Ausdehnung.

c) Dialysetheorie.

Das Problem der Liquorentstehung ist noch von einer anderen Seite her angegriffen worden, nämlich unter dem Gesichtspunkt der *Membrantheorie*, bei der sich die Annahme einer spezifischen Zellfunktion erübrigt. In neuerer Zeit neigt man nämlich, insbesondere auf Grund Mestrezatscher (1927) Experimente, zu der Ansicht, daß der Liquor ein Dialysat und Ultrafiltrat des Blutes darstellt (Fremont-Smith 1927, Walter 1929, 1934). Mestrezat (1927) konnte eine Flüssigkeit von liquorartiger Zusammensetzung erhalten, indem er ein mit physiologischer Kochsalzlösung gefülltes Kollodiumsäckchen in die Peritonealhöhle einnähte. Nach einiger Zeit nahm der Inhalt des Säckchens die chemische Zusammensetzung des Liquors an. Dies erklärt sich aus der Gesetzmäßigkeit, daß durch teilweise durchlässige Membranen so lange Stoffe hindurch diffundieren, bis auf beiden Seiten eine möglichst gleichmäßige Verteilung und gleicher osmotischer Druck herrscht. Ist durch die Besonderheit der Membran das Übertreten hochmolekularer Stoffe von einer Seite, auf der sie reichlich vorhanden sind zu der anderen, auf der sie fehlen, nicht möglich, so wird die Entstehung einer osmotischen Differenz durch den vermehrten Übertritt kleinmolekularer Stoffe verhindert (Donnansches Gesetz). Für die Dialysetheorie sprechen auch Versuche von André Barbé (1920 und 1936), der sogar vom toten Plexus noch eine liquorartige Flüssigkeit gewinnen konnte, wenn er ihn mit Blutplasma durchströmte. Gewisse Tatsachen lassen sich aber nicht gut mit dem Donnanschen Gesetz vereinbaren; z. B. ist der Liquor etwas weniger alkalisch als das Blut. Er enthält eine größere Magnesiumkonzentration als das Blut, dagegen ist der Zuckerspiegel nur 60% des Blutzuckers. Der Eiweißquotient zeigt einen höheren Anteil des Albumingehaltes im Liquor an (Kafka 1934, Georgi 1936). Es mag dies aber damit zusammenhängen, daß doch Stoffwechselprodukte in den Liquor eintreten und daß, wie Kafka (1934) und auch der Verfasser und Putnam (1927) nachweisen konnten, ein Übertritt von Kolloiden auch aus den Gefäßwänden möglich ist.

Während die Dialyse für die Zusammensetzung des Liquors von Bedeutung ist, muß die Geschwindigkeit seiner Entstehung (Ultrafiltration) von dem Druckgefälle quer durch die Grenzmembran zwischen Blut und Liquor abhängen (Fremont-Smith 1927). Dies läßt sich auch als einigermaßen wahrscheinlich darlegen.

Nach der Dialysetheorie muß eine liquorartige Zusammensetzung prinzipiell überall entstehen können, wo Flüssigkeit aus dem Gefäßsystem gelangt. Dies scheint auch tatsächlich der Fall zu sein. Nach Starling (1909) ist die in den Extremitäten der *Säugetiere* gebildete Lymphe keineswegs eine besonders eiweißreiche Flüssigkeit, wie man früher annahm, sondern sie entspricht durchaus dem Liquor. Nach Wearn und Richards (1924) ist der in den Glomeruli gebildete Harn frei von Proteinen und enthält etwas Zucker, ähnlich dem Liquor cerebrospinalis, und erst in den Tubuli erfolgt die Rückresorption, welche der Flüssigkeit die Zusammensetzung und Konzentration des normalen Harns gibt.

Für die Dialysetheorie sprechen einige Beobachtungen am lebenden Tier. Bei mikroskopischer Beobachtung am lebenden Gehirn haben Jacobi und Magnus (1925) Flüssigkeitsabsonderungen an allen Gefäßen beobachtet. Putnam und Schaltenbrand (1927) sahen nach intravenöser Fluoresceininjektion außer dem Farbaustritt aus dem Plexus des geöffneten Seitenventrikels auch Farbaustritte aus allen meningealen Gefäßen. Es handelt sich jedoch hier um außergewöhnliche Versuchsbedingungen, und es ist wahrscheinlich, daß unter normalen Verhältnissen nur die Plexus chorioidei für die Liquorabsonderung in Frage kommen.

Für die Dialysetheorie spricht schließlich noch die starke Abhängigkeit des Liquordruckes von den osmotischen Verhältnissen des Körpers. Unter besonderen Umständen kann ein osmotisches Gefälle zwischen Blut und Liquor auftreten (nach Wasseraufnahme oder langem Dursten oder nach intravenöser Injektion von Wasser oder hypotonischer Lösung). Nach intravenöser Injektion von destilliertem Wasser steigt der Liquordruck an. Das Volumen der Plexuszelle nimmt zu, besonders die periphere Zone wird durchsichtiger und aufgebläht (WEED 1924). Es treten aber auch dementsprechende deutliche histologische Veränderungen ein.

Die Dialysetheorie scheint also, bis auf die Einwände KAFKAs und GEORGIs, zur Erklärung der Liquorentstehung auszureichen. Sie schließt natürlich nicht aus, daß trotzdem noch eine spezifische Substanz durch den Plexus sezerniert werde, über deren Natur wir noch nichts wissen.

d) Resorptionstheorie.

Eine zunächst nicht sehr einleuchtende Funktion der Plexuszelle könnte darin bestehen, daß sie „gegen den Strom" eine gewisse resorptive Tätigkeit ausübt.

Pathologisch-anatomische Beobachtungen sprechen nämlich dafür, daß tatsächlich Substanzen aus dem Liquor in den Plexus eindringen können. Diese Beobachtungen lassen also eine Resorptionstätigkeit des Plexusepithels als möglich erscheinen. Den Anstoß zur Resorptionstheorie gaben Beobachtungen von ASKANAZY (1914), daß nach Blutungen in die Liquorräume *Hämosiderin* im Plexusepithel auftritt. Diese Beobachtung wurde durch HASSIN (1925), ISAAC und COTTLE (nach WÜLLENWEBER 1924) und später durch WÜLLENWEBER (1925) bestätigt, die ebenfalls nach Blutungen in die Liquorräume Hämosiderin und Eisensalze in Plexusepithelien fanden (vgl. Abb. 85).

Auch eine Reihe von experimentellen Arbeiten hat sich mit der Frage einer resorptiven Funktion der Plexuszelle befaßt. QUINCKE (1872) spritzte Zinnober bei Tieren intradural ein und fand es unter 20 Versuchen 3mal im Plexusepithel gespeichert. QUINCKE selbst vermutete eine Verschleppung auf dem Blutwege. GOLDMANN (1913) stellte fest, daß die Plexuszellen nach intravenöser Injektion von Trypanblau stark blau gefärbt sind, während das Zentralnervensystem praktisch frei von Farbe ist. Nach GOLDMANN findet sich dabei das Trypanblau innerhalb der Epithelzellen, und zwar „an jene Granula gebunden, welche für das Protoplasma des Plexusepithels so charakteristisch sind". Spritzt man dagegen Trypanblau in den Subarachnoidalraum, so findet man nur eine relativ geringfügige Färbung der Plexuszellen mit Trypanblau. Der blaue Farbstoff liegt dafür in den ganzen Meningen, innerhalb der Phagocyten (Pyrrolzellen), deren auch der Plexus viele enthält. WEED (1914) hat Eisenammoniumcitratlösung mit Ferroferricyankalium in die Ventrikel eingespritzt und die eingedrungenen Eisensalze durch Fixierung in Salzsäureformalin als Preußischblau nachgewiesen. Nach seiner Angabe findet sich diese Farbreaktion nicht in den Plexusepithelien, während sie in den Meningen in reichem Maße nachzuweisen ist. KLEESTADT (1915) berichtet über die Ergebnisse von Injektionen verschiedener Flüssigkeiten in die Ventrikel von *Ziegen*lämmern. Er injizierte Lithiumcarmin, Tusche, ölsaures Natron und 1%ige Traubenzuckerlösung. Bei den Tuscheversuchen drang kein Material in die Plexuszellen ein, wohl dagegen in die Wanderzellen des Gewebes. Bei den Carmineinspritzungen waren die Plexusepithelien blasig gequollen und an der freien Oberfläche mit roten Körnchen imbibiert. Im Stroma enthielten sowohl die Bindegewebszellen als auch die Phagocyten Carmin. Versuche mit Fett hatten kein eindeutiges Resultat. Beim Zuckerverbrauch ließ sich Glykogen in den Plexuszellen, im Stroma und in den anderen Zellen nachweisen. Peterhoff (1924) führte ähnliche Versuche durch, und zwar sowohl mit 1%iger als auch mit 5%iger Traubenzuckerlösung mit nachfolgender Glykogendarstellung sowie mit Lackblut und konzentrierter Hämoglobinlösung mit nachfolgendem Eisennachweis, schließlich mit verschiedenen Farbstofflösungen und -aufschwemmungen. Alle seine Versuche hatten ein völlig negatives Ergebnis. Nur beim Lithiumcarminversuch fanden sich homogen rot gefärbte,

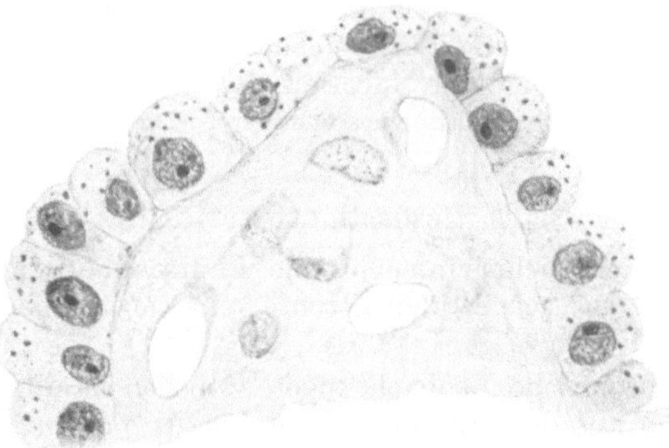

Abb. 84. Preußischblaukörnchen in den Plexuszellen nach Einspritzung von Weedscher Lösung in die Ventrikel einer *Katze*. Carminfärbung. Vergr. 1000mal.

offenbar abgestorbene Zellen. Die Berliner Blau-Reaktionen haben nur dann ein positives Resultat, wenn die Tiere nach dem Tode noch eine Stunde liegenbleiben. Foley und nach ihm Forbes, Fremont-Smith und Wolff (1930) injizierten eine ähnliche bzw. dieselbe Lösung wie Weed und gaben gleichzeitig hypertonische Salzlösung intravenös. Danach fanden sie Preußischblau sowohl im Plexusepithel als auch in den Plexusgefäßen. Ma, Cheng und Schaltenbrand (1931) haben *Katzen* und *Hunden* Substanzen verschiedenster Art in den Arachnoidalraum eingeführt und die Tiere einige Stunden oder Tage nach der Einspritzung getötet. Wir fanden im Gegensatz zu Weed, daß die Weedsche Lösung schon dann, wenn sie unter leicht erhöhtem Druck einläuft, in die Plexusepithelien eindringt. Eine sichere Resorption von Fetten und Lipoiden aus dem Ventrikelliquor konnten wir nicht nachweisen. Zwar fand sich bei den meisten darauf untersuchten normalen Tieren kein Fett im Plexusepithel, wohl aber bei allen Tieren, denen Lebertran oder Erythrocyten in den Liquorraum injiziert worden waren. Diese Fettsammlung war jedoch keine spezifische Reaktion, denn sie trat auch dann auf, wenn man fett- und lipoidfreie Substanzen, z. B. Luft oder Trypanblau einspritzte. Mit Sicherheit konnten wir dagegen Eisen in den Zellen nachweisen, wenn vorher Blut eingespritzt worden war (Abb. 85), während die daraufhin untersuchten normalen Plexuszellen kein Eisen enthielten. Bei vitaler Färbung einer Ratte auf dem Blutwege mit Neutralrot und nachfolgender Fixierung des Plexus in Sublimat fanden wir rotgefärbte Brocken in den Plexuszellen, die nach Form und Verteilung etwa dem Golgi-Apparat entsprechen könnten. T. van Rijssel (1946) fand Resorption von Tusche bei *Teleostiern*, Arnvig (1948) bei *Meerschweinchen*, ebenso J. Ariens Kappers (1952). Indessen geht aus Kappers Darlegungen hervor, daß die Tuscheaufnahme der Wanderzellen auf der Oberfläche des Plexus unvergleichlich viel stärker ist als die der Plexuszellen selbst.

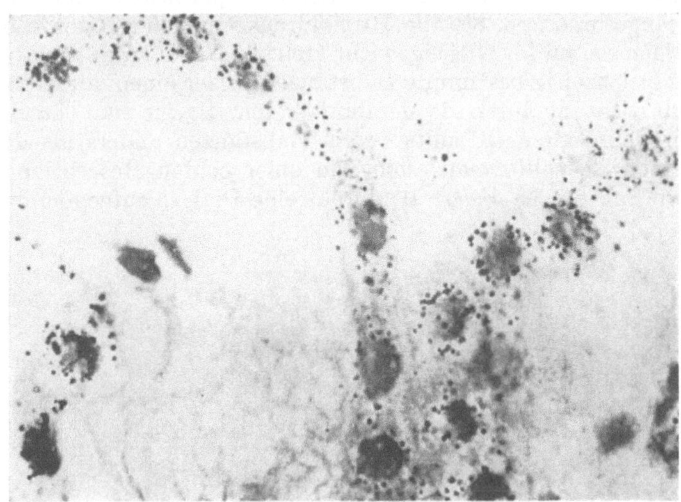

Abb. 85. Auftreten von Eisengranulationen im Epithel des Plexus chorioideus nach einer Blutung in die Liquorräume.

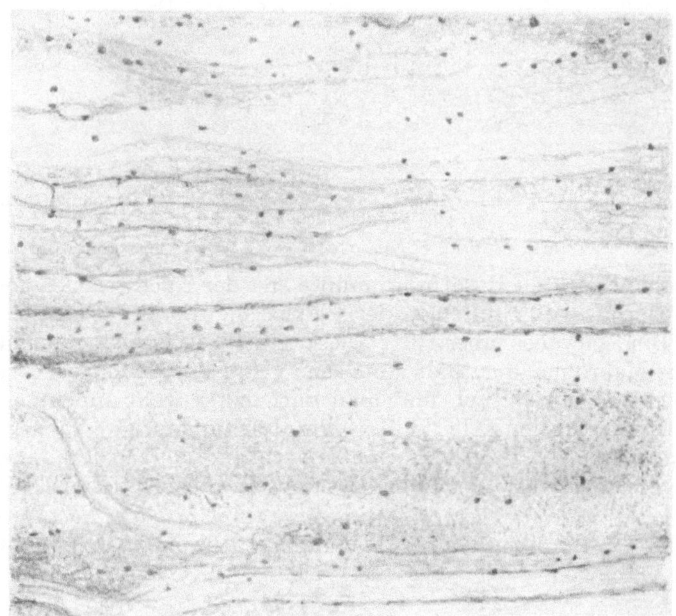

Abb. 86. Plexus chorioideus der *Katze* nach Einspritzung von Methylenblau in den Ventrikel. Ungefärbtes Präparat. Vergr. 70mal. Überall sind Makrophagen als dunkle Punkte über das Gewebe verstreut zu erkennen.

Diese Versuche zeigen, daß es wohl gelingt, aus dem Liquorraum und aus der Blutbahn Substanzen in die Plexuszellen hineinzubringen, die auch sonst bei vitaler Färbung in die Körperzellen eindringen. Trotzdem können wir nicht entscheiden, ob die Plexuszelle aktiv resorbiert oder ab sie passiv infiltriert wird. Gelöste Substanzen in der Umgebung einer Zelle haben stets das Bestreben, in die Zelle einzudringen. Dabei verhalten sie sich wie ein Gas, sie folgen einfach ihrem osmotischen Druck. Bei einer vollkommen permeablen Membran treten die Stoffe so lange hindurch, bis alle Partialdrucke und der gesamte osmotische Druck auf beiden Seiten im Gleichgewicht stehen. Dabei kann es natürlich vorkommen, daß gleichzeitig bestimmte Substanzen in der einen, andere in der entgegengesetzten Richtung durch die Membran treten. So wie man von einer echten Sekretion nur dann sprechen sollte, wenn Substanzen anders als durch reine Dialyse auftreten, so sollte man auch von einer echten Resorption nur dann sprechen, wenn Substanzen *anders* als durch reine Dialyse aufgenommen werden.

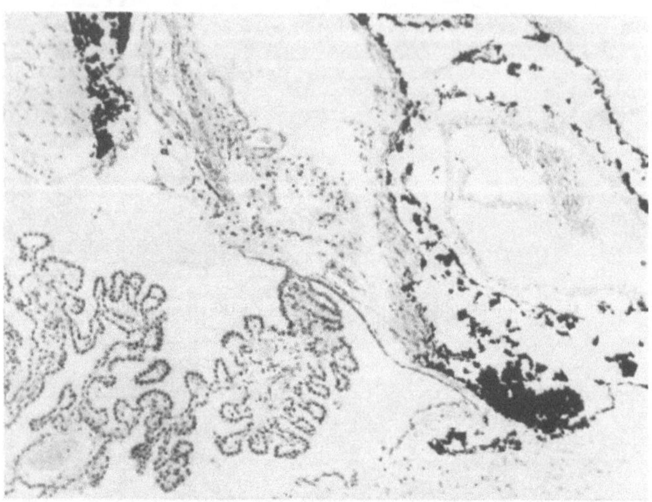

Abb. 87. Injektion von Tusche in die Subarachnoidalräume bei verschlossenem Aquädukt mit gleichzeitiger Hypertonisierung des Blutes (Versuch an der *Katze*). Die Tusche dringt bis zur Wurzel des Plexus chorioideus vor, aber nicht in diesen hinein.

Vor Annahme einer echten Resorption müßte erst der Nachweis geliefert werden, daß die Speicherung von Stoffen in der Plexuszelle die in anderen Zellen, z. B. in Zellen des Bindegewebes, übertrifft. Dieser Nachweis ist jedoch nicht geliefert. Jeder einzelne Makrophage enthält stets sehr viel größere Mengen corpusculärer Substanz als das Plexusepithel, und man darf daher wohl annehmen, daß der Makrophage die Resorptionszelle katexochen des Liquors ist. Nach vitaler Färbung der Liquorräume, z. B. mit Trypanblau, geben die über den ganzen Plexus verstreuten vollgefressenen Makrophagen ein eindrucksvolles Bild (Abb. 86). *Bisher ist also der Nachweis einer echten Resorption für den Plexus chorioideus noch nicht erbracht.* Bewiesen ist lediglich, daß lösliche Substanzen in den Plexus einzudringen vermögen.

e) Filtrationstheorie.

Da Liquor eindeutig aus dem Plexus austritt, aber andererseits die Möglichkeit einer resorptiven Funktion des Plexusepithels zugegeben werden muß, könnte man auf den Gedanken kommen, daß nur ein Teil des Liquors am Plexus frisch sezerniert wird, ein Teil aber aus den meningealen Räumen in den Plexus eintritt und durch das Plexusepithel zum Ventrikel zurück sezerniert und dabei filtriert wird. Für diese Annahme ließ sich aber in meinen Versuchen mit Y. L.

CHENG (1931) kein Anhaltspunkt finden (vgl. auch S. 84). In diesen Versuchen wurden Tusche, Farbstoffe und Jodsalze in den Subarachnoidalraum eingebracht und der Ventrikelliquor durch einen im Aquaeductus Sylvii liegenden Katheter aufgefangen. Keine der arachnoidal eingeführten Substanzen drang in den Ventrikelliquor über. Die eingeführte Tusche drang nur bis zur Wurzel des Plexus chorioideus (Abb. 87).

Es besteht natürlich noch die Möglichkeit, daß eine Strömung von Liquor in umgekehrter Richtung besteht, also vom Plexusstroma durch die Plexuswurzel in die Meningen. Gegen eine solche Annahme spricht aber das Auftreten von Hydrocephalus nach Verschluß der bekannten Abflußwege.

f) Elektrische Membrantheorie.

STIEHLER und FLEXNER (1938) haben an *Schweine*feten das Redoxpotential des Plexusepithels und des Stromas geprüft. Sie brachten die Indicatoren in gepufferter Lösung entweder durch intravasculäre Injektion an den Plexus heran oder sie untersuchten den überlebenden, herausgenommenen Plexus und setzten die Indicatoren der Suspensionsflüssigkeit zu. Die Ergebnisse sind in der Tabelle 3 dargestellt.

Tabelle 3. *Redoxpotential des Plexus chorioideus.* (0 bedeutet keine Reduktion; $+$ $1/3$ Reduktion; $++$ $1/2$—$2/3$ Reduktion; $+++$ $3/4$—$9/10$ Reduktion; $++++$ über $9/10$ Reduktion.)

Indicator	Eo bei pH 7,4 Volt	Aerobiosis		Anaerobiosis	
		Stroma	Epithel	Stroma	Epithel
Toluylenblau	$+0{,}101$	$++++$	$++$	$++++$	$++++$
Lauths Violett	$+0{,}050$	$++++$	0	$++++$	$++++$
Methylenblau	$-0{,}002$	$++++$	0	$++++$	$++++$
Indigotrisulfonat	$-0{,}099$	$+++$	0	$++++$	$++++$
Dimethylphenosafranin	$-0{,}275$	0	0	$+++$	$+++$
Safranin T	$-0{,}298$	0	0	$+$	$+$

Es zeigt sich, daß das Plexusepithel bei einem p_H von 7,4 ein elektrisches Potential von $+0{,}1$ Volt hat, das Stroma dagegen ein negatives Potential von $-0{,}13$ Volt. An der Basalmembran liegt also eine elektrische Spannung von 0,23 Volt. Wird der Plexus erstickt, so weisen Stroma und Plexusepithel dasselbe Potential auf und zwar in einer Stickstoffatmosphäre $-0{,}29$ Volt, bei Vergiftung mit Cyaniden von $-0{,}2$ Volt. Es wurden dann folgende Färbungsversuche vorgenommen; der Plexus wurde wiederum entweder von der Gefäßbahn oder von der umgebenden Flüssigkeit her mit verschiedenen Farbstoffen gefärbt, die Fähigkeit dieser Farbstoffe, durch die Basalmembran durchzudringen untersucht, ferner der Grad der Verteilung des Farbstoffes auf Epithel und Stroma. Dabei verhielten sich die Farbstoffe entsprechend ihrer Ionenstruktur. Basische Farbstoffe strebten vom Stroma zum Epithel, saure umgekehrt vom Epithel zum Stroma. Amphotere Farbstoffe speicherten sich in beiden, mit anderen Worten, der Stoffdurchtritt durch den Plexus wird wesentlich durch die elektrischen Eigenschaften der Substanzen bestimmt, welche an die Basalmembran herangelangen. Es ließ sich auch der Nachweis erbringen, daß das Potentialgefälle bei wechselndem p_H dem Sauerstoffverbrauch des p_H parallel ging, ebenso der Indophenol-Oxydasereaktion des Plexus. Es läßt sich vorstellen, daß die ungeheuerlichen elektrischen Kräfte, die beiderseits der Membran liegen, für den Stofftransport von großer Bedeutung sind, und daß die Wanderung von Substanzen in ähnlicher Weise beeinflußt wird, wie dies bei der Elektrophorese im elektrischen Feld experimentell nachgeahmt werden kann. Indessen ist zu bedenken, daß durch diesen elektrischen Transport die Stoffe lediglich durch die Basalmembran hindurchtransportiert werden und daß die weitere Aufgabe der Auswahl und der eigentlichen Sekretion der angrenzenden Plexuszelle zufällt.

6. Feinbau des Plexus chorioideus.

a) Bau des Plexus chorioideus bei schwacher Vergrößerung.

Bei der Untersuchung des Plexus mit den üblichen Einbettungs- und Färbemethoden erkennt man schon mit schwacher Vergrößerung, daß das gefäßreiche Plexusstroma von einem *einschichtigen Epithel* überzogen ist. Angaben über ein *mehrschichtiges Epithel* (Findlay 1898, 1899) haben sich nicht bestätigt und sind wohl auf Täuschung durch Flachschnitte zurückzuführen (Zimman 1943). Selbst die kleinsten Zotten enthalten noch ein *Blutgefäß*. Man kann den Plexus kurz dahin charakterisieren, daß er eine besonders gefäßreiche Einstülpung der Leptomeninx in die Ventrikel bildet, die das Ependym vor sich hergeschoben, das sich zu einem spezifischen Epithel umgewandelt hat. Nur selten wird dieses Bild durch drüsenschlauchartige Einsenkungen des Epithels unterbrochen. Das Epithel bildet in den Seitenventrikeln eine geschlossene Membran, die an der Wurzel des Plexus kontinuierlich über die Taenien in das Ependym der Ventrikel übergeht.

Im 3. und 4. Ventrikel liegen die Verhältnisse anders, denn hier ist der Plexus eine umschriebene Ausstülpung der Membrana chorioidea. Das flache einschichtige Epithel dieser Membran hat trotz seines ektodermalen Ursprungs nur wenig Ähnlichkeit mit echtem Ependym oder echtem Plexusepithel; die Membran kleidet die Ausstülpung des 4. Ventrikels noch bis auf die Vorderseite des Pons aus (Alexander 1926, 1931).

b) Mikroskopie des lebenden Plexus.

Betrachtet man den lebenden Plexus unter dem Mikroskop, so sieht man eine durchsichtige Membran, die mit zahllosen Zotten und Zöttchen bedeckt und von einem reichen Gefäßnetz durchzogen ist. Jedes Zöttchen enthält seine eigene hufeisenförmige Capillarschlinge. Wenn der Plexus trockengelegt wird, so kann man unter dem Mikroskop sehr bald das Auftreten kleiner Flüssigkeitslachen beobachten, die zusammenfließen und den Plexus schließlich als einen großen See bedecken. Zerzupft man das lebendfrische Gewebe, um es bei starker Vergrößerung zu betrachten, so erkennt man kubische Epithelzellen, deren Cytoplasma mit zahlreichen stark lichtbrechenden Körnchen erfüllt ist.

Schläpfer (1905) beschrieb die Ergebnisse *supravitaler Färbung* des Plexusepithels mit 10%iger Kongorotlösung in 0,6%iger Kochsalzlösung. Er fand erst nach einigen Stunden eine diffuse Rotfärbung des Cytoplasmas mit roten Kernen. Nach unserem heutigen Wissen handelt es sich hierbei um tote Zellen, da der lebende Kern sich nicht supravital färbt. Eine Methylenblaulösung in der Verdünnung 1:50000 gab eine Färbung der elementaren Körner. Ähnliche Ergebnisse gaben Färbungen mit Janusgrün und Diazingrün. Francini (1907) hat bei *Fröschen* und *Meerschweinchen* den Plexus mit Brillantkresylblau supravital gefärbt. Die Zellen des *Frosches* enthielten bei diesen Beobachtungen viele stark färbbare Körnchen in der Umgebung des Zellkernes und kleine Bläschen mit einer Randschicht von derselben Farbe wie die Körner. Flather (1923) hat den Plexus mit Methylgrün und Neutralrot supravital gefärbt. Methylgrün färbt das

Epithel diffus hellgrün, es läßt den Kern und die Zellgrenzen erkennen. Der
Nucleolus behält die grüne Farbe noch einige Zeit, nachdem die übrige Färbung
schon verschwunden ist. Mit Neutralrot färben sich die basalen Zellabschnitte
dunkler und die distalen heller. Einige der größeren Körner nahmen einen röt-
lichen Ton an. Diese lichtbrechenden Körnchen haben eine gelbgrünliche Farbe.
Sie können aussehen wie kleine Plättchen und sind hauptsächlich im basalen
Zellteil zu finden. Die Kerne sind an dem stark lichtbrechenden Nucleolus
erkennbar. Gelegentlich sieht man an der Basis der Zelle ein etwa 2 μ großes
kaffeebraunes, kugeliges Gebilde. Noël und Accoyer (1924) untersuchten den
Plexus frisch dekapitierter junger *Ratten* in einer isotonischen Lösung, die mit

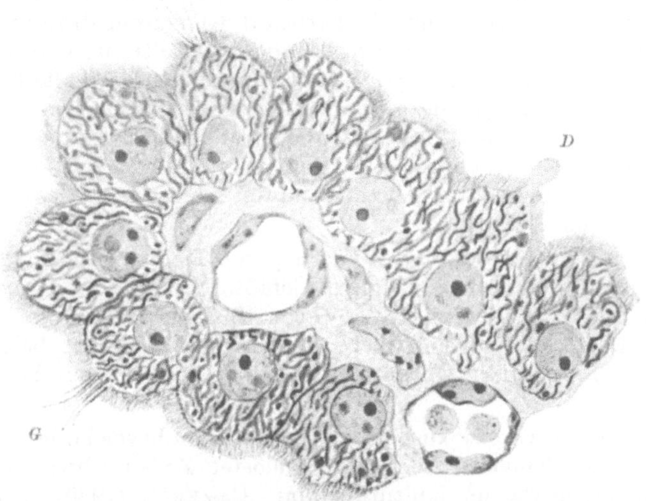

Abb. 88. Schematische Zeichnung vom Plexus chorioideus des *Hundes*, Methode nach Brodersen. *G* Geißeln;
D Durchbruch eines Cytoplasmafortsatzes durch den Bürstensaum.

Neutralrot oder Janusgrün 1:1000 versetzt war. Sie fanden zahlreiche orange-
rot gefärbte Vacuolen im Cytoplasma. Mit Janusgrün färben sich außerdem
Chondriokonten und *Mitochondrien*. Beim Absterben der Zelle bekommen die
Mitochondrien Vacuolen. Noël und Accoyer halten beide Gebilde für scharf
getrennte intracelluläre Organe.

SCHALTENBRAND (1931) untersuchte lebende Plexuszellen von *Hunden* und
Kaninchen im BRODERSENschen Durchströmungsapparat. Dabei wirkt das Cytoplasma als eine trübe granulierende Struktur mit gelegentlichen kleinen Vacuolen.
Bei Sauerstoffmangel treten innerhalb des Plexusepithels sehr schnell große
Vacuolen auf, und es quellen durch den Bürstensaum der Zellen tropfenartige
Gebilde, die stärker lichtbrechend sind als die umgebende physiologische Kochsalzlösung. Aber auch bei guter Sauerstoffversorgung sieht man gelegentlich
zungenartige Cytoplasmafortsätze sich durch den Bürstensaum erstrecken, die
wahrscheinlich einen Sekretionsvorgang darstellen. Außerdem sieht man bei
Hunden und *Kaninchen* Geißeln auf einzelnen Zellen, die meistens in einem kleinen
Cytoplasmahügel verankert sind (Abb. 88). BERTHA und MAYR (1934) untersuchten den freigelegten lebenden Plexus von *Katzen* und *Kaninchen* und fanden
keine Anhaltspunkte für eine Sekretion. Vitale Färbungsversuche zeigten nur
eine sehr geringe Farbannahme bei Färbung von der Ventralseite her im Gegensatz
zum Ependym. Umgekehrt verhielt sich der Plexus bei vitaler Färbung von der

Blutbahn her. In diesem Falle färbte sich der Plexus leicht diffus, während das Ependym ungefärbt blieb.

Stiehler und Flexner (1938) beschreiben Färbungen des lebenden *Schweinefeten-Plexus* mit verschiedenen Farbstoffen (s. Tabelle 4).

Spritzt man den Farbstoff in die Gefäße, so dringt er natürlich zuerst in das Stroma; um das Eindringen vom Epithel zum Stroma zu untersuchen, wurde der Plexus herausgenommen und als überlebendes Gewebe untersucht. Basische Farbstoffe drangen vom Epithel nicht in das Stroma. Wurden sie in schwächerer Konzentration intravasculär eingespritzt, so wurden sie fast völlig im Epithel abgelagert. Saure Farbstoffe drangen schneller vom Epithel zum Stroma. Das Epithel wurde ganz klar; bei intravasculärer Einspritzung färbte sich praktisch nur das Stroma. Der neutrale Farbstoff Rhodamin drang in beide Teile gleich gut ein und verteilte sich gleichzeitig über den Plexus. Vergiftete man den Plexus mit Cyaniden oder durch Stickstoff, so verhielten sich alle Farbstofftypen gleich und färbten den Plexus gleichmäßig. Aus dem Stroma drangen saure Farbstoffe zwar nicht in den Plexus ein, bei Erstickung traten sie aber nunmehr in die Suspensionsflüssigkeit aus. Bei Färbungen mit Malachitgrün ließ sich zeigen, daß der Farbstoff nach erneuter Sauerstoffzufuhr sich wieder in das Epithel zurückzog und das Stroma verließ.

Spatz (1934) fand bei der *vitalen Färbung* von Tieren durch intravenöse Trypanblaueinspritzung eine Anfärbung der Gefäßwände und des Plexusstromas im Plexus chorioideus. Es kam zu grobkörniger Speicherung des Farbstoffs in den Histiocyten. Das Plexusepithel blieb zunächst frei und erst bei fortgesetzter Zuführung von Trypanblau wurde der Farbstoff auch in den Plexusepithelien gespeichert.

Über die *Züchtung* von Plexusepithel des *Hühner*embryos berichtet Schludermann (1938). Die kleinen Zotten und losgelösten Zellen schwammen dank der Cilienbewegung tagelang im Kulturmedium. Cameron (1935) züchtete Plexus chorioideus von *Ratten-* und *Kaninchenfeten* kurz vor der Geburt und von 8 bis 20 Tage alten *Hühner*embryonen in Gewebskulturen für die Dauer von etwa 3 Wochen. Aus den Plexuszotten wuchsen ependymartige Membranen aus. Während die Zotten *Cilien* an der freien Oberfläche trugen, waren die Cilien der ependymartigen Zellen in den freien Flüssigkeitsräumen auf der Innenoberfläche. Fügte man der Nährflüssigkeit Phenolrot, Chlorphenolrot und Orange g zu, so wurden diese Farbstoffe in die flüssigkeitsgefüllten Hohlräume hinein abgesondert, und zwar erfolgte die Absonderung sowohl in die von Ependym umhüllten Cysten als auch in die Flüssigkeitsräume im Stroma der Plexuszotten. Dieser

Tabelle 4. *Durchtritt von Farbe durch die Basalmembran des Plexus chorioideus bei physiologischem* p_H *nach* Stiehler *und* Flexner. (0 bedeutet kein Durchtritt; + langsame Diffusion; ++ schnelle Diffusion; ++++ Ansammlung über die Diffusion hinaus.)

Farbstoff	Chemischer Typ	Ionentyp	Epithel zum Stroma	Stroma zum Epithel	Epithel zum Stroma	Stroma zum Epithel
Kristallviolett	Triphenylmethan	basisch	0	++++	+	+
Malachitgrün	Triphenylmethan	,,	0	++++	++	++
Kresylviolett	Oxazin	,,	0	++++	+	+
Eosin	Fluoran	sauer	++	Spur	++	++
Phloxin	,,	,,	++	,,	++	++
Bengalisch Rosa	,,	,,	++	,,	++	++
Bromphenolblau	Sulfonephtalen	,,	++	,,	++	++
Rhodamin B	Fluoran	neutral	++	++	++	++

Absonderungsvorgang konnte durch Sauerstoffmangel und Kälteeinwirkungen verhindert werden. Die Autoren schließen aus den Ergebnissen auf eine physiologische Tätigkeit des Ependyms und des Plexus chorioideus im Sinne einer Sekretion.

Hogue (1948) gelang die Züchtung von *menschlichen* embryonalen Plexus chorioideus-Zellen in Gewebskulturen. Es wurde der Plexus des 3. und 4. — und der Seitenventrikel von menschlichen Embryonen im hängenden Tropfen und im rollenden Röhrchen kultiviert. Die Feten waren 52—160 mm lang (Kopf-Rumpflänge). Aus den Falten und Zapfen des Plexus wuchsen ependymale Zellen aus in Form von Platten oder langen Bändern. Sie enthielten zahlreiche Körnchen, von denen sich einige mit Neutralrot färbten, während andere ungefärbt blieben. Unter dem Phasenmikroskop erschienen die farblosen Körnchen hell oder dunkel und hatten ziemlich gleiche Größe. Sie bewegten sich aktiv im Cytoplasma. Die Neutralrotkörnchen lagen in Massen und nur von den kleinen waren einige beweglich. Die Kerne der Ependymzellen waren sphärisch mit 1 oder 2 Nucleolen; entlang der hyalinen Oberfläche der Ependymzellen entstanden tropfige Anschwellungen, die als durchsichtige Bälle verschiedener Größe und Form abgeschnürt wurden. Diese Bälle häuften sich an den Seiten der Zellen auf und schwammen später im Kulturmedium herum. Dies spricht dafür, daß die Ependymzellen apokrin sezernieren. In einigen der Kulturen waren auch Fibroblasten zu sehen.

c) Bindegewebe und Gefäße.

Das Bindegewebe des Plexus ist seiner Entwicklung nach eine Fortsetzung des pialen Bindegewebes. Imamura (1900) unterscheidet im Plexusgewebe des zottenfreien Teiles eine Piaschicht, eine arachnoidale Schicht und eine trabeculäre Schicht. Die arachnoidale Schicht färbe sich mit van Gieson gelb, die piale Schicht rot. Im zottigen Teil des Plexus sollen sich nur die piale Schicht und die arachnoidale Schicht finden. Ich kann mich nicht davon überzeugen, daß diese Einteilung berechtigt ist.

Das Bindegewebe der Plexuszotten ist besonders zart. Es enthält in der Hauptsache *reticuläre Fasern*, die sich bei Perdraufärbung am besten darstellen lassen (Abb. 89a u. b). Die van Gieson-Färbung ergibt nur eine schwache diffuse Rotfärbung des ganzen Stromas. Die Elastinfärbung stellt spärlich verteilte *Elastinfasern* dar, die alle den Gefäß- und Capillarwänden entlang laufen. Selbst die einzelnen Capillaren können noch von 1 bis 2 Elasticafasern begleitet sein (Abb. 90).

Die *Capillaren* des Plexus sind auffallend dick, 8—12 μ, manchmal sogar 14—15 μ im Durchmesser, also 2—19mal so dick, wie gewöhnliche Capillaren (Abb. 91).

Grethe Vilstrup (1952) beobachtete am Gefäßsystem des Plexus von albinotischen *Kaninchen*, daß die Arterien die Venen immer wieder kreuzen und bei ihrer Erweiterung den venösen Abfluß verschließen, so daß wie bei einem Schwellkörper eine außerordentliche Blutfüllung des Plexus chorioideus auftreten kann. Auffallend sei die große Zahl der Arteriolen im Gegensatz zu der kleinen Zahl der Venolen. 75% des normalen Plexusgewichtes bestehen bei diesen Tieren aus Gefäßen. Die Autorin fand, daß nach Injektion von Histamin das Gewicht des Plexus auf das 3—4fache der Norm steige. Ein guter Teil dieses Gewichtsanstieges wird durch das außerordentliche Ödem verursacht, das nach Histamineinspritzung eintritt.

Glattmuskelige *Gefäßregulatoren* in Gestalt von Turbanorganen (Abb. 93) kommen nach Bargmann (1954) im Plexus chorioideus des *Rochens Dasyatis* in großer Zahl vor.

Findley (1898) gibt an, daß sich innerhalb des Plexusgewebes auch *Lymph-spalten* befinden.

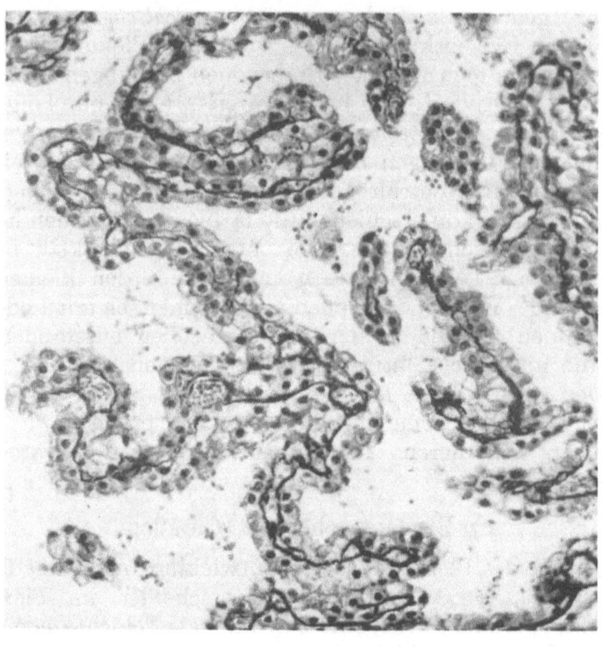

a

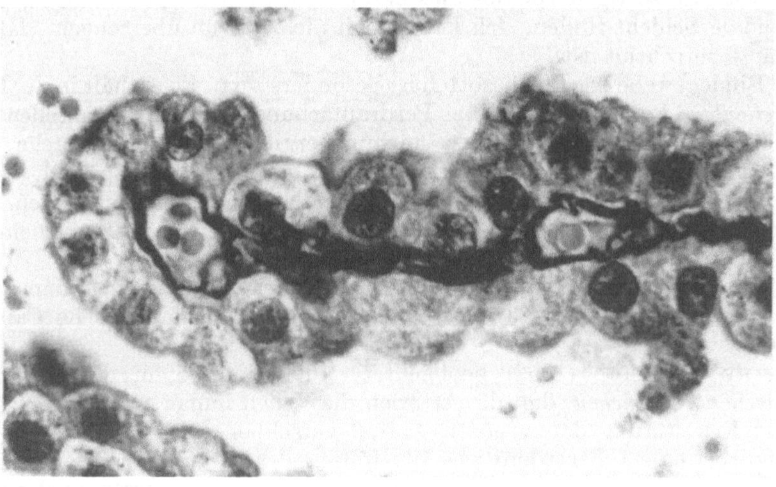

b

Abb. 89 a u. b. Reticuläres Bindegewebe des Plexus chorioideus bei der *Katze*. Footsche Modifikation der Bielschowsky-Methode. a Vergr. 200mal, b Vergr. 1000mal.

Bei der Färbung des Plexus von Erwachsenen mit der Nisslschen Methode hat man oft den Eindruck, daß das Epithel durch feine Zwischenräume von den Gefäßen getrennt ist. Kontrollfärbungen mit van Gieson oder mit der Mallory-färbung lehren aber, daß im allgemeinen der Zwischenraum mit einem glasigen

Bindegewebe völlig ausgefüllt ist. Besonders schön sind Bilder mit der Mallory-
färbung, bei denen ' das Bindegewebe tiefblau, die Plexusepithelien rötlich
erscheinen.

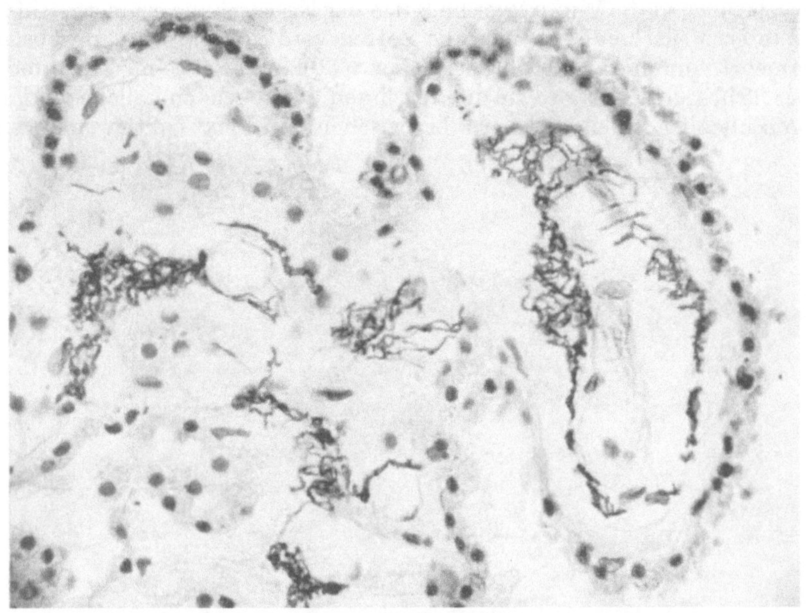

Abb. 90. *Menschlicher* Plexus, WEIGERTS Resorcinfärbung. Elastische Fasern.

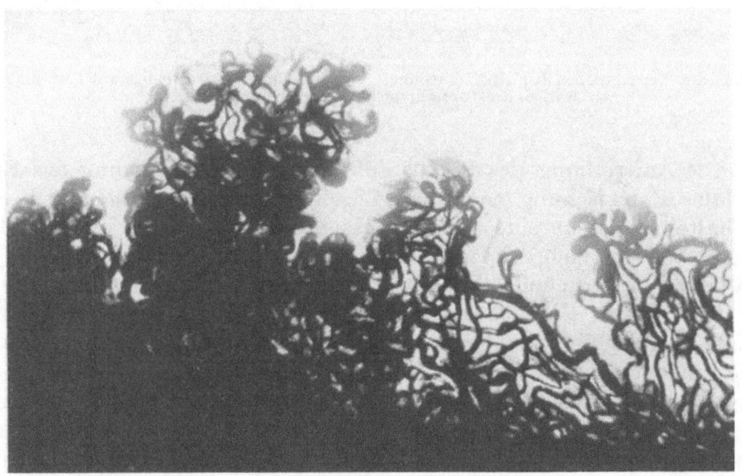

Abb. 91. Totalpräparat des injizierten Plexus chorioideus vom *Pavian*; Seitenventrikel, Carminfärbung,
Vergr. 57mal. (Nach PETERSEN.)

Nur im *Glomus* des Plexus finden sich öfters leere, mit einem Endothel
versehene Cysten. Der Glomus enthält oft Zellinseln und Nester, die an die
arachnoidalen Zellhaufen erinnern. Diese Zellanhäufungen können intensiv mit
Fett beladen sein.

d) Altersveränderungen des Bindegewebes.

Das Bindegewebe des Plexus unterliegt sehr deutlichen Veränderungen mit dem Alter des Individuums. Der fetale Plexus besitzt ein reichliches ödematöses Bindegewebe, das an die WHARTONsche Sulze der Nabelschnur erinnert (Abb. 92).

Bei älteren Menschen erscheinen die Zotten verdickt, die Bindegewebsfasern sind vermehrt, plumper und derber. ZALKA (1928) weist eine Zunahme der mit Silber färbbaren Fasern, sowie der aus ihnen entstehenden kollagenen Fasern nach, die schließlich einen dichten Filz zwischen den Plexusepithelzellen bilden

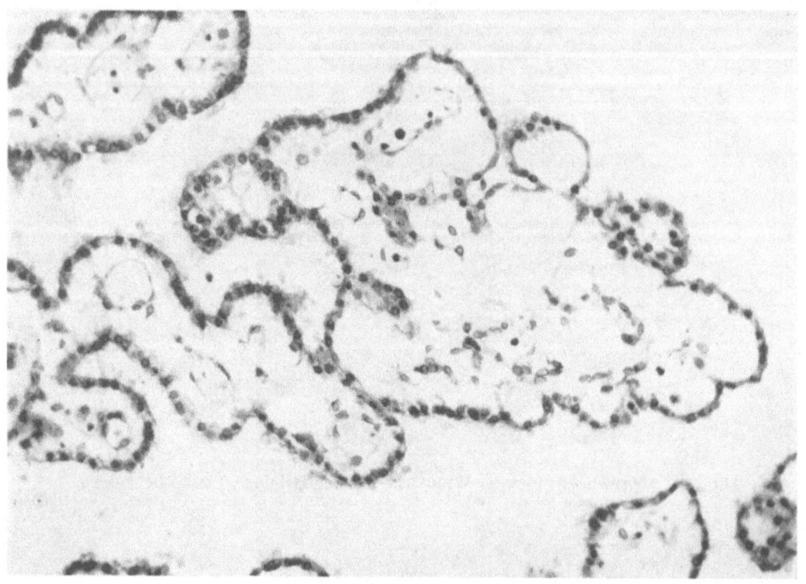

Abb. 92. Plexus des Neugeborenen bei NISSL-Färbung. Vergr. 200mal. Das Bindegewebe ist ungefärbt und so zart, daß es optisch nicht in Erscheinung tritt.

(Abb. 94). Die Auftreibung des Plexus führt zu einer Abflachung des Epithels. Bei kolloidaler Entmischung entstehen flüssigkeitsgefüllte *Cysten*. Die Plexuscysten enthalten meistens eine dünne Flüssigkeit, gelegentlich einen gallertigen Inhalt. Derselbe färbt sich mit Hämatoxylin und öfters schwach auch mit Sudan. Außerdem sind Fettkörnchenzellen enthalten. Die Cysten enthalten kein Endothel. Sie werden von Bindegewebssepten durchzogen und voneinander abgegrenzt (v. ZALKA 1934). Als Ursache der Cystenbildung wird Verlegung der Lymphwege angenommen.

Andererseits finden sich bei älteren Leuten *Psammomkörner* (s. a. ZIMMAN 1943) und gelegentlich auch *Amyloidkörner*. Man kann häufig die Entwicklung der Psammomkörner aus Adventitiazellen in allen Stadien beobachten. Zunächst bildet sich ein zwiebelschalenförmiges Zellkonglomerat, manchmal anscheinend um ein kleines Gefäß herum. Dann hyalinisieren diese Zellen, verlieren ihre Abgrenzungen, und schließlich wird die übrigbleibende hyaline Masse intensiv mit Hämatoxylin und Silber färbbar und gelegentlich wohl auch mit Kalk imprägniert (Abb. 95 und 96). Nach SCHMID (1929) entstehen die Psammomkörner aus Gefäßendothelien. Außer konzentrisch geschichteten Kalkherden treten auch häufig in Epithelnähe gelegene Verkalkungen auf, an denen man eine fasrige Struktur erkennen kann (Abb. 97).

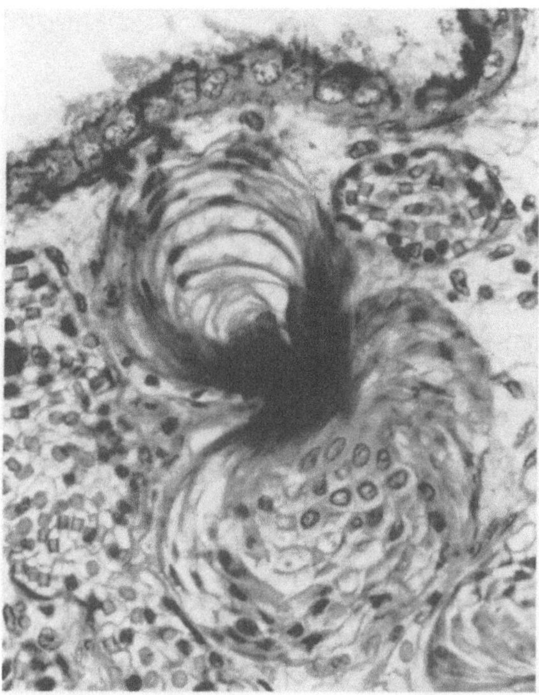

Abb. 93. Turbanorgan im Plexus chorioideus eines *Rochens (Dasyatis spec.)*. Chromalaunhämatoxylin-Phloxinfärbung, Vergr. 520mal, Präparat und Photographie von W. BARGMANN-Kiel.

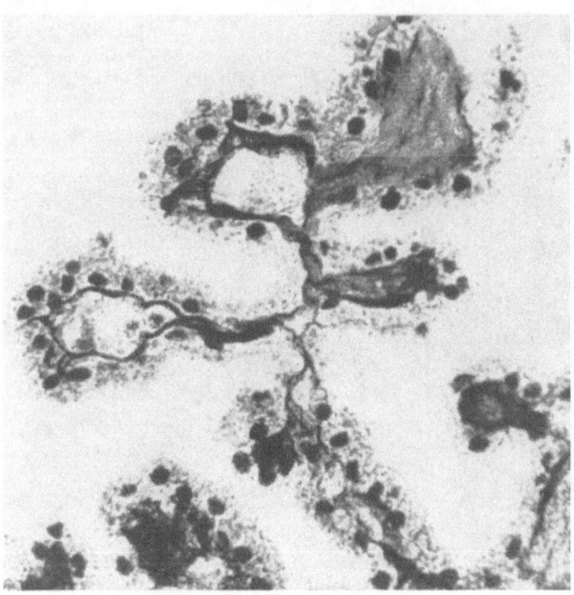

Abb. 94. Plexuszotte bei einem alten *Menschen*. Färbung mit der BIELSCHOWSKYschen Methode zeigt reticuläres Bindegewebe. Vergr. 200mal.

Mit Elasticafärbung geben die Carbonate eine feine, rauchige Trübung. FAIVRE (1859) berichtet über die organischen Niederschläge im Plexusstroma.

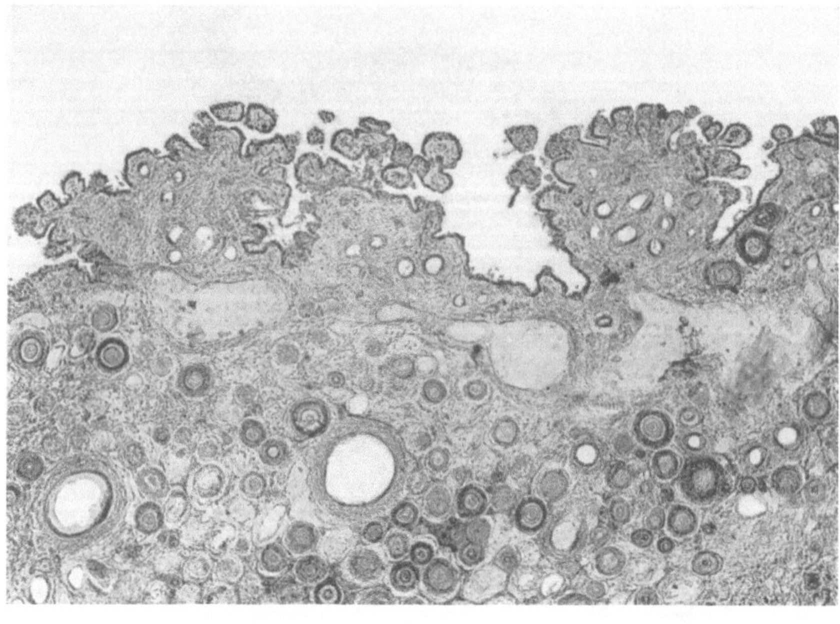

a

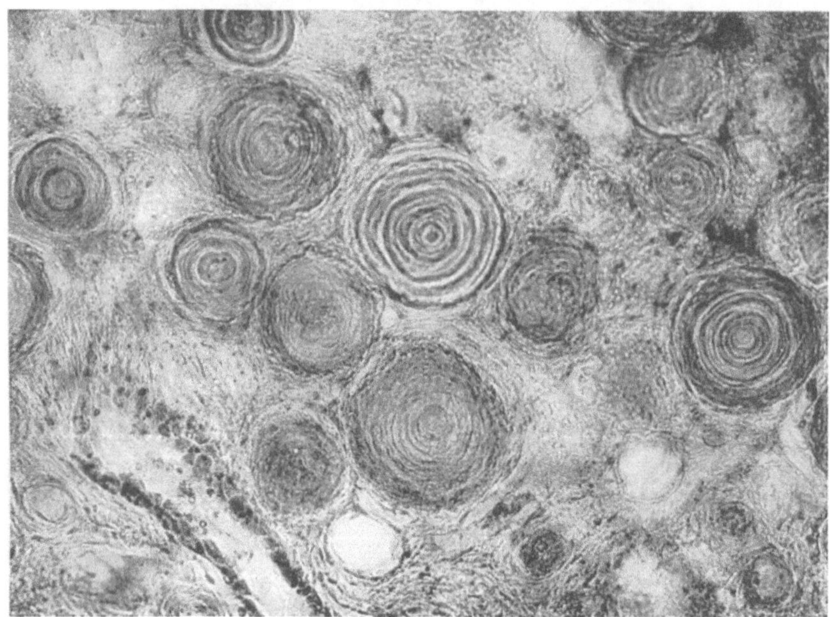

b

Abb. 95 a u. b. Glomus des Plexus chorioideus eines Hingerichteten mit auffallend vielen Psammomkörnern in verschiedenen Stadien der Entwicklung und Cysten. Fettfärbung. Oben schwache, unten stärkere Vergrößerung.

Nach seinen Angaben fand van Ghert (1837) Kaliumcarbonat, Stromeyer ammoniakalisches Magnesiumphosphat, Lassaigne Cholesterin. Faivre selbst fand außerdem im Plexusstroma alter Leute Calciumcarbonat, Calciumphosphat,

Silicium, Magnesiumphosphat. Cholesterin findet sich hauptsächlich bei gras-
fressenden Tieren, insbesondere bei *Pferden*, bei denen es Tumoren bis zur Größe

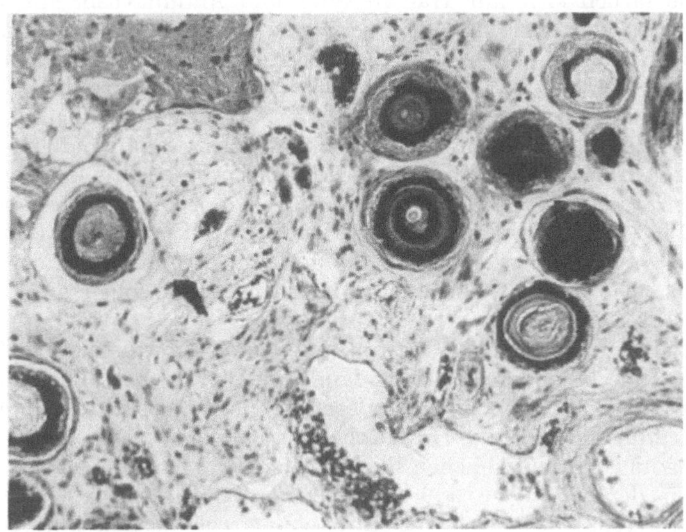

Abb. 96. Corpora amylacea des Plexus chorioideus. Van Gieson-Färbung, Vergr. 320fach.

eines Hühnereis bilden kann. CIACCIO und SCAGLIONI (1913) haben den Psammomkörnern besondere Aufmerksamkeit geschenkt und geben folgende Charakteristika

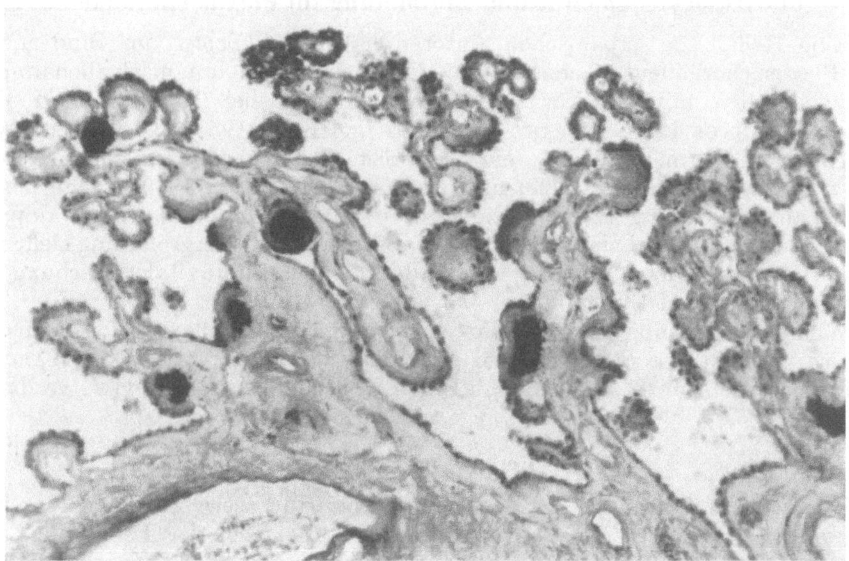

Abb. 97. Nicht geschichtete Kalkherde im Bindegewebe des Plexus chorioideus eines 34jährigen Mannes
(Hämatoxylin-Eosinfärbung, Vergr. 120fach, Präparat und Mikrophotogramm von W. BARGMANN-Kiel).

an: Diejenigen mit konzentrischen Strukturen erweisen sich gewöhnlich als
doppelbrechend; sie sind unlöslich in Alkohol, Äther, Chloroform, Schwefel-
kohlenstoff, Xylol, in den konzentrierten Säuren und Alkalien. Mit Jod färben

sie sich mahagonirot; nach Behandlung mit konzentrierter Schwefelsäure an formolfixierten Stücken nehmen sie eine rote Farbe an, die leicht ins Violett übergeht. Sie färben sich mit Hämatoxylin und Anilinfarben, mit Neuralrot und Nilblau, mit dem Weigertschen Verfahren für Fibrin und dem Bestschen Verfahren für Glykogen. Sie enthalten kein Eisen. Die Autoren nehmen deswegen an, daß es sich bei den Psammomkörnern um denaturierte Lipoidkomplexe in Verbindung mit anderen Substanzen handelt. Ciaccio und Scaglioni (1913) sowie Schmid (1929) bezeichnen die Psammomkörner als Amyloidkörper. Es ist aber zu bedenken, daß es im Hirn Amyloidkörper gibt, die als kugelige Niederschläge im Gewebssaft entstehen. Diese, gewöhnlich Corpora amylacea genannten Gebilde, sind im Plexusstroma seltener zu finden; die Psammomkörner dagegen entwickeln sich aus degenerierenden Zellanhäufungen und finden sich fast bei jeder älteren Leiche. Bei chronisch-eitrigen Krankheiten sollen die Psammomkörner vermehrt sein.

Nach Becker finden sich „Corpora amylacea" im Plexus bei 75% der Erwachsenen. Eine besondere Häufung fand die Autorin bei allen chronischen entzündlichen Erkrankungen, im besonderen bei Tuberkulose, Meningitis tuberculosa, Endocarditis lenta und chronischer Nephritis.

Die Verkalkung des menschlichen Plexus kann ein solches Ausmaß annehmen, daß die Plexus der Seitenventrikel auf dem *Röntgenbild* des Schädels sichtbar werden. Will (1939) hat sogar die Entstehung echten *Knochens* im Plexus chorioideus bei einem 70jährigen Mann beobachtet. Bezüglich weiterer Angaben über *pathologische Veränderungen* der Plexusgewebe sei auf die Untersuchungen von Zimman (1943) verwiesen.

e) Histiocytenapparat und Blutbildung im Plexus chorioideus.

Eine Reihe von japanischen Autoren haben *Histiocyten* im Bindegewebe des Plexus chorioideus nachgewiesen. Es handelt sich um mastzellenähnliche Körnchenzellen mit grobkörniger Schollenbildung bei Toluidin- und Fettfärbung (Tanabe 1938, Tsusaki, Eriguchi und Kojo 1951). Diese Histiocyten speichern Schwermetalle, die dem Organismus parenteral zugeführt werden, wie z. B. Blei (Sakomoto 1929) und Eisensalze (Kuihara 1935). Nach $2^1/_2$jähriger Lanolinfütterung wandeln sie sich in Riesenzellen um, welche doppeltbrechende Lipoide enthalten Sakomoto). Bei schwacher Vergrößerung sieht man diese Histiocyten in regelmäßiger Anordnung nach supravitaler Färbung mit Trypanblau oder Methylenblau.

Während der Embryonalzeit spielt sich im Stroma des Plexus chorioideus von *Mensch* und *Säugern Blutbildung* in ausgedehntem Maße ab (Ariens Kappers, im Druck), wie Abb. 98 zeigt, die ich Herrn Kollegen Ariens Kappers verdanke.

f) Die Nerven des Plexus.

Benedikt hat im Jahre 1874 doppelkonturierte Fasern im Plexus beschrieben, die zwischen den Gefäßen verlaufen und die nach der Behandlung mit Müllerscher Flüssigkeit, Carmin oder Ätznatron sichtbar werden. Bochaneck (1899, zit. nach Krause 1927) fand Plexusnerven beim *Frosch*. Hworostuchin (1911) färbte die Nerven des Plexus vital durch eine schwache Methylenblaulösung. Die Färbung läßt sich mit molybdänsaurem Ammonium fixieren. Er sah ein dickes Nervengeflecht im Plexus des 3. Ventrikels mit marklosen und markhaltigen Fasern und ein dünnes Netz in den Seitenventrikeln. Er unterschied eine tiefere Nervenschicht, die mit den Gefäßen in Beziehung stand, und eine oberflächliche Schicht, deren Endigungen auf der Oberfläche der Epithelzellen liegen sollen. STÖHR (1922) hat die Plexusnerven mit seiner Silbermethode untersucht[1]. Nach seinen Angaben stammt die nervöse Versorgung des

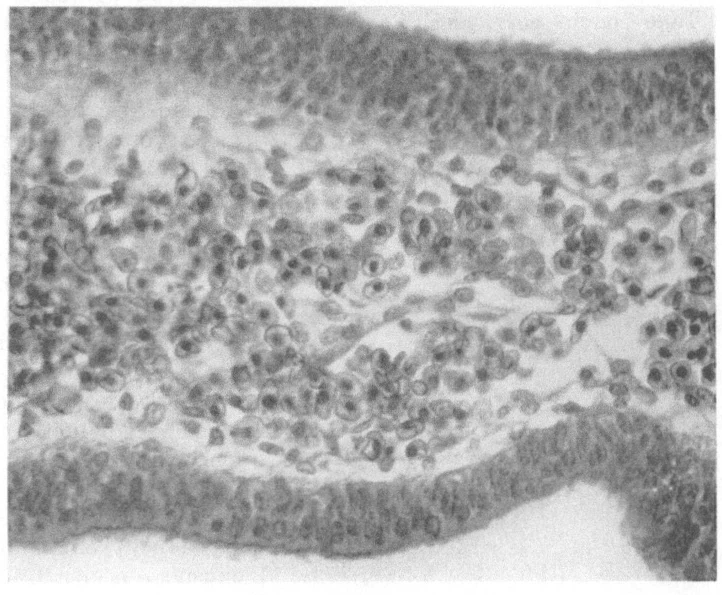

a

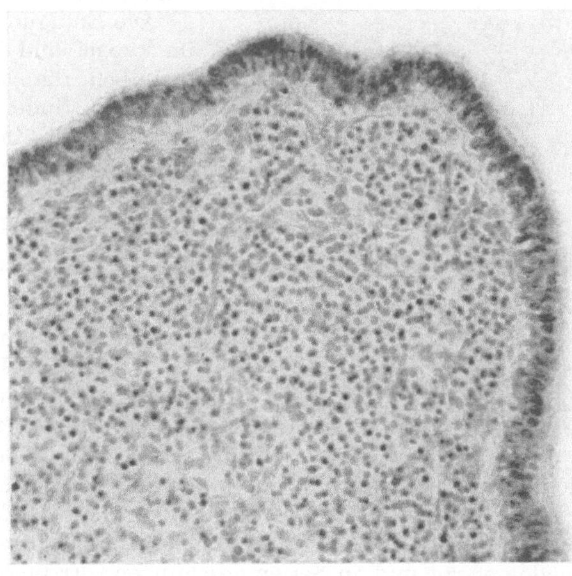

b

Abb. 98a u. b. a Blutbildung im Stroma des Plexus chorioideus telencephali eines *Schweine*embryos (5—6 Wochen alt, Bouinfixation, 10 μ, Vergr. 350fach). Epithel noch mehrreihig. b Im Plexus chorioideus telencephali eines 6 Wochen alten *menschlichen* Keimlings. Aufnahmen von Prof. KAPPERS-Groningen.

---

[1] TSUKER (1947) empfiehlt eine Fixierung des Plexus in einer Mischung von 96%igem Alkohol und neutralem Formalin und 1% Arsenik, um gute Nervenfärbungen zu erzielen. Zur Imprägnation verwendet die Autorin die GROS-BIELSCHOWSKYSche Methode.

Plexus des 4. Ventrikels aus der Hirnsubstanz, die der Tela chorioidea des 3. Ventrikels aus den Taenien. Junet (1926/27) und Schapiro (1931) bestätigten die Angaben von Stöhr.

Nach v. Bakay jr. (1941) zeigen die Nervenfasern des Plexus chorioideus aber 2—3 Tage nach cervicaler *Sympathektomie* eine typische sekundäre Degeneration. Gleichzeitig soll es vorübergehend zu einem erheblichen Absinken des Liquordruckes kommen. Dies spreche dafür, daß die Nervenfasern des Plexus, ebenso wie die der Meningen, wenigstens zum Teil dem Sympathicus entstammen. Auch Tsuker (1947) beschrieb die Degeneration der Nervenfasern im Plexus chorioideus des Seitenventrikels etwa 48 Stunden nach Entfernung des gleichseitigen Ganglion cervicale. Auch im 3. Ventrikel ließ sich eine Degeneration der Nervenfasern feststellen. Nach Voetmann (1949) entstammen die Plexusnerven dem Halsteil des Sympathicus, ferner dem Nervus vagus und glossopharyngicus.

Die Endigungen der Nerven im Plexus sind im allgemeinen dieselben, die sich auch in den Meningen finden. Gelegentlich splittern sich die Nervenfasern im Bindegewebe des Plexus in mehrere kleine Endästchen mit knöpfchenförmigen Verdichtungen (Abb. 99 und 100, vgl. hierzu Stöhr, Band IV des Handbuches), oder in Spiralen, Trauben und Schlingen (Tsuker 1947). Junet (1926) beschrieb Terminalendigungen bei der *Maus*, die sich in die Epithelzellen des Plexus selbst fort-

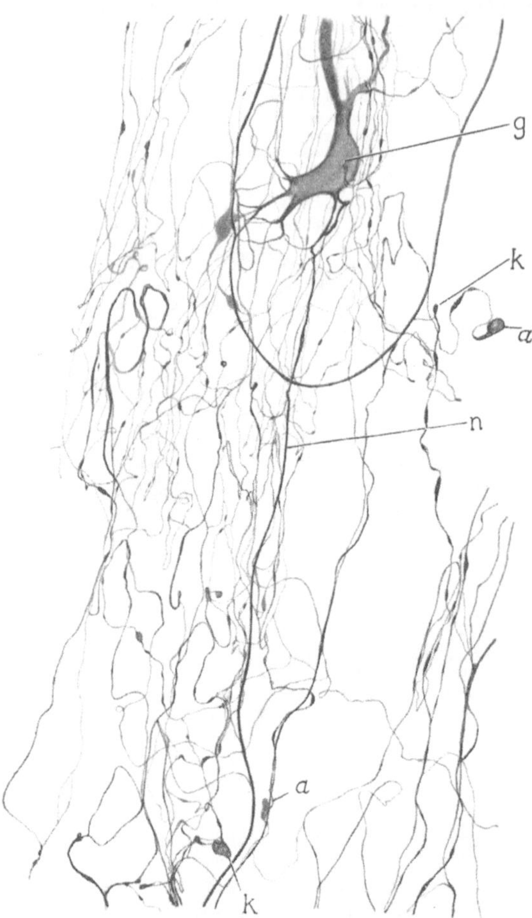

Abb. 99. Nervengeflecht aus der Tela chorioidea des 4. Ventrikels. *Mensch.* *g* Ganglienzelle; *a* und *k* Endkörperchen; *n* ein Fortsatz der Ganglienzelle Natronlauge-Silbermethode nach O. Schultze. Vergr. 250fach. (Aus Stöhr jr. 1922.)

setzen. Schapiro (1931) fand dasselbe bei anderen Tieren und beim *Menschen*. Burton (1942) machte dieselbe Beobachtung beim *Goldfisch*. Clark (1928) hat einen *menschlichen* Fetus von 7 Monaten als Ganzes mit Ransons Pyridinsilbermethode gefärbt und in Serien geschnitten. Er fand in den Präparaten deutliche Nervenfasern im Bereich des Plexus chorioideus, entlang den Gefäßen, aber auch noch Verästelungen unterhalb des Epithels oder zwischen den Zellen, die zum Teil mit einem oder mehreren Endkölbchen endeten, aber auch Netze von Nervenfasern zwischen den Bindegewebszellen, die an die Endigungen der Nervenfasern im Meissnerschen Körperchen erinnern. Dieser Typus bildet eine Masse von 50—100 μ Durchmesser und findet sich gewöhnlich in der

Nähe von Blutgefäßen, welche die Plexusfortsätze versorgen, die aus dem Foramen Luschkae des 4. Ventrikels herausragen. Darum herum kann man gelegentlich eine leichte Verdichtung des Bindegewebes sehen. Er fand in jedem Fortsatz ein derartiges Körperchen sowie je eines in dem Plexus des Seitenventrikels. STÖHR (1951) beschreibt Ganglienzellen auf einer Arterie des Plexus und in der Tela chorioidea (Abb. 99). Eine Angabe CATOLAS (1902), daß im Bindegewebe des Plexus Gliazellen zu finden seien, ist nie bestätigt worden.

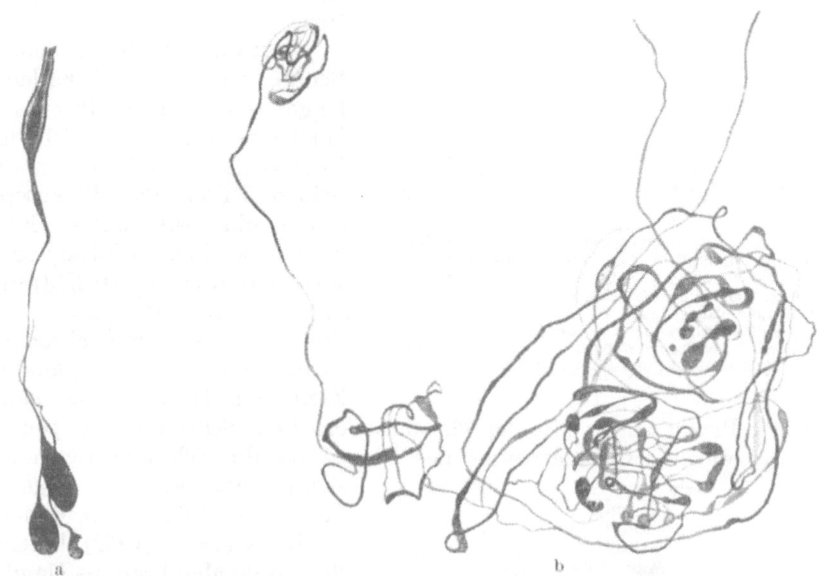

Abb. 100a u. b.   a Nervenendigung aus der Tela des 4. Ventrikels (600fach vergrößert). b MEISSNERsches Körperchen aus der Tela des 4. Ventrikels (750fach vergrößert). (O. SCHULTZEs Natronlauge-Silbermethode, Modifikation STÖHR.) (Aus L. R. MÜLLER 1924.)

g) Basalmembran.

Mehrere Autoren (ASKANAZY 1914, FRANCESCHINI 1929) beschreiben eine basale Membran des Plexusepithels, die sich zwischen der Unterfläche der Plexuszellen und dem Plexusstroma befinden soll. ASKANAZY fand bei einem Falle von Argyrie eine flächenhafte Silberablagerung an der Grenze zwischen Plexuszellen und Bindegewebe. Eine andere Ablagerung dieser Art fand er im Körper dieses Falles nur an der Tunica propria der geraden Harnkanälchen. Ein ähnliches Bild sah ASKANAZY im Plexus eines Neugeborenen bei Färbung nach LEVADITI. Färbt man einen Plexus nach der Methode von PERDRAU, die das reticuläre Bindegewebe darstellt, so bekommt man ebenfalls den Eindruck, daß das spärliche Bindegewebe unter dem Epithel flächenhaft verdichtet liegt.

WISLOCKI und LEDUC (1952) untersuchten die Membranfunktion des Plexus chorioideus, in dem sie *Ratten* mit Silbernitrat versetztes Trinkwasser gaben und gleichzeitig Trypanblau intravenös spritzten. Beide Substanzen wurden von den Tieren intravital gespeichert, verhielten sich aber verschieden. Das Silbernitrat wurde hauptsächlich extracellulär im Bindegewebe abgelagert, das Trypanblau aber hauptsächlich intracellulär gespeichert. Im Plexus chorioideus sieht man sehr eindrucksvoll das unterschiedliche Verhalten der beiden Stoffe (s. Abb. 101). Man sieht, wie das Silbernitrat sich unter der Basalmembran der Plexuszellen anreichert, während das Trypanblau in die Plexuszellen selbst vorgedrungen ist.

Goldmann (1912/13) hat dieser Grenzlamelle die Funktion einer *Blutliquorschranke* zugeschoben, hauptsächlich mit der Begründung, daß nach intravenöser Einspritzung von Farbstoffen das Plexusepithel und die Hirnsubstanz ungefärbt bleiben. Andere Autoren vermuten in den Plexuszellen selbst den Träger einer derartigen Membranfunktion.

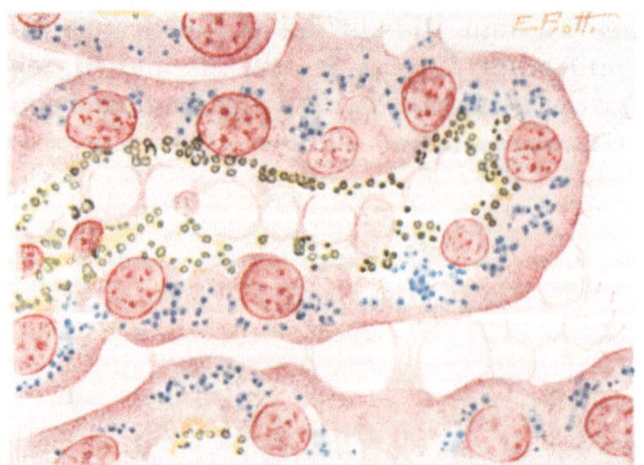

Abb. 101. Plexus chorioideus einer *Ratte*, welche 15 Monate lang mit Silbernitrat und Trypanblau behandelt wurde. Gegenfärbung des Schnittes mit Paracarmin-Susafixierung. Das Silber hat sich in den Bindegewebsstroma niedergeschlagen, etwa entsprechend der Basalmembran des Plexus chorioideus, während das Trypanblau im Epithel selbst abgelagert worden ist. Vergr. 600fach. (Aus Wislocki und Leduc 1952.)

Schmorl (1910) zog denselben Schluß, weil er in 10 Fällen von länger dauerndem Ikterus nur 2mal eine starke Gelbfärbung des Liquors fand, und weil in diesen beiden Fällen das Plexusepithel durch eine tuberkulöse Erkrankung bzw. durch Blutung zerstört war. Goldmann (1912/13) nimmt an, daß die Plexuszelle selbst die wichtigste mesoektodermale Schranke darstelle. Zilberblast-Zand (1924) lehnt es gänzlich ab, daß der Plexus etwas mit der ektomesodermalen Schranke zu tun habe und glaubt, daß die Clasmatocyten des Piagewebes die Schutzvorrichtung des Zentralnervensystems gegen gefährdende Substanzen darstellen.

Leonhardt (1952) bezeichnet die basale Membran als Membrana limitans des Plexus chorioideus. An frisch fixierten Präparaten von einem Enthaupteten sah er an einer Stelle eine glatte Ablösung dieser Membran vom Plexusbindegewebe (Abb. 102). Da die Fixierung durch Injektion einer hypotonischen Lösung in die Carotiden unter ziemlichem Druck unmittelbar nach der Enthauptung erfolgte, besteht die Möglichkeit, daß durch Flüssigkeitsverschiebungen eine abnorme Aufquellung des Bindegewebes zustande gekommen ist, so wie dies auf S. 126 noch näher auseinandergesetzt wird. Immerhin zeigen die Präparate die mechanische Festigkeit der Basalmembran.

Leonhardt (1950) diskutiert die Schrankenfunktion der Membran. Er ging von den Beobachtungen K. Fr. Bauers aus, der in

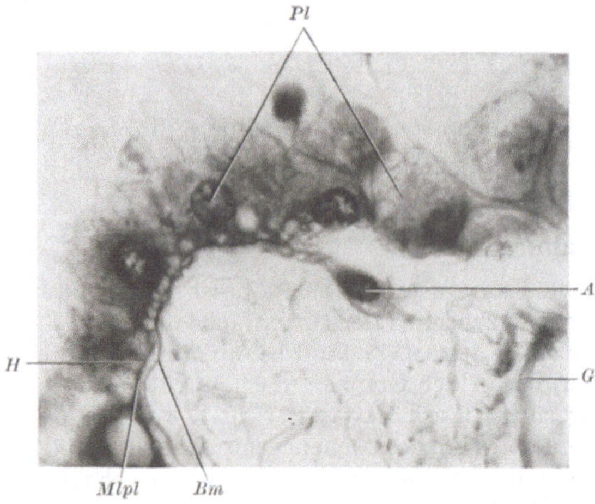

Abb. 102. Breite Plasmaanastomose zwischen Plexusepithel *Pl* und Adventitiazelle *A*, die ihrerseits wieder Plasmabrücken zur Gefäßwand *G* besitzt. Starke Vacuolisierung. Im Bereich der Plasmaanastomose bindegewebige Basalmembran *Bm* aufgelöst. Links im Bilde ist bindegewebige Basalmembran *Bm* künstlich von der Membrana limit. plex. chor. *Mlpl* (= ektoplasmatische ektodermale Basalplatte der Plexusepithelien) abgehoben, so daß beide Häutchen getrennt sichtbar sind. Beim *H* ein dem Hisschen Epicerebralraum entsprechender künstlicher Spalt. (*Mensch*, Plex. chor. Ventr. IV, mit FSE durchspült, Paraffin 8 μ, Färbung Pasini-Walter. Panphot Obj. 90, Ok. 2.) (Aus Leonhardt 1952.)

Zellkulturen granulären Stoffaustausch zwischen den auswachsenden Axonen von Ganglienzellen kinematographisch festhalten konnte. Er schließt daraus, daß der

Stofftransport von der Blutbahn zum Nervensystem nicht nur über Flüssigkeiten, sondern auch über lebende Cytoplasmabrücken gehen könne und untersuchte unter diesem Gesichtspunkt *Meerschweinchen*, die mit Trypanblau vital gefärbt wurden. Er glaubt Farbstoffbahnen von Makrophagen bis in das Innere von Epithelzellen zu sehen. Andererseits sieht er auch cytoplasmatische Sporne und Zipfel, die von den Epithelzellen bis zum Gefäßepithel reichen (Abb. 103). Auch in dem Gehirn eines 32jährigen Mannes, der einem Unfall zum Opfer fiel, fand er derartige fadenförmige Cytoplasmabrücken

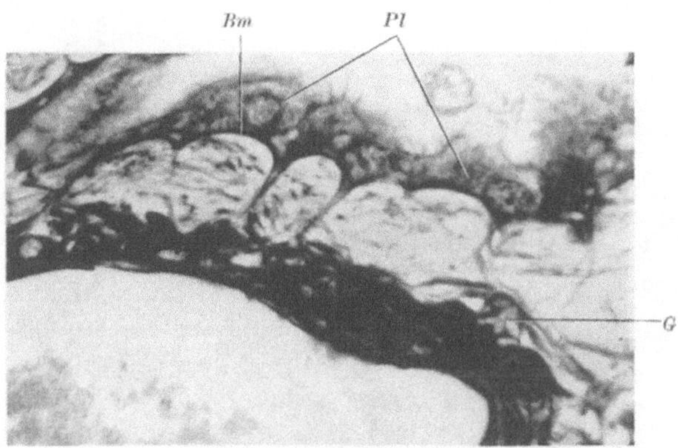

Abb. 103. Plasmafortsätze der Plexusepithelien ziehen, begleitet von der bindegewebigen Basalmembran *Bm*, in die Wand eines Plexusgefäßes. *Bm* Basalmembran; *Pl* Plexusepithel; *G* Gefäßwand. (*Mensch*, Plex. chor. Ventr. IV, mit FSE durchspült, Paraffin 8 μ, Färbung PASINI-WALTER. Panphot Obj. 90, Ok. 2.) (Aus LEONHARDT 1952.)

zwischen Epithelzellen, Fibrocyten und Adventitiazellen. Er sieht in diesen Cytoplasmabrücken einen Transportweg von der Capillare zum Epithel. Die Versuche von STIEHLER und FLEXNER (1938) am lebenden Plexus haben aber die außerordentliche Bedeutung der Basalmembran mit ihrem hohen Potentialgefälle ergeben (vgl. S. 87).

h) Allgemeines über das Plexusepithel.

Die *Epithelzellen* des Plexus haben eine fast würfelförmige Gestalt. An der Basis und an den Seitenkanten sind sie scharf begrenzt. An isolierten Zellen findet FREY (1876) zackige Fortsätze. Das Cytoplasma erscheint mit den meisten Färbemethoden körnig oder netzartig. Mit Versilberungsmethoden lassen sich im Cytoplasma der Plexuszellen argentophile *Granula* darstellen, die ZIMMAN (1943) als Proteineinschlüsse deutet, nicht mit granulären Mitochondrien zu verwechseln. Die von CIACCIO und SCAGLIONI (1913) sowie SEITZ (1922) erwähnten *siderophilen* Körnchen sollen teilweise den Mitochondrien nahestehen (CIACCIO und SEAGLIONI). Auf *Mucopolysaccharide* zu beziehende Granula kommen nach LEBLOND (1950, Perjodsäure-Säurefuchsin-Reaktion nach HOTCHKISS) in der Golgizone der Plexusepithelzellen vor. Im Plexusepithel von Feten und Kindern findet man *Glykogen*einschlüsse, denen Bedeutung für die Ernährung des wachsenden Gehirns zugeschrieben wurde (JAKOB 1927). Bei Betrachtung ungefärbter Schnitte in ultraviolettem Licht fluoresciert das Cytoplasma der Zellen mit weißer Farbe (WISLOCKI und DEMPSEY 1948). Mit speziellen Färbemethoden lassen sich im Cytoplasma *Mitochondrien* nachweisen. Gewöhnlich haben sie die Gestalt feiner Fäden, deren 30—40 die Zelle ausfüllen können (Abb. 105a und b). Sie

liegen manchmal an der Basis der Zelle dichter gehäuft, erstrecken sich aber um
den Kern herum und füllen das ganze Cytoplasma aus. Gelegentlich glaubt man
zu beobachten, daß sie axial, also senkrecht zur freien Oberfläche der Zelle angeordnet sind. Die Mitochondrien erscheinen in manchen Zellen mehr als plumpe
Stäbchen, in anderen als Kommata und Kugeln. Größere, nach Zimman (1943)
aus Lipoproteiden bestehende Kugeln können in der Mitte einen helleren Hof
haben, so daß der Eindruck eines Bläschens entsteht. Diese Bläschen können

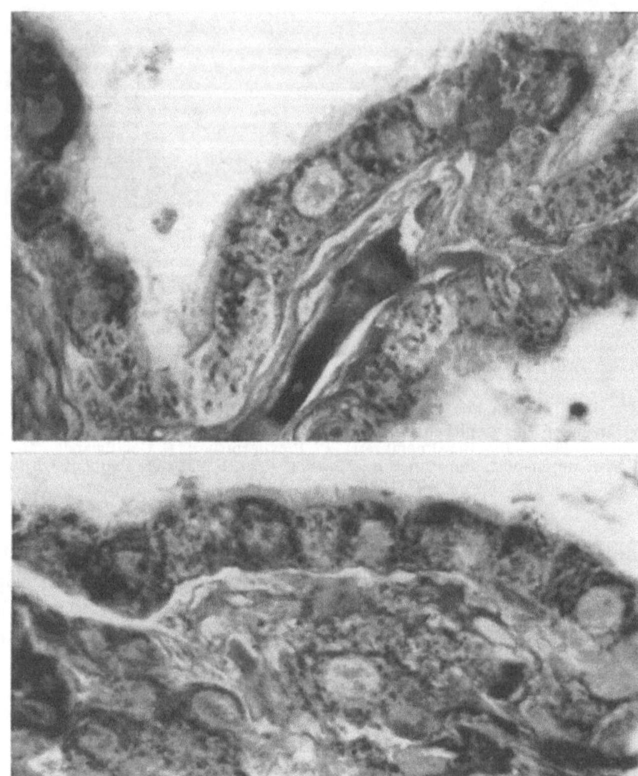

Abb. 104. Plexusepithel der *Katze*. Fixierung mit Osmiumsäure. Färbung nach Altmann mit Säurefuchsin-Pikrinsäure.

den ganzen Zellkörper erfüllen. Dadurch, daß ein Rest eines Mitochondriums
an den Bläschen hängt, haben sie oft die Konfiguration einer Kaulquappe.

In den Zellen der Erwachsenen finden sich ein oder mehrere dunkelbraune
Körperchen von kaum 2 μ Größe. Im Plexusepithel *älterer Menschen* treten
außer kugeligen *Fetteinschlüssen* die von Hortega (1945), seinem Schüler
Zimman (1943) und Biondi (1933) beschriebenen fädigen Strukturen auf, die
sog. *Filamente*. Aus ihnen gehen unter Umständen homogene bogen- und ringförmige oder multipolare Zelleinschlüsse (Abb. 119) hervor (s. u.). Die *Zahl*
der Plexusepithelzellen des Menschen beträgt nach Voetmann (1949) rund
100 Millionen; beim *Manne* sollen etwa 10 Millionen Epithelzellen mehr als
beim *Weibe* vorhanden sein.

Die *Größenverhältnisse* der Plexuszellen hat Haeckel (1899) gemessen.
Er gibt für die Epithelzellen einen Durchmesser von etwa 15—20 μ an.
Der Kern hat einen Durchmesser von etwa 7—9 μ. Bei Erwachsenen sind

die Zellen meistens etwas kleiner, auch der Kern wird kleiner. Voetmann
(1949) gibt ein durchschnittliches Zellareal von 213 μ^2 an. Unter Berücksichtigung von Zellzahl und Zellgröße kommt man schätzungsweise zu
einer *Plexusoberfläche* von 150—300 cm². Für die *Katze* stellt der Autor
eine Plexusoberfläche von etwa 10 cm² fest.

Bei mikroskopischem Vergleich der Ependymzellen mit den Plexuszellen sind
im allgemeinen die Ependymzellen kleiner. Sie haben statt des Bürstenrandes
eine Cilie und eine Cuticula
(Grynfeltt und Euzière 1919).
Im Kern der Ependymzellen fehlen
die großen färbbaren Massen, die
sich (nach Regaud) schwarz und
mit Benda gelb färben, die sich
in den Plexuszellen finden. An
manchen Stellen trägt das Ependym einen deutlich mehrzelligen
Charakter, der sich beim Erwachsenen im Plexus nicht mehr nachweisen läßt. Das Ependym ist
außerdem sehr viel ärmer an
Mitochondrien als das Plexusepithel.

i) Zementbänder und Zwischenzellensubstanz.

Zwischen den einzelnen Plexuszellen findet sich nach Kalwaryiski (1924) eine Zementsubstanz,
die sich nach starker Färbung mit
Heidenhainschem Hämatoxylin
darstellen läßt. Kalwaryiski beschreibt diese feine Membran als
eine Fortsetzung der basalen Membran, so daß also die Epithelzellen
wie in einem Korbe sitzen. Auch
Schmid (1929) bestätigt das Vor-

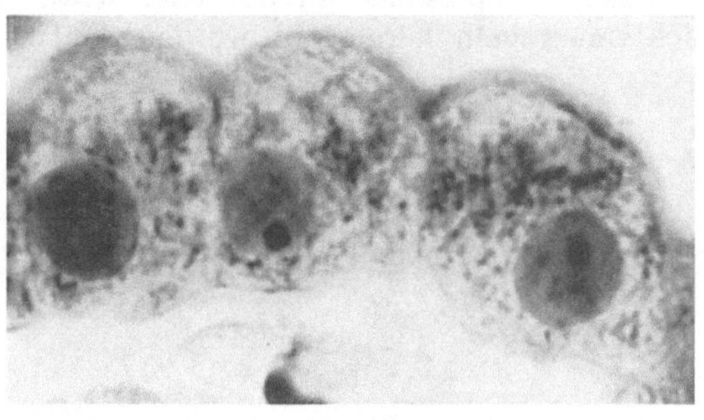
a

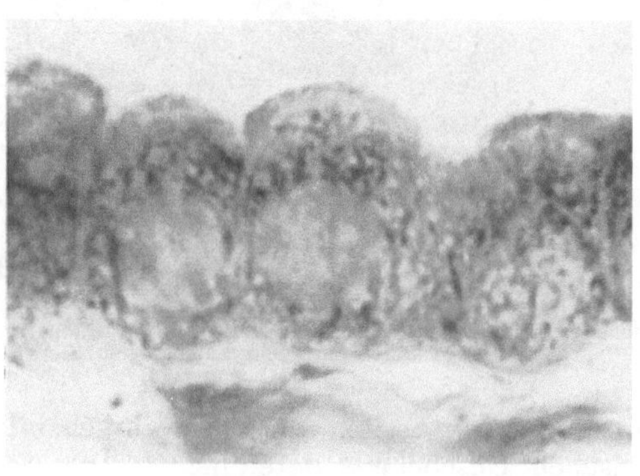
b

Abb. 105 a u. b. Plexus chorioideus des *Hundes* mit fädigen
Mitochondrien und Bürstensaum. Färbung nach Brodersen
(Vergr. 2000fach).

handensein der Zementbänder. Sehr schön sieht man in Abb. 107 die Kittlinien zwischen den Zellen mit dem Phasenkontrastverfahren.

k) Der Bürstensaum.

Nach Wislocki und Dempsey (1948) hat die eigentliche Zellmembran der
Plexuszellen unter dem Polarisationsmikroskop einen doppelten polarisierten
Rand. Dieser aufgelegt ist an frischen Präparaten allen Plexusepithelien eine
feine Schicht, die eine senkrechte Streifung erkennen läßt, der *Bürstensaum*
(Abb. 105a und b, 106). Der Bürstensaum der Plexuszellen, den unter anderem
R. Krause (1921) bereits für verschiedene Wirbeltiere beschreibt, ist nur
darzustellen, wenn der Plexus lebenswarm fixiert wird. Infolgedessen bekommt
man ihn bei menschlichem Material nur selten zu Gesicht. Zwischen dem
Bürstensaum und dem Zelleib liegt nach Kalwaryiski (1924) eine Schicht
von 1—3 μ Dicke, die aus einer dichten Anhäufung von Körnchen besteht. Die
Bürstenschicht selbst besteht aus Stäbchen, die auf diesen Körnern ruhen. Der

Bürstensaum ähnelt dem des syncytialen Lagers des Chorionepithels und dem
der Tubuli contorti der Nieren. Bei der lebenden Zelle zeigt der Bürstensaum
ein feines undulierendes Flimmern von der Größenordnung der Brownschen
Molekularbewegung. Brodersen und Schaltenbrand (1930) haben an Präparaten vom lebensfrisch fixierten Plexus der *Katze*, der nach der Brodersenschen Methode[1] verarbeitet worden ist, gesehen, daß der Bürstensaum an
bestimmten Stellen hochgehoben und durch einen zungenartigen Fortsatz des
apikalen Cytoplasmas durchbrochen wird. Die Präparate sind mit solchen Vor-
sichtsmaßregeln hergestellt worden und die Durchbrechungen finden sich an

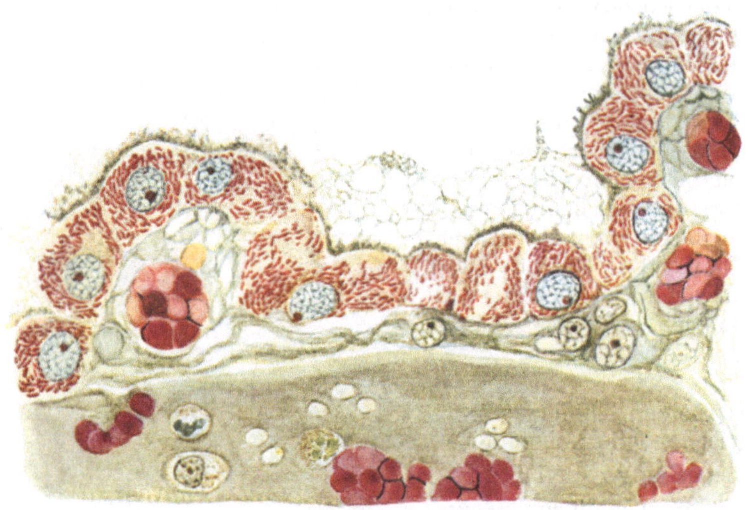

Abb. 106. Plexuszellen der *Katze*. Fixation nach Bensley. Färbung mit Säurefuchsin und Methylgrün. Der
Bürstensaum geht an manchen Stellen in schaumiges Substrat über.

so geschützten Stellen, daß sie wahrscheinlich Momentaufnahmen eines physiologischen Geschehens darstellen.

Außerdem kommt es aber etwa eine Stunde nach Herausnahme des überlebenden
Plexus im Brodersenschen Durchströmungsapparat zur Bildung zahlreicher,
klarer, nicht färbbarer *Tropfen*, die ziemlich schnell durch den Bürstensaum
aus dem Zelleib austreten. Sauerstoffmangel begünstigt anscheinend diese

---

[1] Das lebensfrisch dem eben getöteten Tier entnommene Organ wird auf einem reinen
Objektträger in etwas physiologischer Kochsalzlösung mittels einer Schere in einen Brei
ganz feiner Stückchen zerlegt. Dieser Brei wird durch einen Strahl derselben Kochsalzlösung
in ein Glasschälchen gespült und nun mit einigen Tropfen einer 2%igen Osmiumtetraoxyd-
lösung versehen.

Da die Gewebsstückchen sehr fein sind, so genügen zur guten Fixierung etwa 10 min.
Über das Glasnäpfchen stülpt man einen umgekehrten Trichter zum Schutz vor dem Osmium-
dampf und saugt durch ihn hindurch mit einer Pipette die Fixierungsflüssigkeit ab und ersetzt
sie durch NaCl 0,9%. Dies wird mehrmals wiederholt. Dann wird das Präparat in eine mit
Thymol versetzte 10%ige Lösung von Gelatine Ia Grübler in physiologischer Kochsalzlösung zum Einbetten in den Brutschrank bei 37° gebracht.

Nach 4—5 Std. läßt man auf dem Gefriertisch des Mikrotoms einen kleinen Eisblock
gefrieren und legt darauf den aus der Gelatine gehobenen Gewebsbrei, der nun ebenfalls
vereist wird und in 5 μ dicke Schnitte zerlegt werden kann.

Die Schnitte bringt man in den Durchströmungsapparat und läßt sehr dünne Farblösung zufließen oder färbt auf Objektträger. Die Gelatine färbt sich nicht mit.

Die Farblösung besteht aus dem käuflichen Methylgrün-Pyronin mit einem geringen Zusatz von Neuviktoriagrün, so daß die Lösung nun blauviolett aussieht. Als Einschlußmittel
kann man Brunsche Lösung nehmen: Aqua 70, Dextrose 20, Campherspiritus 5, Glycerin 5.

Phänomene, so daß man an eine Erstickungserscheinung denken muß. Die Erscheinung ist wohlbekannt und oft abgebildet worden; gewöhnlich hat man sie für eine Liquorabsonderung gehalten. Die Tropfen sind weniger lichtbrechend als Fett, aber stärker lichtbrechend als die umgebende Kochsalzlösung. Ich halte es für wahrscheinlich, daß es sich um Quellungserscheinungen an hydrophilen Lipoiden (Lecithin) handelt.

Schon nach geringer Lädierung des Plexus ist die äußere Begrenzung des Bürstensaumes unregelmäßig und läßt hier und da kleine Protuberanzen erkennen. Dann erhält man dort, wo die Zotten des Plexus dicht nebeneinander liegen, einen

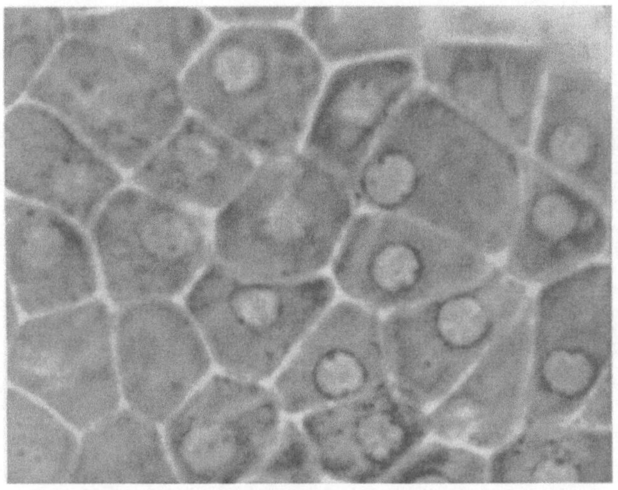

Abb. 107. Oberflächenansicht des Plexus chorioideus eines 2¹/₂jährigen *Kindes*. (Tod nach Avertinnarkose.) Phasenkontrastverfahren. (Aus FRAUCHIGER 1945.)

Tangentialabschnitt des Bürstensaumes, der ein schaum- oder schwammartiges Gebilde vortäuscht, dessen einzelne Bläschen dieselbe Größe haben wie die Bläschen innerhalb der Epithelzellen oder auch etwas größer sind. Manchmal findet sich in dieser schwammigen Masse auch das eine oder andere Körnchen mit Mitochondrienfärbungen. Der Bürstensaum ist ein außerordentlich zarter Belag der Zellen, der sich bei der geringsten mechanischen Beanspruchung ablöst und schaumig zerfällt.

Aus dem zerfallenen Bürstensaum entsteht wahrscheinlich der granuläre schleimartige Niederschlag, den man oft in der Nähe des Plexus in den Ventrikeln findet.

l) Geißeln.

Vereinzelte Plexuszellen tragen Geißeln (SCHMID 1929). Ich habe dies an Präparaten von *Kaninchen, Hunden* und *Katzen* feststellen können, die ich gemeinsam mit Prof. BRODERSEN nach dessen Methode hergestellt habe (s. a. MAXIMOW und BLOOM 1952, *Meerschweinchen*). In diesen Präparaten fanden wir die Geißeln gewöhnlich in Form eines Büschels angeordnet, das in einem kleinen Cytoplasmahügel verankert ist, der den Bürstensaum durchbricht. Die Länge der Geißeln beträgt etwa das 4—5fache der Höhe der Stäbchen des Bürstensaums (Abb. 108a und b). An der Basis der Cilien sahen wir *Blepharoplasten*. Denselben Befund konnte ich an Präparaten des Hingerichteten erheben, die Herr Kollege LEONHARDT mir freundlicherweise überlassen hat;

auch mir gelang es, einige Geißeln zu photographieren. In jeder Plexuszelle findet sich ein ausgesprochener Blepharoplast unter einem kleinen Cytoplasmahügel. Besonders schöne Geißelzellen findet man im Plexusepithel niederer Wirbeltiere.

m) Der Zellkern.

Der Zellkern findet sich im Zentrum der Zelle und nimmt auf dem Querschnitt etwa $^1/_3$ der Fläche ein. Nach Askanazy (1914) sind die Kerne kopfständig. Nach Schmid (1929) tritt eine solche Lage der Kerne nur ein, wenn der

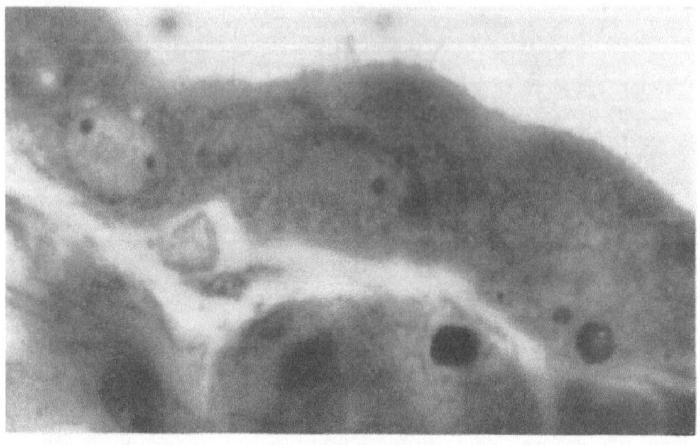

a

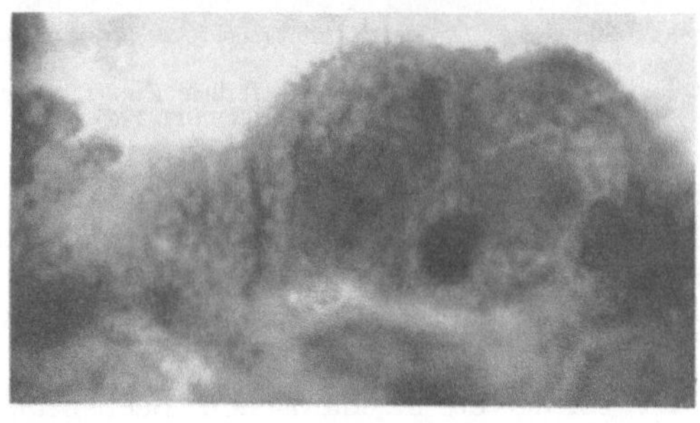

b

Abb. 108 a u. b. Plexuszellen des Kaninchens. Methode von Brodersen. Charakteristisch sind die zahlreichen, den Bürstensaum durchbrechenden Cilien und die großen Fetttropfen im Cytoplasma.

Plexus in Formol fixiert wird. Bei anderen Färbemethoden hat Schmid eine apikale Lage der Kerne nicht beobachtet. Ich selbst habe eine kopfständige Lage des Kernes nur bei älteren *Mäuse*embryonen gefunden, niemals dagegen bei erwachsenen *Menschen* und Tieren gesehen.

Die Kerne der Epithelzellen sind groß und von blasigem Charakter; sie haben ein feines, netzartiges Chromatingerüst und gewöhnlich 2 oder 3 Nucleoli verschiedener Größe, die von einem helleren Hof umgeben sind. Bei der Zellfärbung nach Brodersen haben die verschiedenen *Nucleoli* der Plexuszelle oft einen etwas verschiedenen Farbton. Es ist von mehreren Autoren (Galeotti 1897, Engel 1908, Pellizzi 1911) angenommen worden, daß die Nucleolen eine besondere Rolle beim Sekretionsprozeß spielen, indem sie aus dem Kern austreten und sich durch Aufnahme von anderen flüssigen Stoffen in Sekrettropfen umwandeln. Ich habe niemals Bilder gefunden, welche auf eine derartige Funktion der Nucleoli hinwiesen, und glaube, daß die Funktion dieser Gebilde prinzipiell dieselbe sein wird wie in allen anderen Körperzellen.

n) Intracelluläre Tropfen.

VALENTIN (1836) hat als einer der ersten eigentümlich glänzende, runde gelbbraune Kugeln in den Plexuszellen beschrieben, in denen er *Fett* nachweisen

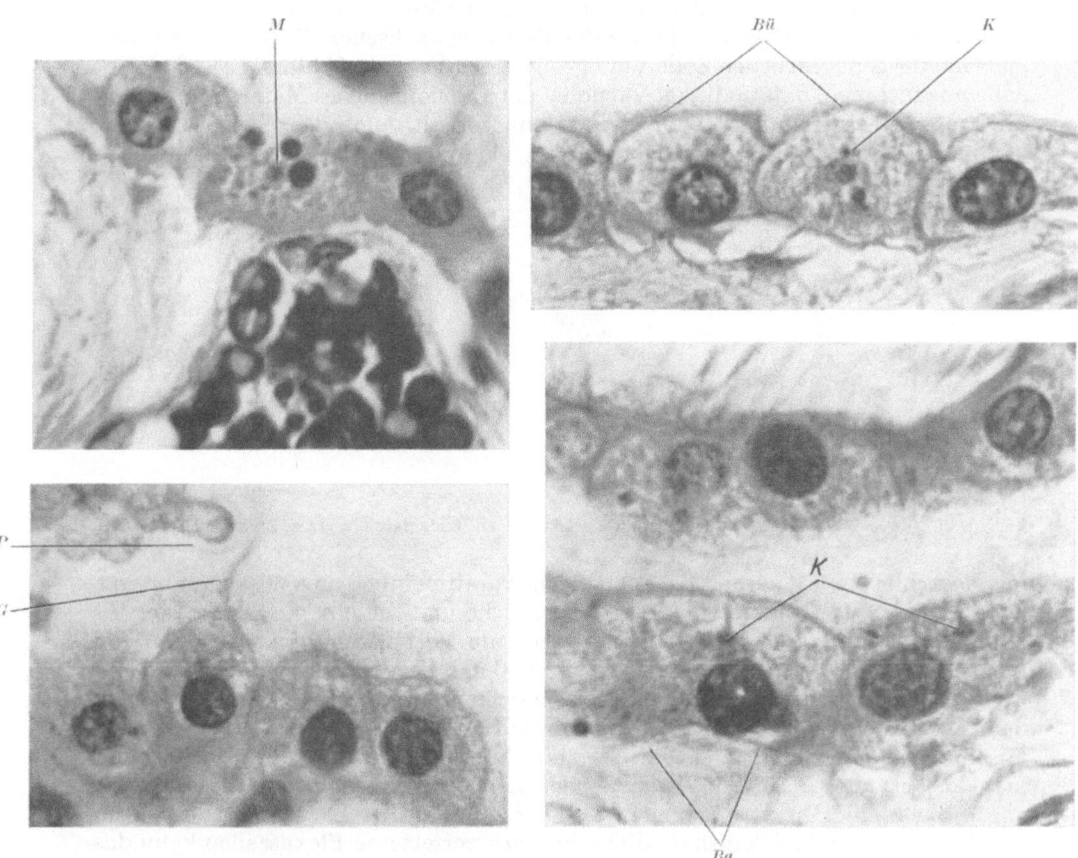

Abb. 109. Plexusepithel eines Hingerichteten. Präparate von LEONHARDT. Färbung nach PASINI-WALTER, Photographie von SCHALTENBRAND, Vergr. 1800fach. *P* Plasmafortsatz; *G* Geißel; *M* Makrophage; *Bü* Bürstensaum; *K* Kondriokonten mit Geißelschaft; *Ba* Basalmembran.

konnte. ENGEL (1908), CIACCIO und SCAGLIONI (1913), YOSHIMURA (1908), IMAMURA (1900), LÖPER (1904), SCHMID (1929) und ZIMMAN (1943, Abb. 110) haben intracelluläres Fett in Form maulbeerartiger Häufchen beschrieben. GALEOTTI (1897) hat diese Tröpfchen für *Pigment* gehalten. HWOROSTUCHIN (1911) gibt an, daß sich diese Tropfen in Alkohol lösen, PELLIZZI (1911), daß sie sich nicht mit Nilblau färben, ebensowenig mit Brillantkresylblau.

Anscheinend bestehen in dem Fettgehalt der Plexuszellen Unterschiede zwischen einzelnen Tierarten. CIACCIO und SCAGLIONI (1913) gaben an, daß bei *Kaninchen* Fetttropfen regelmäßig im Cytoplasma enthalten sind. Dies kann ich bestätigen (Abb. 108a und b). Sie bestehen vorwiegend aus Glycerinestern und haben nach Ciaccio die folgenden färberischen Eigenschaften:

Doppel-brechung	Neutralrot	Nilblau	*Ciaccio*	*Fischler*	*Golodetz*	O_sO_4
negativ	negativ	rot	negativ	negativ	negativ	schwarz oder schwarzgrau

Mit zunehmendem Alter sollen diese Fettkugeln häufiger werden.

Untersucht man Paraffinschnitte des Plexus erwachsener *Menschen*, so findet man häufig genug in jeder Zelle eine große leere Vacuole (Abb. 111a). Es liegt nahe anzunehmen, daß in diesen Vacuolen ein alkohollösliches Material enthalten war. Bei Gefrierschnitten und Fettfärbung erhält man das Positiv hierzu: nämlich deutlich gefärbte Fetttropfen (Abb. 111b). Ich habe jedoch gelegentlich

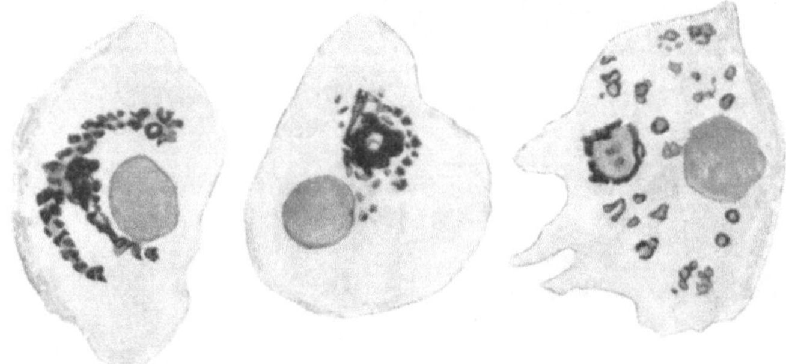

Abb. 110. Fetteinschlüsse im Plexusepithel des Menschen, Sudanfärbung. (Aus Zimman 1943.)

im menschlichen Plexusepithel auch nach Paraffineinbettung noch gelbbraune Tropfen gefunden, die dieselbe Lage in der Zelle und dieselbe Größe hatten. Es kann sich bei diesen Fetteinschlüssen nicht um Fett handeln, sondern nur um nicht in Alkohol lösliche *Lipoide* (Lecithin?). Wenn Fett oder Lipoidsubstanzen in der Plexuszelle vorhanden sind, so lassen sie sich am bequemsten nach Fixierung in dem Altmannschen Gemisch oder in Essigsäure-Osmiumsäure-Kaliumbichromat-Mischung und nachfolgender Färbung mit Säurefuchsin darstellen. Oft findet man das Fett auch in Gestalt kleiner Kügelchen, die um ein gemeinsames Zentrum angeordnet sind. Dieses Häufchen ist stets kleiner als der Kern und ist meist im basalen Teil der Zelle lokalisiert. Bei sehr stark verfetteten Plexuszellen kann das Fett auch außerhalb dieses Sphäroids zu finden sein. In den zahlreichen Plexus normaler *Katzen*, die Wen Chao Ma und ich (1931) mit dieser Methode unter-sucht haben, haben wir nur selten Fetttröpfchen gefunden. Regelmäßig findet man dagegen Fett unter pathologischen Umständen (vgl. hierzu Zimman 1943). Aus diesen Befunden haben wir geschlossen, daß die *normale* Plexuszelle der Katze kein Fett zu enthalten braucht, daß sich aber unter krankhaften Um-ständen stets Fett in ihr findet. Wir können dagegen nicht mit Sicherheit behaupten, daß das Vorkommen von Fett- oder Lipoidtropfen unbedingt als Zeichen eines pathologischen Vorganges gedeutet werden muß. Ich habe den Eindruck, daß Fette oder Lipoide, also Substanzen verwandter Art, in der Plexuszelle in einer charakteristischen Form, nämlich als maulbeerförmiges Häufchen oder als geschlossener Tropfen im basalen Zellabschnitt gespeichert werden können. Dieses intracelluläre Gebilde imponiert je nach den darin gespeicherten Substanzen bald als Pigmentkugel, bald als Lipoidtropfen oder als

Anhäufung von Fetten oder nach Alkoholfixation als leergewordene Vacuole. Es ist scharf zu trennen von den ganz anders geformten lipoiden Gebilden des GOLGI-Apparates. ZIMMAN (1943) findet kugelige Fetteinschlüsse teilweise erheblichen Umfangs bei seniler Involution.

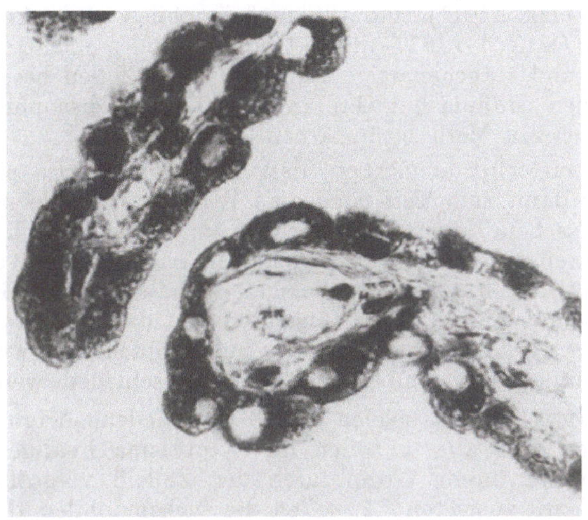

a

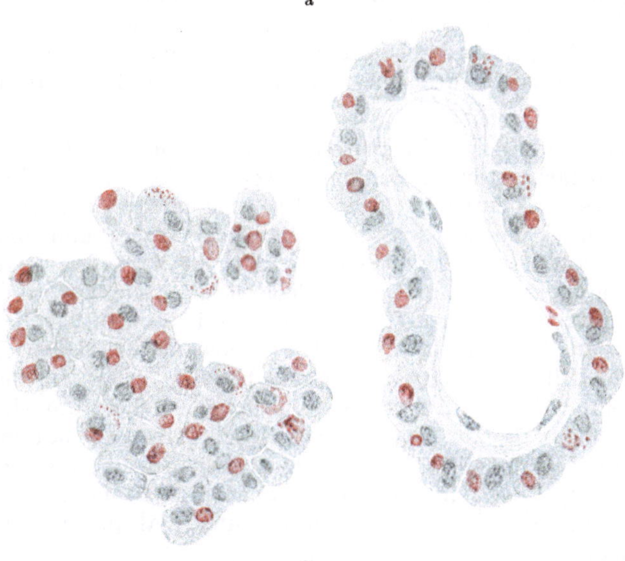

b

Abb. 111a u. b. a Plexus chorioideus des *Menschen* mit großen Vacuolen, die durch Auswaschen des fettigen Inhaltes entstanden sind. b Färbung mit Methylenblau.

o) Vacuolen, Mitochondrien und GOLGI-Apparat.

Das Cytoplasma des Epithels hat bei Färbung mit Eosin oder anderen Plasmafärbungen eine schaumartige Struktur, in der man kleinste Vacuolen zu erkennen glaubt. Mit besonderen Färbemethoden lassen sich im Plasma zahlreiche *Granula* demonstrieren. Ein Teil dieser Granula hat den Charakter typischer Mitochondrien.

Es handelt sich um fädige Gebilde, die sich nach geeigneter Fixierung mit Säurefuchsinlösung darstellen lassen. Sie füllen fast den ganzen Zelleib aus und lassen manchmal eine Orientierung parallel zur Längsachse der Zelle erkennen. Man hat oft den Eindruck, daß sie unmittelbar in die Streifung des Bürstensaumes übergehen.

Nach B. Pellizzi (1911) sind die fuchsinophilen Granula, also die Mitochondrien, durch Galeotti 1877 entdeckt worden. Indessen hatte schon O. Luschka (1855) ring- und stäbchenartige Gebilde in den Zellen beschrieben. Neben den fuchsinophilen Granula hat Galeotti (1897) auch basophile Körnchen beschrieben, die sich mit Methylgrün färben.

Im allgemeinen wird angegeben, daß die *Mitochondrien* sich in Vacuolen verwandeln, die dann zum Teil noch eine Wand haben, die mit Säurefuchsin oder Heidenhainschem Hämatoxylin färbbar ist. Es finden sich in der Literatur sehr viele Beschreibungen, die aus verschiedenartigen Bildern der Plexuszellen auf eine sekretorische Funktion schließen. So haben schon Galeotti (1897), Pellizzi (1911) und Engel (1908) angenommen, daß die Granula der Zellen allmählich größer werden, sich in Bläschen und Tröpfchen verwandeln, die dann zum Zellrand hinwandern und schließlich ausgeschieden werden.

Nach Galeottis Ansicht spielen sich 3 verschiedene Arten von *Sekretionsvorgängen* in der Zelle ab: 1. sollen im Cytoplasma hyaline Tröpfchen auftreten, die sich auf ihrem Wege durch den Zelleib vergrößern, bis sie an dessen freiem Saum austreten; 2. sollen die fuchsinophilen Granula der Zelle im Kern entspringen, dann an Größe zunehmen und durch die freie Oberfläche der Zelle austreten; 3. sollen die groben basophilen Körner (Plasmosomen) vom Kernkörperchen abstammen, ins Cytoplasma übertreten, weiterwachsen und in feinere Körnchen zerfallen, die die Zellen an ihrem freien Saum verlassen.

Löper (1904) fand in den Plexuszellen stark *eosinophile Körnchen*, die sich mit Thionin grün färben, und *gelbe Pigmentkörner*, die sich mit Orange G deutlicher machen lassen. Yoshimura (1908—1910) gibt an, daß bei Lecithinfärbungen sich die Wände der Vacuolen des Plexus darstellen lassen und glaubt, daß die Sekrettröpfchen in kleinsten Kügelchen vereinigt oder in großen Blasen in Massen zur Ausscheidung gelangen. Im Innern der Sekrettröpfchen soll sich gelegentlich Glykogen finden. Pellizzi entwickelte 1911 ähnliche Auffassungen wie Galeotti (1897) und Schläpfer (1905). Hworostuchin (1911) berichtet, daß der Kern sich an der Bildung der Sekretgranula beteiligt. Ciaccio und Scaglioni (1913) bezweifeln, daß die Mitochondrien zugrunde gehen, um sich in Sekretkörner zu verwandeln, die zur Ausstoßung bestimmt sind. Sie halten es für wahrscheinlicher, daß sie der Verarbeitung gegebener Stoffe, die sie von außen aufnehmen, dienen Dagegen seien die Vacuolen Exponenten eines wahren Sekretionsprozesses. Ein Übergang vom Kernmaterial in das Cytoplasma sei unwahrscheinlich.

Davis (1924) spricht sich dafür aus, daß die Mitochondrien im Cytoplasma der Plexuszellen den Mitochondrien entsprechen, die man in allen anderen Körperzellen findet und hält sie nicht beweisend für eine Sekretion.

Nach meiner Ansicht sind die Vacuolen von sehr viel geringerer Zahl und Bedeutung, als die meisten früheren Autoren angenommen haben. Ich habe jedoch bei längerem Suchen bei einwandfreien, nach der Brodersenschen Methode hergestellten Präparaten gelegentlich einzelne Zellen mit kleinen Vacuolen gefunden (Abb. 112), die kein fettähnliches Material enthielten. Wie in dem Kapitel über die postmortalen Veränderungen ausgeführt wird, treten unter dem Einfluß des Todes wahrscheinlich osmotische Veränderungen auf, die zu einer Störung der Wasserbilanz führen. Dann erscheinen die Zellen mit Vacuolen übersät. Der Fehlschluß liegt nahe, solche Vacuolen mit der Sekretion des Liquors in Verbindung zu bringen.

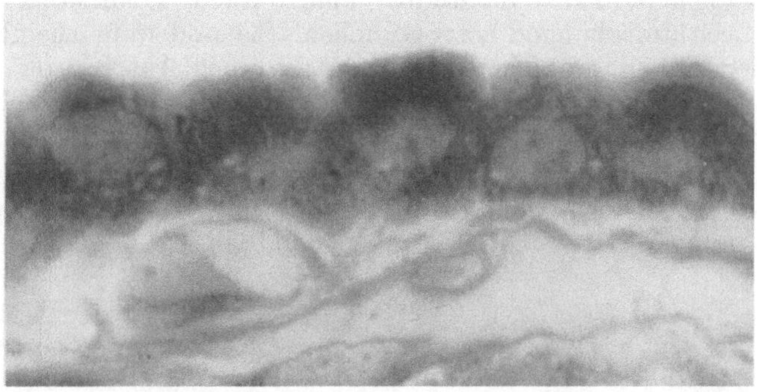

Abb. 112. Plexuszellen des *Hundes*. Methode von BRODERSEN. Innerhalb der Zellen sind kleine Vacuolen zu erkennen.

Alle älteren Autoren und unter den neueren auch FERRARO (1925), SCHMID (1929) und ich selbst, stimmen darin überein, daß die Plexuszellen echte *Mitochondrien* enthalten, die allerdings nur bei sofortiger Fixation lebensfrischen

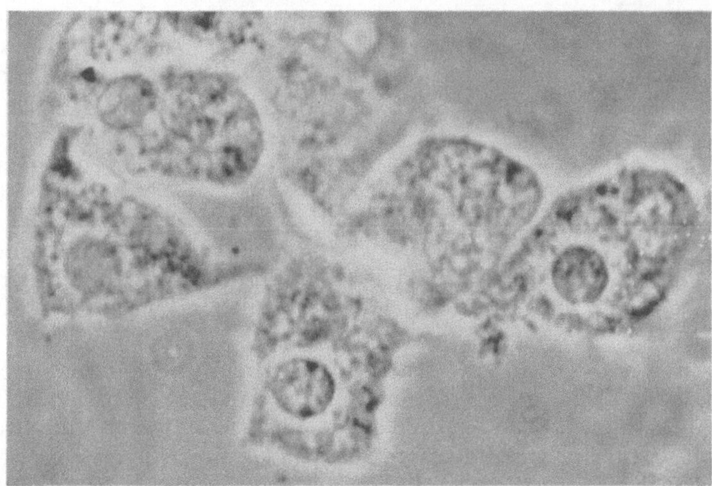

Abb. 113. Plexus chorioideus eines 2¹/₂jährigen *Kindes*. Tod nach Avertinnarkose. Einzelne Zellen im Zupfpräparat. (Aus FRAUCHIGER 1945.)

Materials darstellbar sind. Sie lassen sich mit Säurefuchsin darstellen (GALEOTTI). Sie färben sich nach REGAUD und mit HEIDENHAINschem Hämatoxylin (SAITO) schwarz, nach BENDA gelb (GRYNFELTT und EUZIÈRE 1912/13). Sie werden als fädige oder körnchenartige Gebilde beschrieben. Die Mitochondrien füllen fast den ganzen Zelleib aus und lassen manchmal eine Orientierung parallel zur Längsachse der Zelle erkennen.

Mit dem Phasenkontrastverfahren lassen sich die Mitochondrien ebenso wie die übrigen Zellorganellen der Plexuszelle auch im ungefärbten Präparat erkennen (Frauchiger 1945, Abb. 113). Bald nach dem Tode erscheinen sie als mehr oder weniger feine Granula (vgl. Kapitel Golgi-Apparat).

Neben den Mitochondrialfäden findet man lipoide Granula, die sich mit Osmiumsäure braunschwarz färben und mit Methylgrün (Galeotti 1897) und mit Nilblau (Pellizzi 1911) darstellbar sind. Nach Yoshimura (1908) sind sie mit allen Lecithinfärbungen hervorzuheben. Sie sind wahrscheinlich mit den lichtbrechenden gelben Tröpfchen identisch, die viele Autoren im ungefärbten lebenden Präparat beschrieben haben. Hier handelt es sich angeblich um den Golgi-Apparat.

Bei der Imprägnation lebensfrischen Gewebes mit Osmiumsäure sieht man diese Gebilde als Schollen und Brocken im Zelleib. Sie sind gröber und anscheinend geringer an Zahl als die Mitochondrien (Abb. 125a).

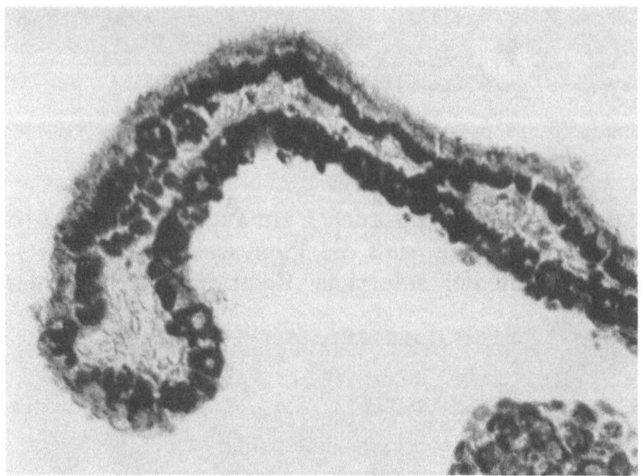

Abb. 114. Glykogenablagerung im Plexusepithel eines *Maus*embryos (16¹/₂ Tage alt, 10 μ, McManus-Reaktion, Vergr. 410fach). Die Abbildung verdanke ich dem Entgegenkommen von Herrn Prof. Ariens Kappers-Groningen.

Von manchen Autoren wird der Golgi-*Apparat* als ein System intracellulärer Kanäle beschrieben, oder auch als geweihartig verzweigtes Gebilde, oder als ein verzweigtes Netzwerk. Wahrscheinlich machen diese Gebilde nach dem Tode gewisse Formwandlungen durch und zeigen nicht mehr dieselbe Struktur, die sie während des Lebens haben.

Da die Frage nach der Natur des Golgi-Apparates durch neuere, elektronenoptische Studien und Vitalbeobachtungen erneut in Fluß geraten ist, erscheint es verfrüht, Betrachtungen über die funktionelle Bedeutung dieses angeblichen Organells im Leben der Plexuszelle anzustellen.

Ob es neben dem Golgi-Apparat und den Mitochondrien noch weitere Granula in den Zellen gibt, erscheint mir nicht sicher. Immerhin beschreibt Zimman (1943, Abb. 118) argentophile, aus Proteinen bestehende Granula, die nicht mit den Mitochondrien identisch sein sollen. Ein *Kinozentrum* ist gelegentlich beschrieben worden (Schmid 1929). Marinesco und Watrin (1922) haben *Oxydasegranula* beschrieben, doch ist dieser Befund von Schmid bezweifelt worden.

Wislocki und Dempsey (1948) geben an, daß sich im Plexusepithel des *Affen*, vor allem im oberen Zellabschnitt, kleine Granula darstellen lassen, die sich in der Nähe des Kerns vorwiegend mit sauren Farbstoffen färben, während an der freien Zelloberfläche eine dünne Körnchenschicht oder ein kleiner Haufen sich vorwiegend mit basischen Farbstoffen einfärbe. Diese letzteren Körnchen färben sich mit der Holmgrenschen Methode (Fixierung mit basischem Bleiacetat und Färbung mit Toluidin) metachromatisch und haben dann eine Purpur- oder Lavendelfarbe. Die Körnchen bestehen nach den Autoren aus Ribonuclein, weil sie nach Vorbehandlung des Schnittes mit Ribonuclease verschwinden.

p) Mikrochemische Untersuchungen am Plexus chorioideus-Epithel.

Nach MANGILI, YOSHIMURA (1908—1910) u. a. ist im Plexusepithel bis zum
·6. Fetalmonat *Glykogen* nachzuweisen, vermindert sich dann aber sehr bald.
Nach der Geburt kann für einige Tage noch ein wenig Glykogen in den Plexus
vorhanden sein. Welche Mengen von Glykogen, dessen Lösung zum Bilde starker
Vacuolisierung führen kann, während der Embryonalentwicklung im Plexusepithel auftreten, zeigt Abb. 114.

WOLFF-HEIDEGGER (1941) behandelte den Plexus von *Ratten* und *Meerschweinchen* nach der Methode von GIROUD und LEBLOND zum Nachweis des
Vitamin C im Gewebe. Er fand Vitamin-C-Körnchen im GOLGI-Apparat am

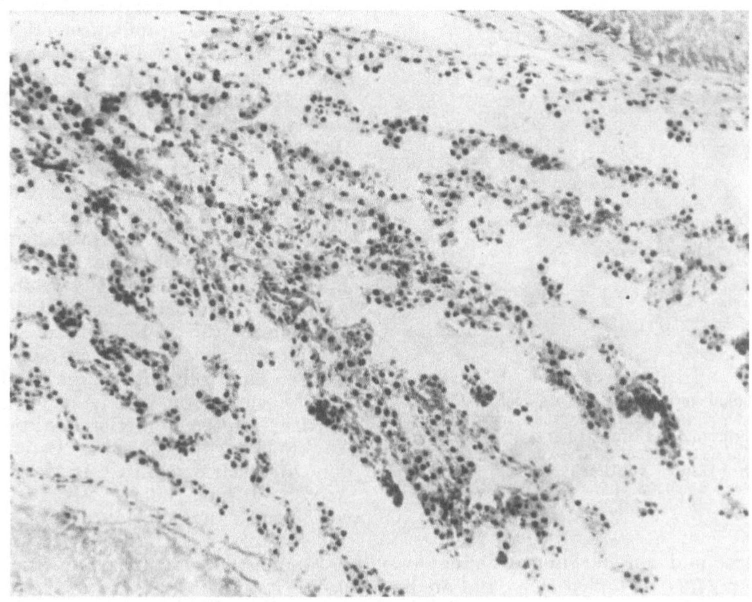

Abb. 115. Saure Glycerophosphatase im Epithel des Plexus chorioideus nach 18stündiger Inkubation bei einem
pH von 4,5. (Aus WISLOCKI und LEDUC 1952.)

distalen Ende der Plexuszellen; er nimmt an, daß das Vitamin C in den nicht
gefärbten basalen Abschnitten der Zelle in der reversiblen oxydierten Form
aus dem Blut genommen wird, im GOLGI-Apparat reduziert und an den Liquor
abgegeben wird. CLARA (1953) gelang es dagegen beim *Menschen* in nur einem
Falle, mit der Vitamin C-Reaktion feine Silberkörnchen darzustellen, die den
Kernäquator gürtelartig umgeben.

WISLOCKI und DEMPSEY (1948) untersuchten den Plexus chorioideus auf
seinen Gehalt an *alkalischer Phosphatase*. Sie legten Schnitte des Plexus für
3—72 Std. bei einem p_H von 9,5 in Lösungen von Glycerophosphat. Bei nachfolgender Färbung nach der GOMORISCHEN Methode und Nachfärbung mit Para-
carmin fand sich eine positive Reaktion in Form von Flecken an den Blutgefäßen des Plexus chorioideus und im benachbarten Stroma. Nach 24stün-
diger Inkubation in Nucleinsäure oder nach 72stündiger Inkubation in Glycerophosphat und Fructosediphosphat gab auch das Epithel eine schwach
positive Anfärbung.

Saure Phosphatase konnte in einigen Schnitten festgestellt werden, die für
24 Std. oder länger bei einem p_H von 5 und 7 in Glycerophosphatlösung gelegen

hatten. Die Reaktion war an den Kernen und in gewissem Grade am Cytoplasma
nachweisbar. Wurde Nucleinsäure zur Vorbehandlung gewählt, so fand sich das
Ferment hauptsächlich im Cytoplasma in Form kleiner brauner Körnchen vor,
einem hellgelben Hintergrund. Bei dieser Methode ließ sich keine Phosphatase
in den Blutgefäßen oder im Stroma nachweisen.

Neuerdings befassen sich vor allem Wislocki und Leduc (1952) mit den
Fermenten des Plexus chorioideus, um das Verhalten dieses Organs mit den
übrigen Strukturen der „hämatoencephalen Barriere" zu vergleichen.

Sie untersuchten *Ratten*gehirne, welche bei 50⁰ tiefgefroren und im Gefrierschnitt von
$5\,\mu$ zerlegt wurden. Die Schnitte wurden auf Glas aufgetrocknet und 30 min in geeistem
80%igem Acetylalkohol oder in absolutem Aceton fixiert, je nachdem ob die alkalische oder die saure Phosphatasemethode angewandt wurde. Die Fixierung erwies sich als nötig, weil ohne sie die Enzyme schon nach 15 min wegdiffundierten. Die Phosphatasen wurden nach Dempsey und Deane mit der Gomori-Methode nachgewiesen. Zum Nachweis der alkalischen Phosphatase brachte man das Gewebe für einige Stunden bei 37⁰ C in eine Phosphatlösung von p_H 9,5. Als Prüfsubstanzen wurden Glycerophosphat, Nucleinsäure und Fructosediphosphat verwandt. Zum Nachweis der sauren Phosphatase wurden die Schnitte für 5—36 Std. bei 37⁰ in eine Glycerophosphatlösung von p_H 4,5 gebracht. Kontrollschnitte, die in phosphatfreie Lösung von gleichem p_H gebracht wurden, zeigten keinerlei Reaktion. Zum Nachweis nichtspezifischer Esterase wurden die Gefrierschnitte in dem geeisten Aceton 30 min fixiert. Als Testlösungen wurde nach dem Verfahren von Nachlas und Seligman der kurzkettige Ester Beta-

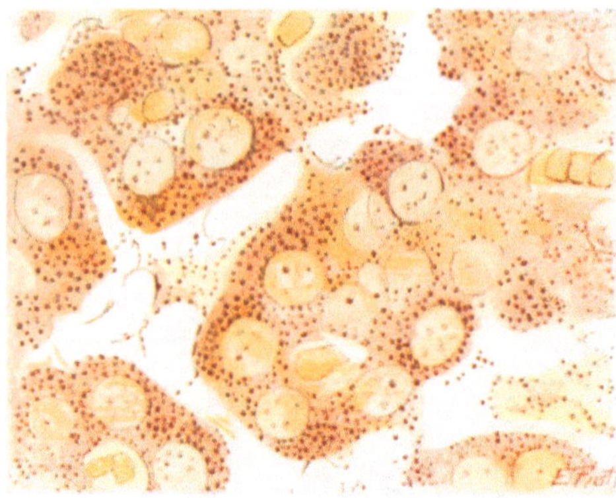

Abb. 116. Lokalisierung her unspezifischen Esterasetätigkeit mit der Methode nach Nachlas und Seligmann
nach Acetonfixierung und Einbettung in Paraffin. Vergr.
500fach. — Im Cytoplasma des Plexus chorioideus finden sich dichte Haufen von Farbkörnchen, welche die
Esterasetätigkeit anzeigen. (Aus Wislocki und Leduc
1952.)

naphtylacetat und zur Färbung Alphanaphthyl bei Zimmertemperatur benutzt mit einem
Puffer von p_H 7,8. Es bilden sich dann an der Stelle der Esteraseaktivität rote Kristalle. Die
Bernsteinsäuredehydrogenase konnte an dicken Gefrierschnitten frischen Gehirns nachgewiesen
werden, welche weder getrocknet noch fixiert waren. Die Schnitte wurden bei 37⁰ in bern-
steinsaures Natron gebracht und Ditetrazoliumchlorid als Farbe genommen, bei einem p_H von
7,6. An den Stellen starker Enzymtätigkeit bildeten sich blaue Körnchen infolge Reduktion des Farbstoffes, an Stellen schwacher Enzymtätigkeit trat nur eine rote Färbung auf.

Die *alkalische Phosphatase* fanden die Autoren hauptsächlich wieder im Bindegewebe und den Blutgefäßen. Die *saure Phosphatase* ist ausschließlich in den
Epithelzellen des Plexus nachzuweisen, am intensivsten in den Kernen, welche
tief gefärbt erscheinen (s. Abb. 115). Auch die unspezifischen Fermente *Esterase*
und *Bernsteinsäuredehydrogenase* sind nur im Plexusepithel nachweisbar (siehe
Abb. 116). In bezug auf den Gehalt an diesen Fermenten ähnelt der Plexus
der Area postrema und dem Tuberculum intercolumnale, welche von Wislocki
ebenfalls zu den Organen der hämatocephalen Barriere gerechnet werden.

Stiehler und Flexner (1938) untersuchten den Gehalt des Plexusepithels
an *Indophenol-Oxydase* mit Hilfe des Dimethyl-p-phenylendiamin und α-Naphtol.
Etwa 1 Std. nach der Behandlung des lebenden oder überlebenden Plexus mit
diesen Reagentien färbt sich das Epithel intensiv blau, während das Stroma
ungefärbt bleibt. Es ließ sich nachweisen, daß diese Färbung mit dem Sauerstoffverbrauch des Plexus parallel ging und bei ungünstigem p_H, welches die Atmung
behindert, nicht zustande kam. Unterhalb eines p_H von 6,17 erlosch der Sauerstoffverbrauch und die Indophenol-Oxydasetätigkeit.

7. Veränderungen der Plexus chorioidei unter verschiedenen Umständen.

Der Mitochondrialapparat und das Cytoplasma des Plexusepithels sind außerordentlich empfindlich. Der Histologe ebenso wie der Pathologe, der sein besonderes Augenmerk auf diese Elemente richtet, muß eine Reihe von Bildern kennen, die immer wieder als Eigentümlichkeiten der normalen Plexuszelle aufgeführt worden sind, die man aber zum großen Teil als postmortale Veränderungen oder als pathologische Reaktionen auffassen muß. Bei niederen Formen findet man nicht selten ausgedehnte Vacuolisierungen des Cytoplasmas und Degenerationen der Plexusepithelien, so bei *Selachiern* (persönliche Mitteilung von BARGMANN).

a) Pigmente und Altersveränderungen des Plexusepithels.

GELLERSTEDT hat (1932, 1933) faden- und ringförmige Gebilde in den Plexuszellen beschrieben und deutete sie irrtümlich, auch nach Bekanntwerden der Befunde BIONDIs, als intra- und intercelluläre Sekretcapillaren. BIONDI (1933/34) fand bei allen *Menschen* über 60 Jahren in den Plexuszellen große, siegelringartige Gebilde, deren „Stein" regelmäßig durch einen großen intracellulären Fetttropfen gebildet wurde, während „Fassung" und „Ring" nach einem von BIONDI angegebenen Verfahren mit Silber darstellbar waren (Abb. 117).

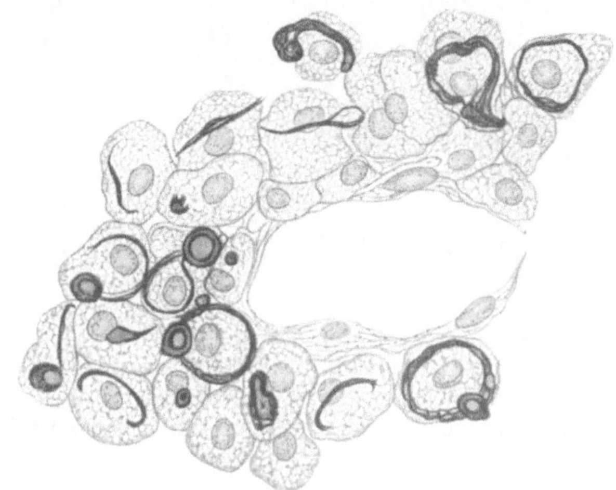

Abb. 117. BIONDIsche Silberringe in den Plexuszellen einer 73jährigen Greisin. BIONDIsche Färbung mit nachträglicher Sudanfärbung. (Aus BIONDI 1933.)

Der Durchmesser der Ringe ist so groß, daß sie den Zellwänden anzuliegen scheinen. Bei jungen Leuten fehlt dieser Befund. Nach v. ZALKA (1934) beruhen die BIONDIschen Gebilde auf senilen Kolloidveränderungen des Cytoplasmas, die eine gewisse Ähnlichkeit mit der ALZHEIMERschen Degeneration in den Ganglienzellen haben. ZIMMAN (1943) und HORTEGA haben den eigenartigen *Filamenten*, die auch im Ependym gefunden wurden, eine sorgfältige Studie gewidmet. Wie bereits erwähnt, können sich die Filamente und homogenisierten Einschlußkörper in recht unterschiedlicher Gestalt entwickeln. Neben ring- und bogenförmigen kommen multipolare Bildungen vor (Abb. 119). Anscheinend handelt es sich um degenerative Altersveränderungen. Eine Neuuntersuchung der Filamente mit neueren histochemischen Methoden erscheint dringend erwünscht.

v. VOLKMANN (1934) hat die *Pigmente* des Plexus chorioideus bei *Menschen* aller Altersstufen eingehend untersucht und beschreibt 3 Typen von Pigment:

1. Die massive Form in Gestalt von granulären Haufen, maulbeerartigen (s. u. KARASSZON 1952, *Pferd*) und kristallähnlichen Gebilden.

2. Die vacuoläre Form. Das Pigment erscheint als bläschenartiges Gebilde oder an der Oberfläche von Vacuolen, sowie als Netz- oder Schaumstruktur (Abb. 120e und f.).

3. Die fadenartige Form, die sich meist in schwachgefärbten Vorstufen findet (Abb. 120a—d).

Das Pigment findet sich vor allem an dem normalen, zottenartig verzweigten Epithel und weniger über dem cystisch-ödematös veränderten Stromaabschnitt.

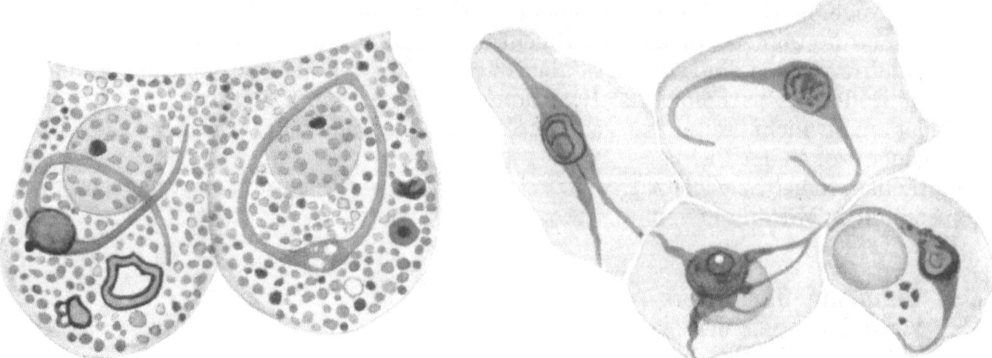

Abb. 118. Plexusepithelzellen mit Mitochondrien, Lipoproteineinschlüssen und Filamenten. (Aus Zimman 1943.)

Abb. 119. Homogenisierte Form von Filamenten im Plexusepithel eines alten *Menschen*. (Aus Zimman 1943.)

Schaumartige Strukturen haben eine Größe von 3—8 μ, die einzelnen Waben von 0,5—2 μ. Die fädigen Formen sind oft zu Kreisen oder Ovalen zusammengezogen. Die Dicke der Fäden beträgt 0,5—1 μ, die Länge 5—50 μ, der Durchmesser der Ringe zwischen 5—20 μ. Manche der Fäden erstrecken sich über

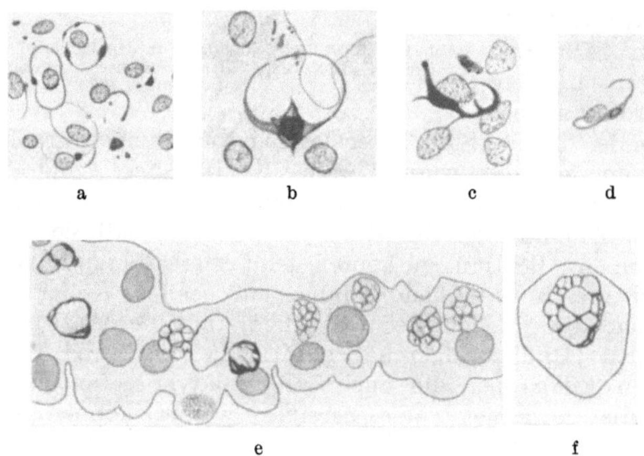

Abb. 120 a—d. Verschiedene Fadenformen aus dem Plexus eines 80jährigen Mannes. In a Fadenring mit Varicositäten: „Ampullen" von Gellerstedt. Susa, Gallocyanin, Neutralrot a und d Vergr. 760mal, b und c Vergr. 1580mal.

Abb. 120 e—f. Primär vielkammerige Schäume sowie 4 gewöhnliche PP.-Vacuolen. 39jährige Frau. Bouin, Gentianaviolett. Vergr. 1880mal, Repr. 0,5. (Aus v. Volkmann 1934.)

mehrere Zellen. Nach den Zeichnungen v. Volkmanns stimmt die Form dieser Gebilde ausgezeichnet mit den Biondischen Silberringen überein. Auch bei den Zimmanschen Filamenten dürfte es sich um dieselben Gebilde handeln. Nach Bargmann (1954) sind die mit der PJS-Reaktion darstellbaren Filamente isolierbar; ihre Substanz zeigt im elektronenoptischen Bild eine zarte fibrilläre Streifung.

v. VOLKMANN versucht, sich auf Grund der färberischen Eigenschaften ein Urteil über die Substanz der Gebilde zu bilden. Sie sind ziemlich säurefest und werden durch 25%ige Schwefelsäure nicht verändert. Durch konzentrierte Salzsäure oder Salpetersäure werden sie nur wenig gebleicht, auch Alkalien haben keinen Einfluß. Durch Wasserstoffsuperoxyd läßt sich die Farbe bleichen. Die Substanzen sind nicht in Fettlösungsmitteln lösbar, färben sich aber in wechselndem Maße mit Sudan, Neutralrot und Nilblausulfat an. Durch Osmiumsäure bräunen sich die Pigmente wegen ihrer färberischen Eigenschaften als Abnutzungspigmente bzw. Propigmente. Sie sind an eine eiweißartige Trägersubstanz gebunden. v. VOLKMANN berichtet noch, daß die basale Membran sich in Sudanschnitten

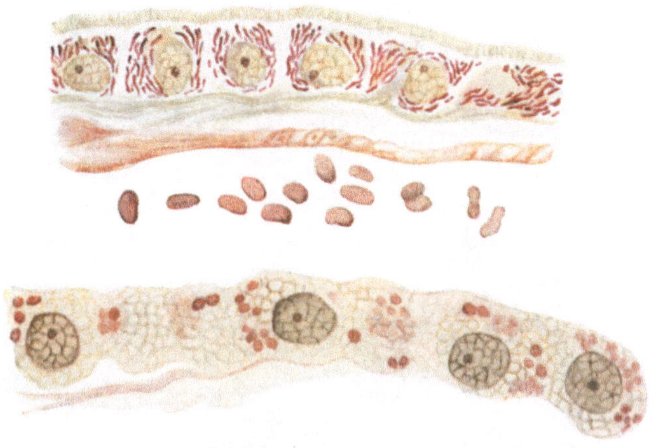

Abb. 121. Plexusepithel der *Katze*. Oben: sofortige Fixierung mit Osmiumsäure, Färbung nach ALTMANN. Unten: das Plexusepithel nach längerer Erstickung.

manchmal deutlich abhebt. Er schließt daraus, daß das Fett aus dem Blut stamme. Die histochemischen Eigenschaften des Pigments sind an Fett bzw. an Lipoide gebunden.

Das Vorkommen von *Hämosiderin*kristallen im Plexusepithel des *Meerschweinchens* beschreibt FLATHER (1923).

b) Einfluß der Todesart.

GRYNFELTT und EUZIÈRE (1919), KALWARYISKI (1921) sowie WATRIN (1921) haben festgestellt, daß der Reichtum der Plexuszelle an *Vacuolen* von der Todesart des Tieres abhängt. Wird das Tier erhängt, stranguliert, erstickt oder mit Chloroform vergiftet, so findet man hauptsächlich dunkle, nicht vacuolenhaltige Zellen. Werden die Tiere durch Verbluten getötet oder erfroren (LEBLANC 1920), so finden sich in allen Zellen reichlich Vacuolen. Nur NOËL und ACCOYER (1924) und FLATHER (1923) bestreiten, daß die verschiedenen Arten des Todes einen Einfluß auf die Form der Plexuszelle haben. POLICARD (1912) und KALWARYISKI (1924) haben beschrieben, daß die Plexuszelle sich sogar in isotonischen Flüssigkeiten nach dem Tode sehr schnell verändert, indem reichliche Vacuolen an Stellen auftreten, wo vorher keine vorhanden waren. WEN-CHAO MA, YU-LIN CHENG und ich selbst (1931) konnten diese Angaben bestätigen. Es genügt, den Plexus eines Tieres eine Stunde lang nach dem Tode unfixiert in situ zu lassen, um ein vollkommen verändertes Bild zu erhalten. Der Bürstensaum ist verlorengegangen, und das ganze Cytoplasma ist derartig von Vacuolen angefüllt, daß es einen schaumartigen Eindruck erweckt (Abb. 121). Bei den Tieren, die durch

plötzliche Strangulation oder Enthauptung getötet werden und deren Plexus
so schnell wie möglich nach dem Tode fixiert wird, ist von einer derartigen
Vacuolisation der Zellen nichts zu bemerken.

Gleichzeitig mit der Vacuolenbildung nach dem Tode verändert sich auch die
Substanz der *Mitochondrien*. Zum Teil verklumpen sie zu einzelnen Brocken, zum
Teil umschließen sie die Vacuolen als ein dünnes Häutchen. Nach Formalinfixation des Gehirns kann man die Mitochondrien bei *Menschen* öfters wenigstens
noch in dieser Form zu Gesicht bringen, zum mindesten an den Zotten des
4. Ventrikels, die ja dem Formalin am zugänglichsten sind (Abb. 122). Der
Bürstensaum ist aber auch bei derartigen Präparaten schon verlorengegangen.

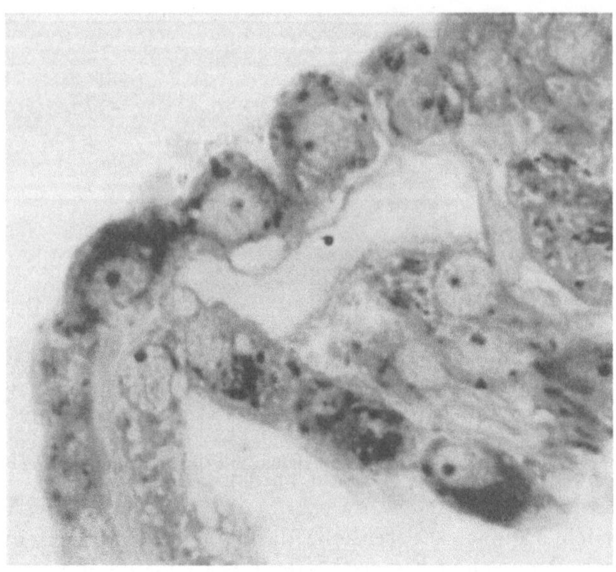

Abb. 122.   Plexus der *Katze* einige Stunden nach dem Tode.   Nach Regaud fixiert, mit Methylenblau gefärbt.
Die Mitochondrien sind zerklumpt, der Bürstensaum zerfallen.

Meiner Ansicht nach ist es von entscheidender Bedeutung, ob der Tod der
Plexuszelle langsam oder plötzlich erfolgt. Bei schneller Fixation der überlebenden Zelle finden sich anscheinend nur ganz feine Vacuolen, die bei Immersions-
betrachtung eben an der Grenze der Sichtbarkeit sind. Bei langsamem Absterben
der Zelle und nach dem Tode treten Störungen der Wasserbilanz auf, die Zelle
nimmt mehr Wasser auf, als sie ausscheiden kann, und das Cytoplasma wird von
zahlreichen Vacuolen durchsetzt. Die beste Konservierung erhält man wahrscheinlich bei Tieren oder lebensfrischen Zellen in Osmiumsäure nach dem
Verfahren von Brodersen.

c) Äthernarkose.

Das Plexusepithel kann durch eine gewöhnliche Äthernarkose in hochgradiger
Weise verändert werden, so daß also auch dieses, bei der Tötung von Labora-
toriumstieren oft angewandte Verfahren bereits zu Täuschungen führen kann.
Die Veränderungen der Plexuszelle in der Äthernarkose sind von Petit und
Girard (1901) und von Meek (1907) beschrieben worden. Die Höhe der Zellen
nimmt zu, der distale Zellabschnitt füllt sich mit Vacuolen. Diese Angabe

ist durch WEED bestätigt worden und auch CHENG, MA und ich (1931) konnten die Vacuolen finden. Die Abb. 123 zeigt, wie die Plexuszelle während der Narkose immer stärker anschwillt, während der Mitochondrialapparat zu einem feinen Netzwerk auseinandergezogen wird.

d) Alkaloide.

Von PETIT und GIRARD (1902) sowie von MEEK (1907), CIACCIO und SCAGLIONI (1913) sind die Veränderungen der Plexuszelle nach der Einspritzung von

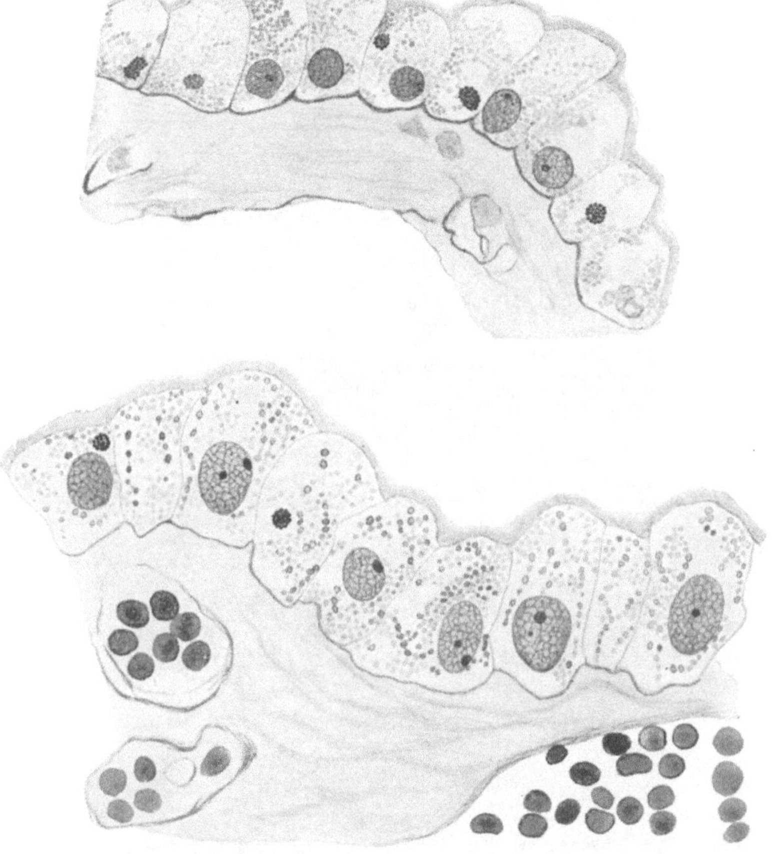

Abb. 123. Schwellung der Plexuszellen des *Kaninchens* nach Äthernarkose. Oben: nach ½stündiger Narkose. Unten: nach 2stündiger Narkose desselben Tieres. Trophische Veränderungen und Rarifizierung der Mitochondrien.

Atropin, Pilocarpin und anderen Alkaloiden beschrieben worden. Im allgemeinen wird angegeben, daß nach Atropin und Hyoscin die Zelle arm an Vacuolen und reich an Mitochondrien ist, und daß sie nach Pilocarpin und Muscarin reich an Vacuolen und arm an Mitochondrien ist. Eine besonders eindrucksvolle Schilderung gab FRANCINI (1907). Er beschrieb die Pilocarpinwirkung auf die Zellen des Plexusepithels von *Fröschen*, die mit Brillantkresylblau vital gefärbt waren: Nach 3—4/10 mg Pilocarpin in den Rückenlymphsack sind binnen einer Viertelstunde die Epithelzellen voller dunkelblauer Körnchen. Die normalerweise vorhandenen durchsichtigen Tropfen sind verschwunden. 25 min später finden sich besonders im peripheren Abschnitt große Sekrettropfen, die leicht blau gefärbt sind. Die Zellen sind starr; eine Stunde später hat sich der Normalzustand wieder

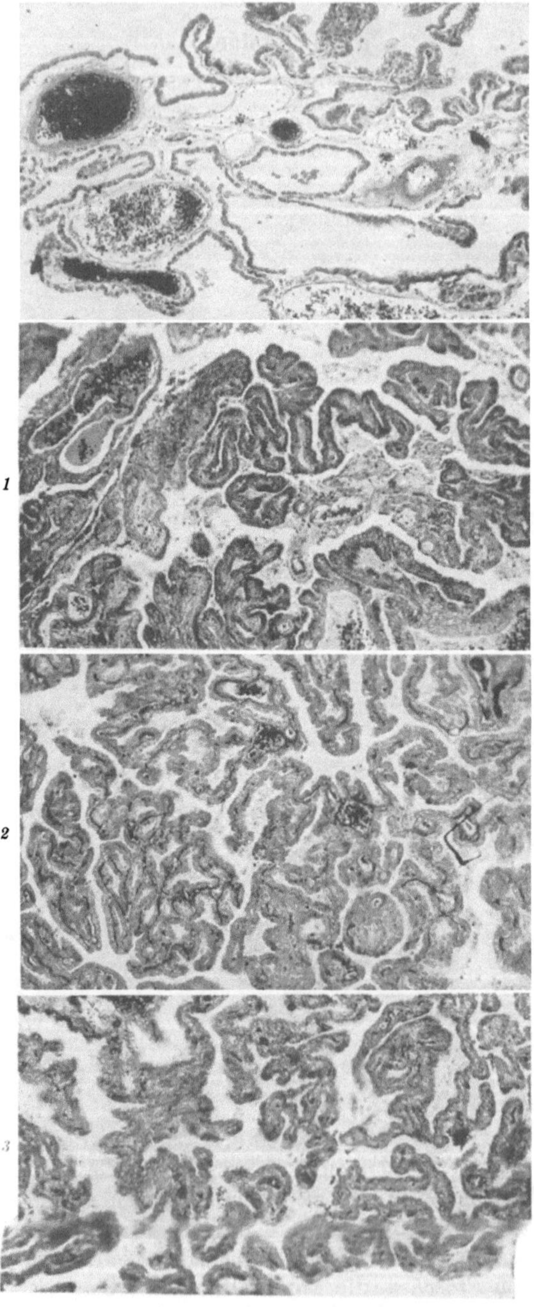

Abb. 124. Glasige Verquellung des Bindegewebes und trübe Schwellung des Plexusepithels der *Katze* bei aseptischer Entzündung nach Injektion von Erythrocyten in die Liquorräume. Zu oberst Kontrollversuch, *1* nach 1 Tag, *2* nach 6 Tagen, *3* nach 10 Tagen.

hergestellt. Nach 1—3/10 mg Atropin werden die Zellen erweitert und hydropisch mit vacuolärem Cytoplasma. Bei *Meerschweinchen* sind die Tröpfchen kleiner und färben sich blaßblau. Einzelne Zellen sind ganz körnchenfrei und enthalten nur wenige Tröpfchen. Nach 3 mg Pilocarpin sieht man während des stärksten Speichelflusses eine Veränderung der Körnchen, Verschwinden der Tröpfchen und das Einschieben großer hellblauer hydroplastischer Körner. Nach 1—2 mg Atropin ähnliche Veränderungen wie beim Frosch, nur sind die Vacuolen und Sekrettropfen kleiner.

MA, CHENG und SCHALTENBRAND (1931) haben an wenigen Versuchen die Wirkung von Atropin und Pilocarpin nachzuprüfen versucht, ohne jedoch ein überzeugendes Ergebnis zu erhalten.

e) Unspezifische Reizung.

Schließlich macht die Plexuszelle, ähnlich wie andere Parenchymzellen bei Reizungen aller Art eine unspezifische morphologische Veränderung durch. CIACCIO und SCAGLIONI (1913) beschreiben bei Intoxikationsversuchen gleichförmige und knotige Schwellungen der Chondriokonten, Umwandlung von Chondriokonten in Chondriomiten, diffuse körnige Umwandlung der Chondriokonten und vesiculäre Umwandlung der Chondriokonten. Nach chronischer Arsenvergiftung fanden sie die Tropfen von neutralem Fett beim *Kaninchen* vermehrt. Sie können in der peripheren Kontur eine Umwandlung in Lipoide erfahren.

In den schon erwähnten Versuchen mit meinen chinesischen Mitarbeitern WEN-CHAO MA und YU-LIN CHENG habe ich 1931 gefunden, daß eine Einspritzung von gewaschenen roten Blutkörperchen oder auch von Trypanblau oder Luft in die Liquorräume folgende Veränderungen an den Plexuszellen der *Katze* hervorruft (Abb. 124): Etwa 24 Stunden später machen die Plexuszellen einen dunkleren Eindruck und das Cytoplasma ist trüber. Der Zellkörper kann leicht angeschwollen sein, die Zahl der Mitochondrien scheint stark vermehrt. Der GOLGI-Apparat zeigt bei Färbung mit Osmiumsäure ebenfalls eine starke Zunahme und es findet sich regelmäßig freies Fett in dem Cytoplasma, das meist in der Form einer kleinen Maulbeere konzentrisch angeordnet ist. Auch der Zellkern nimmt an der Veränderung teil. Es fällt besonders auf, daß ein paar Tage nach der Injektion der Fremdsubstanz die Färbbarkeit des Chromatins und der Kernkörperchen vermindert ist. Diese Veränderungen mögen wohl unter Umständen zum Zelltode führen, wobei dann eine ähnliche Vacuolisierung der Zellen auftritt, wie wir sie auch sonst nach dem Tode beobachten können. Die weniger geschädigten Zellen scheinen sich im Laufe von etwa 10—12 Tagen wieder erholen zu können, denn zu diesem Zeitpunkt färbt sich der Plexus wieder normal. Auch das Stroma nimmt an den Veränderungen teil: Die Gefäße sind maximal erweitert und das Bindegewebe sieht glasig verschwollen aus. Nach der heute gebräuchlichen Terminologie könnte man den ganzen Prozeß als eine seröse Entzündung mit parenchymatöser Alteration bezeichnen.

f) Osmotischer Druck.

Untersuchungen über die Veränderungen des Plexus unter dem Einfluß von Schwankungen des osmotischen Druckes verdanken wir WEED. Nach seiner Angabe schwellen die Plexuszellen nach intravenösen Injektionen von destilliertem Wasser an; besonders die periphere Zone wird durchsichtig und aufgebläht. Das Bild soll ähnlich dem sein, das man nach Äthernarkose erhält. Eine ähnliche

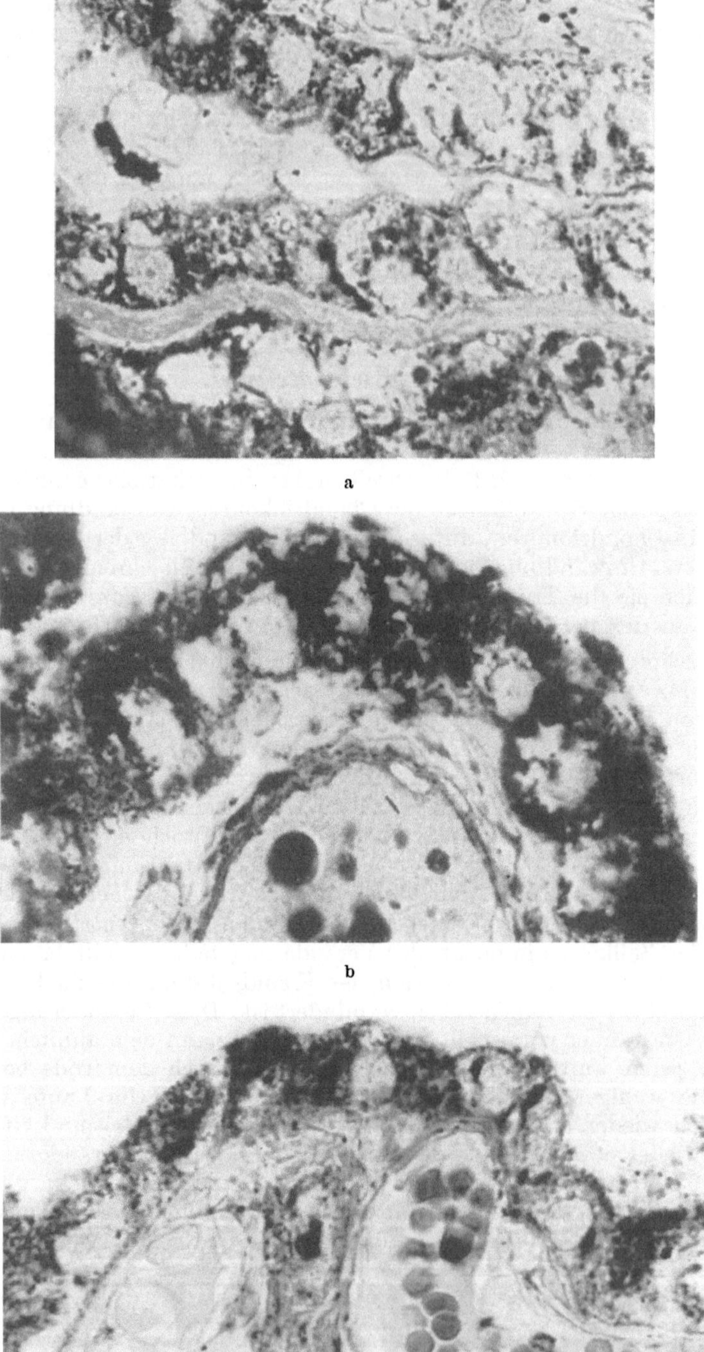

a

b

c

Abb. 125a—c. Färbung des *Katzen*plexus mit Osmiumsäure. Darstellung des Golgi-Apparates. Veränderung des Färbungsbildes nach Injektion von Erythrocyten in die Liquorräume. Vergr. 1000mal.

Beschreibung hat ERNST (1930) gegeben. Er beschreibt die Plexuszellen nach intravenöser Injektion von hypertonischer Lösung als flach und nieder, während sie nach intravenöser Injektion von destilliertem Wasser hoch und geschwollen sind. Ich habe nach dem Versuch, der auf S. 52 beschrieben wurde, ein anderes Bild gefunden. Hier wurde jedoch die Injektion von hyper- und hypotonischen Lösungen nicht intravenös vorgenommen, sondern direkt in die Carotiden, und das Tier wurde durch die Injektion selbst getötet. Unter diesen Umständen war

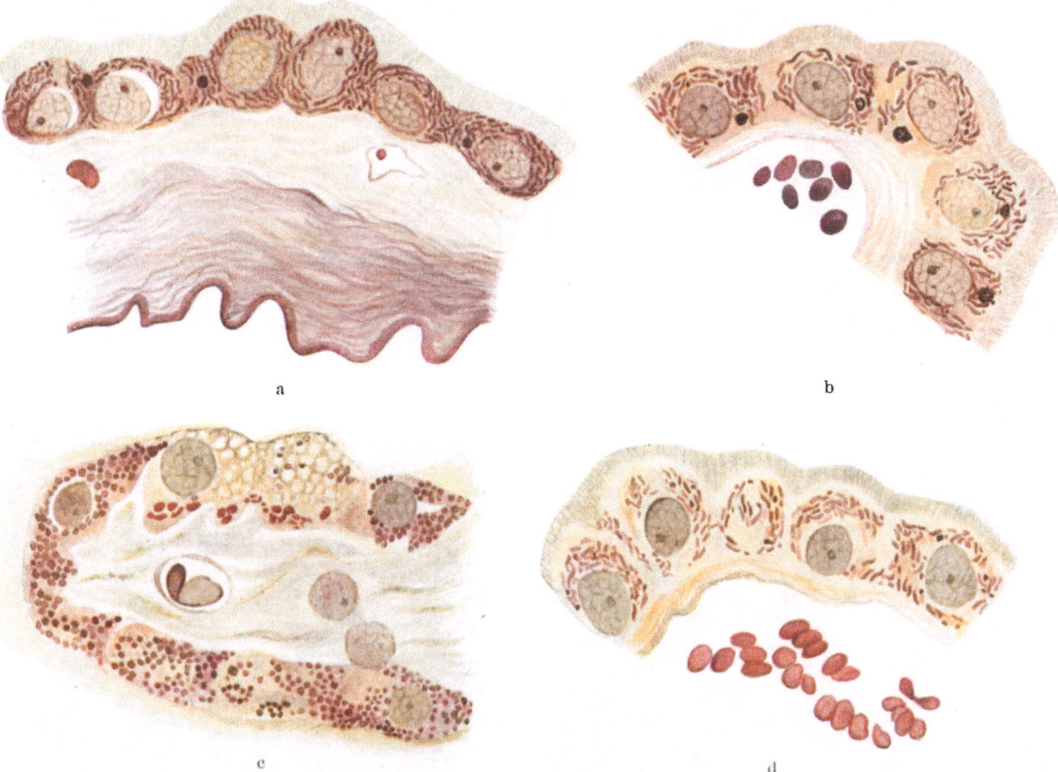

Abb. 126 a—d. Veränderungen der Plexuszelle bei aseptischer Entzündung des Liquorraumes der *Katze*. ALTMANN-sche Färbung. a 24 Std nach Injektion von Erythrocyten in die Zisterne. Trübung des Cytoplasmas, Vermehrung der Mitochondrien, freies Fett in der Zelle. b Dieselben Veränderungen etwas schwächer 4 Tage nach der Injektion. Verminderte Färbung der Nucleoli. c Vacuolär zerfallende Zellen aus dem Plexus einer *Katze* 6 Tage nach der Injektion. d Kernfärbung noch abnorm, im übrigen Restitution der Zellen.

das Bild an den Epithelzellen gerade umgekehrt wie bei den ERNSTschen Versuchen. Dort, wo das destillierte Wasser injiziert worden war, finden sich flache Epithelzellen, Stroma und Gefäße sind kollabiert. Dort, wo hypertonische Salzlösung injiziert wurde, finden wir ein ödematöses Stroma und mächtig aufgetriebene Gefäße, und alle Plexuszellen enthalten Vacuolen (Abb. 127). Dieser sehr gewaltsame Versuch überschreitet sicher die Grenzen des Physiologischen, weist aber darauf hin, daß das Auftreten von Vacuolen nicht von einer bestimmten Strömungsrichtung des Wassers abhängig ist. In den Versuchen von WEED und ERNST (1930) treten die Vacuolen auf, während Wasser aus den Gefäßen in die Plexuszellen und von dort in den Liquor austritt. In dem sehr viel akuteren Versuch von BAILEY (1928) und mir dagegen traten Vacuolen in den Plexuszellen auf, wenn das Wasser in umgekehrter Richtung strömt. *Man darf deswegen die Bildung von Vacuolen nicht als ein Zeichen von gesteigerter Sekretion ansehen. Eine gesteigerte Sekretion dürfen wir nur dann annehmen, wenn tatsächlich eine Zunahme der Flüssigkeitsproduktion gemessen wird. Schwellung und Vacuolenbildung der Plexuszelle beweisen nur eine Störung der Wasserbilanz. Die Zelle*

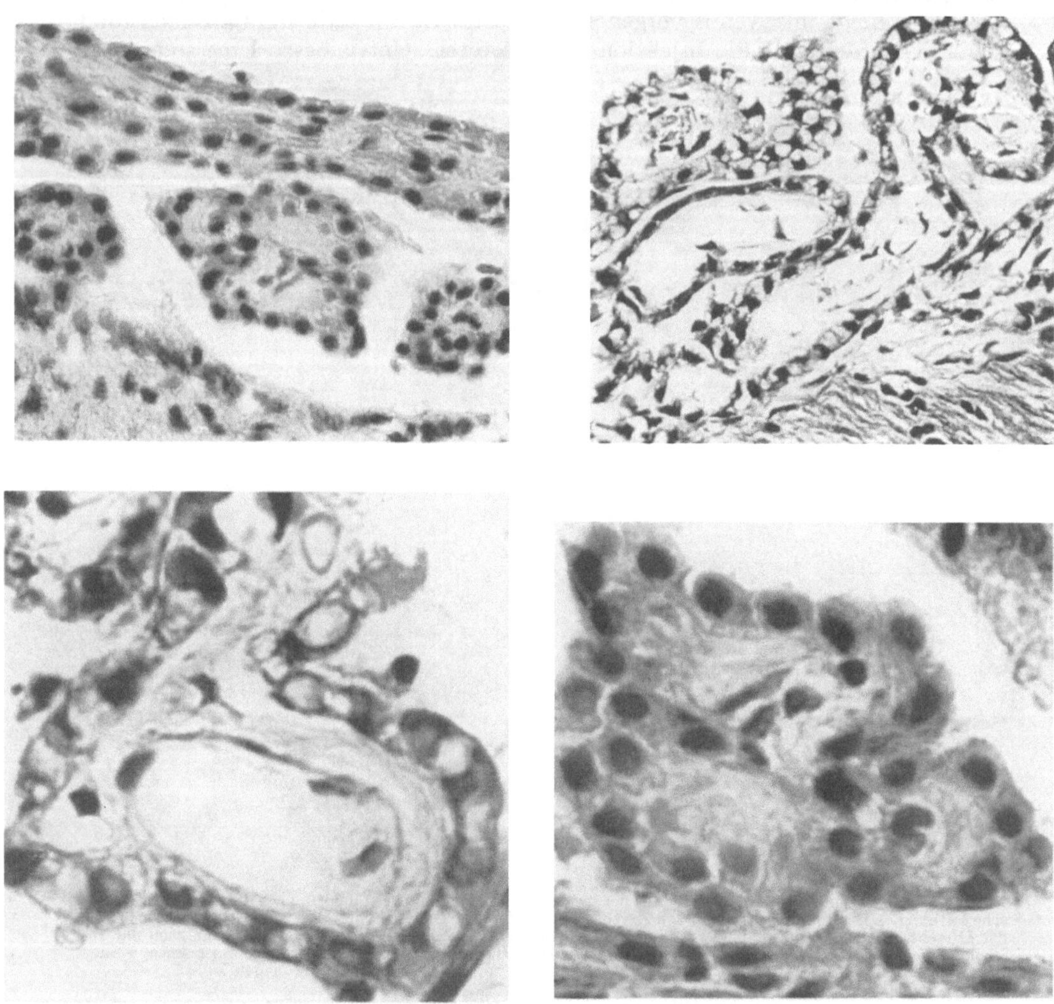

Abb. 127. Plexus chorioideus nach Einspritzung von destilliertem Wasser (rechts) und hypotonischer Kochsalzlösung (links) in die Carotis. Auf der linken Seite ist das Bindegewebe des Plexus mächtig gequollen, und in den Plexuszellen treten riesige Vacuolen auf. Auf der Seite des destillierten Wassers sind die Gefäße kollabiert, und das Bindegewebe und die Plexuszellen enthalten nur kleine Vacuolen.

nimmt mehr Wasser auf, als sie abgibt. Eine derartige Störung tritt sofort nach dem Tode ein. Sie tritt ein in der Narkose. Sie kann vielleicht eintreten bei schneller Hypertonisierung des Blutes, wenn die Zelle gegenüber dem Liquor hypertonisch wird, sicher tritt sie auf bei langsamer Hypertonisierung des Blutes, wenn die Zelle dem Blute gegenüber hypotonisch wird. Die Differenz der osmotischen Druckgefälle, Zelle/Blut und Zelle/Liquor entscheidet bei derartigen Versuchen, ob die Zelle wasserreich oder wasserarm wird. Die Differenz zwischen diesen beiden osmotischen Gefällen hängt von den Bedingungen des Experiments ab und wird sich wahrscheinlich im Verlaufe jedes einzelnen Experiments ständig verändern. Es ist natürlich möglich, daß eine vermehrte Wasseranschoppung in der Zelle regelmäßig bei vermehrter Sekretion auftritt, doch ist sie kein Beweis für vermehrte Sekretion.

Literatur.

I. Bau und Entwicklung des Liquorsystems. Allgemeines über den Liquor.

Achúcarro, N.: De l'évolution de la névroglie et spécialement des ses relations avec l'appareil vasculaire. Cajals Trabajos **13**, 169—212 (1915). — **Adam, H.:** Kugelförmige Pigmentzellen als Anzeiger der Liquorströmung in den Gehirnventrikeln von *Krallenfrosch*larven. Z. Naturforsch. 8b, 250—258 (1953). — Freie kugelförmige Pigmentzellen in den Gehirnventrikeln von *Krallenfrosch*larven *Xenopus laevis* (Daudin). Z. mikrosk. anat. Forsch. **60**, 6—32 (1954). — **Ahrens, H.:** Experimentelle Untersuchungen über den Strom des Liquor cerebrospinalis. Z. Neur. **15**, 578—593 (1913). — **Alov, J. A.:** Die Veränderung des Abflusses der Cerebrospinalflüssigkeit unter den Bedingungen der experimentellen Meningitis. Nevropat. i t. d. **18**, 43 (1949) (Russ.). — Die Bewegung der Cerebrospinalflüssigkeit im System des subarachnoidalen Raumes des Gehirns und Rückenmarks. Vopr. Nejrochir. **13**, 28 (1949) (Russ.). — Über die Bewegung der Cerebrospinalflüssigkeit durch das Gehirn längs den perivasculären Räumen. Vopr. Nejrochir. **14**, 12 (1950) (Russ.).

Bailey, P.: Morphology of the roof plate of the forebrain and the lateral choroid plexuses in the human embryo. Diss. Univ. Chicago 1921. — The morphology and morphogenesis of the choroid plexuses with especial reference to the development of the lateral telencephalic plexus in *chrysemys marginata*. J. Comp. Neur. **26**, 507—528 (1916). — **Bakay, L.:** Phylogenesis of the perivascular spaces of the brain. Nature (Lond.) **160**, 789—790 (1947). — **Bannwarth, A.:** Die Zellen der Cerebrospinalflüssigkeit. Arch. f. Psychiatr. **100**, 533 (1933). — **Bargmann, W., W. Hild, R. Ortmann u. Th. H. Schiebler:** Morphologische und experimentelle Untersuchungen über das hypothalmisch-hypophysäre System. Acta neurovegetativa (Wien) **1**, 233—275 (1950). — **Bargmann, W., u. Th. H. Schiebler:** Histologische und cytochemische Untersuchungen am Subkommissuralorgan von Säugern. Z. Zellforsch. **37**, 583—596 (1952). — **Barr, M. L.:** Observations on the foramen Magendie in a series of human brains. Brain **71**, 281—289 (1948). — **Becher:** Zur Frage der Liquorströmung. Münch. med. Wschr. 1921. — **Belloni, G. B.:** The diffusion of substances in the subarachnoid spaces. J. of Neur., N. S. **14**, 314—315 (1951). — **Binswanger, O., u. H. Berger:** Beiträge zur Kenntnis der Lymphzirkulation in der Großhirnrinde. Virchows Arch. **152**, 525—544 (1898). — **Blumenthal, F.:** Über Cerebrospinalflüssigkeit. Erg. Physiol. **1** (1902). — **Brierley, J. B.:** The penetration of particulate matter from the cerebrospinal fluid into the spinal ganglia, peripheral nerves, and perivascular spaces of the central nervous system. J. of Neur., N. S. **13**, 203—215 (1950). — **Brodersen, J.:** Über den Bau der Thymozyten und eine neue histologische Methode. Z. mikrosk.-anat. Forsch. **22**, 142 (1930). — **Burdach, C. F.:** Vom Bau und Leben des Gehirns. Leipzig 1826. — **Burkhardt:** Der Bauplan des Wirbeltiergehirns Morph. Arb. **4**, H. 2, 131.

Cajal, S. Ramon y: Contribucion al conocimiento de la neuroglia del cerebro humano. Cajals Trabajos **2**, 255 (1913). — **Cavazzani, E.:** Contribution à la physiologie du liquide cérebro-spinal. Arch. ital. Biol. **37**, 30—32 (1902). — **Cobb, St., and H. Forbes:** The cerebral circulation. New England J. Med. **216**, 99—102 (1937). — **Collin, R.:** Neurosécrétion hypothalamique et hydroencéphalocrine. Cpt. rend. des Manifestations du Cinquantenaire de la Soc. de Biol. Nancy **1953**, 19—54. Georges Thomas, Nancy 1953. —**Cunningham, R.:** On the origin of the cells of serous exsudates. Amer. J. Physiol. **59**, No 1 (1922). — **Cunningham, R. S., and L. S. Kubie:** Fixation of the cells of the cerbrospinal fluid with iodine vapor. Arch. of Neur. **15**, 761 (1926). — **Cushing, H.:** Concerning a definite regulatory mechanism of the vasomotor centre which controls blood pressure during cerebral compression. Bull. Hopkins Hosp. **12**, No 126 (1901). — Observation and measurement of pial vessels. I. Amer. J. Med. Sci. **124**, 375 (1902). Zit. nach H. S. Forbes, The cerebral circulation. — **Cushing, H., L. H. Weed and P. Wegefarth:** Studies on the cerebrospinal fluid and its pathway. J. Med. Res. **31**, No 1 (1914). No I: Introduction. No II: The theories of drainage of cerebrospinal fluid with an analysis of the methods of investigation. — The third circulation and its channels. The Cameron Prize lectures. Oxford Univ. Press. 1925.

Dandy, W. E.: Experimental hydrocephalus. Ann. Surg. **70**, 129 (1919). — **Dandy, W. E., and K. D. Blackfan:** Internal hydrocephalus, an experimental, clinical and pathological study. Amer. J. Dis. Childr. **8**, 406 (1914). — Internal hydrocephalus. Second paper. Amer. J. Dis. Childr. **14**, 424 (1917). — An experimental and clinical study of internal hydrocephalus.

J. Amer. Med. Assoc. **61**, 2216 (1913). — **Dixon, W. E.,** and **W. D. Halliburton:** The cerebrospinal fluid. Secretion of the fluid. J. of Physiol. **47** (1913—14). — Cerebrospinal fluid. The general effects of increasing the cerebrospinal pressure. J. of Physiol. **48**, 317 (1914).

Edinger, L.: Untersuchungen über die vergl. Anatomie des Gehirns. Abh. Senckenberg. naturforsch. Ges. 1890. — Mittelhirn der Selachier und Amphibien. Abh. Senckenberg. naturforsch. Ges. 1890. — Bau der nervösen Zentralorgane, VI. Aufl. Leipzig 1900. — **Elman, R.:** Spinal arachnoid granulations with especial reference to the cerebrospinal fluid. Bull. Hopkins Hosp. **34**, No 385, 99—105. Ref. Zbl. Neur. **34** (1924). — **Elster, K.:** Die Veränderungen an den Wurzelnerven bei Hypertonie und ihre klinische Bedeutung. Arch. f. Psychiatr. u. Z. Neur. **187**, 69 (1951). — **Essik, C.:** Formation of macrophages by the cells lining the subarachnoid cavity in response to the stimulus of particulate matter. Carnegie Inst. of Washington publ. Contrib. to Embryol. **9**, 377 (1920). — **Evans, H. M.,** u. **W. Schulemann:** Über Natur und Genese der durch saure Farbstoffe entstehenden Vitalfärbungsgranula. Fol. haemat. (Lpz.) **19** (1914—19).

Flexner, L. B.: The development of the meninges in amphibia: a study of normal and experimental animals. Contrib. to Embryol. **20** (1929). — The development of the meninges in amphibia. Prelim. note. Bull. Hopkins Hosp. **42**, 67—69 (1928). — **Flexner, L. B.,** and **H. Winters:** The rate of formation of cerebrospinal fluid in etherized cats. Amer. J. Physiol. **101**, 697 (1932). — **Forbes, H. S.:** The cerebral circulation. I. Observation and measurement of pial vessels. Arch. of Neur. **19**, 751 (1928). — **Forbes, H. S.,** and **H. G. Wolff** (siehe auch Wolff u. Forbes): Cerebral circulation. III. The vasomotor control of cerebral vessels. Arch. of Neur. **19**, 1057—86 (1928); **20**, 1035—1047 (1928). — **Francis, E. T. B.:** The anatomy of the salamander. Oxford University Press 1934. — **Fremont-Smith, F.:** The nature of the cerebrospinal fluid. Arch. of Neur. **17**, 307—32 (1927). — **Fremont-Smith, F.,** and **M. E. Dailey:** Cerebrospinal fluid sugar. Arch. of Neurol. **14**, 390 (1925). — Studies in the distribution of chloride and protein between plasma and synovial fluid. J. of Biol. Chem. **70**, 779 (1926). — **Fremont-Smith, F., H. H. Merrit, M. P. Carroll** and **G. W. Thomas:** The equilibrium between cerebrospinal fluid and blood plasma. Arch. of Neur. **25**, 1271 (1931). — **Friede, R.:** Über Furchenfelder in den Wandungen der Hirnventrikel. Acta neurovegetativa (Wien) **11**, H. 1/2 (1951). — Die Stria terminalis als Liquorresorptionseinrichtung. Z. Zellforsch. **38**, 178 (1953).

Galeotti, G.: Studio morfologico e citologico della volta del diencefalo in alcuni vertebrati. Riv. Pat. nerv. **2** (1897). — **Garis, Ch. F. de:** Notes on some interrelations of fibroblasts in tissue culture. Bull. Hopkins Hosp. **31**, 90—94. — **Gaupp:** Zirbel, Parietalorgan und Paraphyse. Erg. Anat. **7**, 207 (1897). — **Gelderen, Chr. van:** Über die Entwicklung der Hirnhäute bei Teleostiern. Anat. Anz. **60**, 48 (1926). — Die Morphologie der Sinus durae matris. Die vergleichende Ontogenie der Hirnhäute mit besonderer Berücksichtigung der Lage der neurokraniellen Venen. Z. Anat. **78**, 474—478 (1926). — **Georgi, F.:** Liquorentstehung im Lichte der physikalischen Chemie. Z. Neur. **154**, 783 (1936). — Zur Kenntnis der Hirnveränderungen bei der normalen Altersinvolution. Upsala 1933. — **Grattarola, F. R.,** e **G. Kluzer:** Pathophysiologie des Liquorkreislaufes und experimenteller Hydrocephalus. Acta neurol. (Napoli) **5**, 385 (1950).

Haller, A. v.: Elementa physiologica corporis humani. Lausanne 1757. — **Haller, G.:** Über den Bau und die Entwicklung der Deckplatte des vierten Ventrikels, insbesondere beim Menschen. Verh. anat. Ges. **31**, 123—126 (1922). Anat. Anz. **55**, Erg.-H. (1922). — **Halliburton, W. D.:** The possible functions of the cerebrospinal fluid. Brain **39**, 215 (1916). — **Harvey, S. C.,** and **H. S. Burr:** The development of the meninges. Arch. of Neur. **15**, 545—568 (1926). — An experimental study of the origins of the meninges. Proc. Soc. Exper. Biol. a. Med. **22** (1924). — **Harvey, S. C., H. S. Burr** and **E. van Campenhout:** Development of the meninges. Further experiments. Arch. of Neur. **29**, 683—690 (1933). — **Hassin, G. B.:** Effect of organic brain and spinal cord changes on subarachnoid space, choroid plexus and cerebrospinal fluid. Arch. of Neur. **14**, 468—488 (1925). — Hydrocephalus. Studies of the pathology and pathogenesis, with remarks on the cerebrospinal fluid. J. of Neur. **24**, 1164 (1930). Ref. Zbl. Neur. **59**, 590 (1931). — Cerebrospinal fluid: its origin, nature and function. J. of Neuropath. **7**, 172—181 (1948). Ref. Biol. Abstr. **23**, No 791. — **Herrick, C. J.:** The membranous parts of the brain, meninges and their blood vessels in amblystoma. J. Comp. Neur. **61**, 297—346 (1935). — The brain of the tiger salamander *amblystoma tigrinum*. Chicago (Ill.) 1948. — **Hertwig, O.:** Elemente der Entwicklungslehre, 6. Aufl. 1920. — **His, W.:** Über ein perivasculäres Kanalsystem in den nervösen Zentralorganen usw. Z. Zool. 1865. — Die Häute und Höhlen des Körpers. Arch. Anat. u. Entw.-gesch. 1903. — **Hochstetter, F.:** Über die Entwicklung der Plexus chorioidei der Seitenkammern des menschlichen Gehirns. Anat. Anz. **45**, 225—238 (1913). — Über die Vaskularisation der Haut des Schädeldaches menschlicher Embryonen. Denkschr. ksl. Akad. Wiss. Wien, Math.-naturwiss. Kl. **93** (1916). — Beiträge zur Entwicklungsgeschichte des menschlichen Gehirns in 2 Teilen. Wien

u. Leipzig: Franz Deuticke 1929. — Über die Bedeutung einiger Namen, welche Teile der weichen Hirnhaut (Leptomeninx) und des Gehirns betreffen. Z. Anat. **101**, 211 (1933). — Über die Entwicklung und Differenzierung der Hüllen des Rückenmarkes beim Menschen. Morph. Jb. **74**, 1—104 (1934). — Über die Entwicklung und Differenzierung der Hüllen des menschlichen Gehirns. Gegenbaurs morph. Jb. **83**, 359—494 (1939). — **Hortega, P.:** La glia de escasas radiaciones (oligodendroglia). Bol. Soc. españ. Histor. natur. **21**, 63—92 (1921). — Bol. Soc. exper. Biol. a. Med. 8. Trav. Labor. Madrid **14**. — **Hueck, W.:** Über das Mesenchym. Beitr. path. Anat. **66**, 330 (1920).

Ingleby, H.: Note on the termination of the podie (perivascular foot) of fibrous neuroglia cells. J. Roy. Microsc. Soc. **1925**, 423. — **Ivanow, G.,** u. **Romodanowsky:** Über die Abflußwege aus den submeningealen Räumen des Rückenmarks. Z. exper. Med. **58** (1927). — Arch. Anat.. Histol. u. Embryol. **6** (1927).

Jacobi, W.: Präparoxysmale Gefäßveränderungen nach experimentell gesetzter Hyperventilation beim Hunde. Z. Neur. **102**, 625 (1926). — **Jacobi, W.,** u. **W. Magnus:** Über Mikroskopie und Mikrophotographie bei auffallendem Licht am lebenden Gehirn. Dtsch. med. Wschr. **1925**, 1362. — **Jacobsohn-Lask, L.:** Über das Problem der Entstehung der Plexus chorioideus und des Gehirnschädels. Anat. Anz. **62**, 401—429 (1927). Ref. Biol. Ber. **5**, 185 (1928). — **Jakob, A.:** Normale und pathologische Anatomie des Großhirns. Aschaffenburgs Handbuch der Psych. — Anatomie und Histologie des Großhirns. Handbuch der Psych. von Aschaffenburg. 1927. — **Junker, F.:** Die Zellen des Liquor cerebrospinalis im Phasenkontrastmikroskop. Dtsch. Z. Nervenheilk. **166**, 237—246 (1951).

Kafka, V.: Untersuchungen zur Frage der Entstehung der Zirkulation und Funktion der Cerebrospinalflüssigkeit. Z. Neur. **15**, 482—507 (1913). — Cerebrospinalflüssigkeit. Arch. f. Psychiatr. **101**, 231 (1934). — **Karlefors, J.:** Die Hirnhauträume des Kleinhirns, die Verbindungen des 4. Ventrikels mit den Subarachnoidalräumen und der aquaeductus cochleae beim Menschen. Stockholm: P. A. Norstedt & Söne 1924. — **Key** u. **Retzius:** Studien in der Anatomie des Nervensystems und des Bindegewebes. Stockholm 1875. — **Kino, F.:** Über Argyria universalis. Frankf. Z. Path. **3**, 398—412 (1909). — **Kley, E.:** Zur Herkunft der Perilymphe. Z. Laryng. usw. **30**, 486 (1951). — **Koelliker, A.:** Über blutkörperchenhaltige Zellen. Z. wiss. Zool. **1**, 260 (1849). — Entwicklungsgeschichte des Menschen und der höheren Tiere, 2. Aufl. Leipzig: Engelmann 1879. — **Kollmann, J.:** Die Entwicklung der Adergeflechte. Ein Beitrag zur Entwicklungsgeschichte des Gehirns. Leipzig 1861. — **Kubie, L. S.,** and **Hettler:** The cerebral circulation. Arch. of Neur. **6**, 749—755 (1928). — **Kubie, L. S.,** and **G. M. Schultz:** Vital and supravital studies of the cells of the cerebrospinal fluid and of the meninges in cats. Bull. Hopkins Hosp. **37**, No 2 (1925). — **Kumpf, W.:** Beitrag zur Pathologie der Duradurchtrittsstelle von Hirnnerven (Nervus oculomotorius, abducens und facialis). Diss. Erlangen 1952.

Lanz, T. v.: Über die Rückenmarkshäute. II. Die beziehungskausale Entwicklungsmechanik primitiver Rückenmarkshäute, dargestellt an Hypogeophis alternans und rostratus (Blindwühle). Verh. Anat. Ges. 38. Verslg. in Tübingen (1929). Anat. Anz. **67**, Erg.-H., 130 bis 139 (1929). — **Lause, R.:** Über leptomeningeale Ganglienzellen. Z. Zellforsch. **34**, 514—519 (1949). — **Leblanc, E.:** Note sur une dualité d'origine du plexus choroide du ventricule moyen chez *uromastix acanthinurus*. C. r. Soc. Biol. Paris **82**, 1327 (1919). — Note sur l'anatomie comparée du plexus chorioide de IVe ventricule des sélaciens aux reptiles. C. r. Soc. Biol. Paris **83**, 131 (1920). — **Lewandowski, M.:** Zur Lehre von der Cerebrospinalflüssigkeit. Z. klin. Med. **40**, 480 (1900). — **Lewis, W. H.:** Is mesenchyme a syncitium? Anat. Rec. **23** (1922). — The adhesive quality of cells. Anat. Rec. **23**, 387—392 (1922).

Magnus, G., u. **W. Jacobi:** Über den Liquor cerebrospinalis und das Hirnödem. Arch. klin. Chir. **136**, 625 (1925). — **McLellan** and **E. W. Goodpasture:** A method of demonstrating experimental gross lesions of the central nervous system. J. Med. Res. **44** (1923/24). — **Mestrezat, M.:** L'origine du liquide céphalorachidien. Perméabilité meningée capillaire et composition de cette humeur. Rev. neur. **34**, 330—337 (1927). — Le liquide céphalorachidien. Paris: Maloine 1912. — **Mestrezat, W.,** u. **S. Ledebt:** C. r. Soc. Biol. Paris **85**, 55, 81 (1921). — **Meyer, H.:** Lehrbuch der Anatomie des Menschen. Leipzig 1861. — **Monakow, C. v.:** Schweiz. Arch. Neur. **8**, 233 (1922). Festschrift für Ramon y Cajal. — **Moore, J. W.:** Fracture of the base of the skull with escape of cerebrospinal fluid from the ear. The effect of atropine and epinephrin upon the secretion. Amer. J. Med. Sci. **149**, 591 (1915). — **Mott, F.:** The cerebrospinal fluid. Oliver-Sharpey lectures. Lancet **1910 II**, 79. — **Müller, L. R.:** Über die Sensibilität der inneren Organe, insbesondere des Gehirns. 37. Verh. der Dtsch. Ges. für Inn. Med. Wiesbaden 1925, S. 48. — **Müller, R.,** u. **W. v. Döbeler:** Cytological examination of the cerebrospinal fluid by means of the phase contrast microscope. Acta psychiatr. (Københ.) Suppl. **46**, 229 (1947).

Naunyn u. **Falkenhein:** Über Hirndruck. Arch. exper. Path. u. Pharmakol. **22**, 261 (1887). **Noell, W.,** u. **M. Schneider:** Zur Hämodynamik der Gehirndurchblutung bei Liquordrucksteigerung. Arch. f. Psychiatr. u. Z. Neur. **180**, 713 (1948). — **Nuck:** Adenographia curiosa. 1696. — **Obersteiner, H.:** Die Innervation der Gehirngefäße. Arb. neur. Inst. Wien **5**, 215 (1897). — **Ostertag, B.:** Die diagnostische Auswertung des Liquorzellbildes und dessen Gewinnung mittels neuer Methode. Klin. Wschr. **1932**, 862. — **Pacchioni, A.:** Regiensis medica et anatomici romani opera. Romae: Editio quarta 1741. — **Papilian, V.,** et **V. Stanescu-Jippa:** Recherches expérimentales sur la circulation du liquide céphalo-rachidien. C. r. Soc. Biol. Paris **2** (1924). — **Penfield, W. G.:** The cranial subdural space. Anat. Rec. **28** (1924). — **Piccolhomini, A.:** Anat. praelat. Romae 1586. — **Pietsch, W.:** Histologischer Befund im Trigeminus, in Bezug zum Grundleiden und Zahnsystem. Diss. Erlangen 1951. — **Pool, J. L., G. J. Nason** and **H. S. Forbes:** Cerebral circulation. XXXIII. The effect of nerve stimulation and various drugs on the vessels of the dura mater. Arch. of Neur. **32**, 1202 (1934). — **Purkinje:** Neueste Untersuchungen aus der Nerven- und Hirnanatomie. Ber. über die Verslg. Dtsch. Naturforsch. u. Ärzte. Prag 1838. — **Putnam, T. J.:** The intercolumnar tubercle, an undescribed area in the anterior wall of the third ventricle. Bull. Hopkins Hosp. **33**, 181. — **Quincke, H.:** Zur Physiologie der Cerebrospinalflüssigkeit. Arch. f. Anat. u. Physiol. **1872**, 153. — Über Hydrocephalus. Verh. des X. Kongr. für Inn. Med. zu Wiesbaden 1891. — **Ranke, O.:** Neue Kenntnisse und Anschauungen von den mesenchymalen Differenzierungs- und Impressionsvorgängen unter normalen und pathologischen Bedingungen. Sitzgsber. Heidelberg. Akad. Wiss., Math.-naturwiss. Kl., Abt. 3, **1923**. — Neue Kenntnisse und Anschauungen von dem mesenchymalen Synzitium und seinen Differenzierungsprodukten unter normalen und pathologischen Bedingungen. Sitzgsber. Heidelberg. Akad. Wiss., Math.-naturwiss. Kl., Abt. B, **1914**. — **Rauber-Kopsch:** Lehrbuch der Anatomie des Menschen, 11. Aufl. Leipzig 1920. — **Rehm, O.:** Atlas der Zerebrospinalflüssigkeit. Jena: Gustav Fischer 1932. — **Retzius, G.:** Studien über Ependym und Neuroglia. Biol. Unters. N. F. **5** (1893). — Das Menschenhirn. Stockholm 1896. — Nagra bidrag till känne domen om ependym — och nervcellernas struktur i cyklostomernas ryggmärg. Sv. Läk. sällsk. Hdl. **42**, Nr 2 (1916a). — Nagra bidrag till känne domen om ependym — och nervcellernas struktur i cyklostomernas ryggmärg. Sv. Läk. sällsk. Hdl. **42**, Nr 2 u. 3 (1916b). — **Riser, M.:** Le liquide céphalo-rachidien et la physio-pathologie ventriculoméningée. Biol. méd. **26**, Nr 9 (1936). — **Schaffer, J.:** Lehrbuch der Histologie und Histogenese, 3. Aufl. Leipzig 1933. — **Schaltenbrand, G.:** Sobre una familia con entermedad de Recklinghausen. Prensa méd. argent. **1933**. — Anatomie und Physiologie der Liquorzirkulation. Arch. Hals-Nasen-Ohrenheilkde. **156**, 1 (1949). — **Schaltenbrand, G.,** u. **T. Putnam:** Untersuchungen zum Kreislauf des Liquors cerebrospinalis mit Hilfe intravenöser Fluorescineinspritzungen. Dtsch. Z. Nervenheilk. **96**, 123—132 (1927). — **Scharrer, E.:** The histology of the meningeal myeloid tissue in the ganoids amia and lepisosteus. Anat. Rec. **88**, 291 (1944). — **Scharrer, E.,** u. **B.:** Neurosekretion. In Handbuch der mikroskopischen Anatomie des Menschen, Bd. VI/5. Berlin: Springer 1954. — **Schmorl:** Liquor cerebrospinalis und Ventrikelflüssigkeit. Verh. dtsch. path. Ges. **14**, 288—293 (1910). — **Sopp, E.:** Die Dynamik der Blutzirkulation im Gehirn. Monographien Neur. **1928**, Nr 53. — **Soulié, A.:** Enveloppes des centres nerveux ou méninges par A. Charpy. Traité d'Anatomie humaine, 3. Aufl. Paris 1921. — **Spalteholz, W.:** Handatlas der Anatomie des Menschen, 7. Aufl. 1914. — **Speransky, A. D.:** Grundlagen der Theorie der Medizin. Berlin: W. Saenger 1950. — **Spielmeyer, W.:** Histopathologie des Nervensystems 1. Berlin 1922. — **Spina, A.:** Experimentelle Untersuchungen über die Bildung des Liquor cerebrospinalis. Pflügers Arch. **76** (1899). — **Spiro, M.:** Embryogenese der menschlichen Meningen. Arch. Anat. **12**, 229—254 u. engl. Text 373—378 (1933) (Russisch). — The lymphatic structures of the dura mater of the human brain. Arch. Anat. **20**, 148—160 u. engl. Zusammenfassung 193—194 (1939) (Russisch). — **Starling, Eh.:** Principles of human physiology, 2. Aufl. S. 1020. — The fluids of the body. Chicago: W. T. Keener & Co. 1909. — **Steger, J.:** Elektrophoretische Untersuchungen des Liquors. Dtsch. Z. Nervenheilk. **171**, 1—19 (1953). — **Stöhr, Ph.:** Das peripherische Nervensystem. Handbuch der mikroskopischen Anatomie des Menschen 4, 1. Teil, S. 399. Berlin: Springer 1928. — **Stolze, H.:** Zur Frage des „Zerfalls" und „Alterns" der Liquorzellen. Arch. f. Psychiatr. **116**, 263 (1943). — **Studnička, F. R.:** Untersuchungen über den Bau des Ependyms der nervösen Zentralorgane. Anat. Hefte **15** (1900). — Les méninges et le tissu péricérebral chez *lophius piscatorius*. Soc. Biol. Paris **99**, 994—996 (1928). — **Triepel, H.:** Die Struktur der Gehirnvenen und die Blutzirkulation in der Schädelhöhle. Anat. Hefte **11** (1899). — **Vesalius, A.:** De humani corporis fabrica. 1543. — **Vonwiller, P.,** u. **R. R. Wigodskaya:** Mikroskopische Beobachtung der Bewegung des Liquors im lebenden Gehirn. Z. Anat. **102**, 290—297 (1934).

Weed and **Hugson:** The dual source of cerebrospinal fluid. J. Med. Res. **31**, 93 (1914). — Studies on cerebrospinal fluid; the pathways of escape from the subarachnoid spaces with particular reference to the arachnoid villi. J. Med. Res. **31** (1914). — An anatomical consideration of the cerebrospinal fluid. Anat. Rec. **12**, No 1917. — **Weed, L. H.:** The formation of the cranial subarachnoid spaces. Anat. Rec. **10** (1916). — On the development of the meningeal spaces in pig and man. Carnegie Inst. of Washington, publ. Contrib. to Embryol. **225**, 116 (1917). — The absolution of cerebrospinal fluid into the venous system. Amer. J. Anat. **31** (1923). — An anatomical consideration of the cerebro-spinal fluid. Anat. Rec. **12.** — The effects of hypotonic solutions upon the cell-morphology of the choroid plexuses and central nervous system. Amer. J. Anat. **32**, 253 (1924). — Certain anatomical and physiological aspects of the meninges and cerebrospinal fluid. Brain **58**, 383 (1935). — **Weigeldt, W.:** Studien zur Physiologie und Pathologie des Liquor cerebrospinalis. Jena: Gustav Fischer 1923. — **Wislocki, G. B.,** and **T. D. Putnam:** Absorption from the ventricles in éxperimentally produced internal hydrocephalus. Amer. J. Anat. **29**, No 3 (1921). — **Wolff, H, G.,** and **H. S. Forbes:** Cerebral circulation. III. The vasomotor control of cerebral vessels. Arch. of Neur. **19**, 1057—1086 (1928). — The cerebral circulation. IV. The action of hypertonic solutions. Arch. of Neur. **20**, 73 (1928). — Cerebral circulation. V. Observations of the pial circulation during changes in intracranial pressure. Arch. of Neur. **20**, 1035—1047 (1928).

II. Meningen.

d'Abundo: La innervazione della dura madre cerebrale. Soc. franc. cult. sci. med. Cagliari **1894.** — **Aequisto** e **Pusateri:** Sulle terminazioni nervose nella dura madre cerebrale dell'uomo. Riv. Pat. nerv. **1896.** — **Alexander, W. T.:** Bemerkungen über die Nerven der Dura mater. Arch. mikrosk. Anat. **11** 231—234 (1875). — Die Anatomie der Seitentaschen der vierten Hirnkammer. Z. Anat. **95**, 531 (1931). — Hyperplasien des Recessus lateralis ventriculi IV. Anat. Anz. **61**, 479 (1926). — **Aronson:** Über Nerven und Nervenendigungen in der Pia mater. Zbl. med. Wiss. **28** (1900).

Baader, O.: Über die Piamelanose. Z. Zellforsch. **27**, 735—753 (1953). — **Bakay, I. v.:** Die Innervation der Pia mater, der Plexus chorioidei und der Hirngefäße, mit Rücksicht auf den Einfluß des sympathischen Nervensystems auf die Liquorsekretion. Arch. f. Psychiatr. **113**, 412 (1941). — **Bargmann, W.:** (a) Über Feinbau und Funktion des Saccus vasculosus. Z. Zellforsch. **40**, 49—74 (1954). — (b) Über die Endomeninx der Fische (zugleich ein Beitrag zur Kenntnis der Turbanorgane). Z. Zellforsch. **40**, 88—100 (1954). — **Baudouin** et **Tixier:** Recherches sur le réseau capillaire de la pie-mère centrale. Presse méd. **1912.** — **Bluntschli, H.:** Beobachtungen über das Relief der Hirnwindungen und Hirnvenen am Schädel, über die Venae cerebri und die Pacchionischen Granulationen bei den Primaten. Morph. Jb. **41**, 110—148 (1910). — Zur Frage nach der funktionellen Struktur und Bedeutung der harten Hirnhaut. Roux' Arch. **106**, 303 (1925). — **Boehm, R.:** Experimentelle Studien über die Dura mater des Menschen und der Säugetiere. Virchows Arch. **47** (1869). — **Bouin, P.:** Éléments d'histologie II. Paris: F. Alcan 1932. — **Brationo, S.,** et **A. Lombart:** Système réticulo-endothélial local de l'encéphale. Rôle de la pie-mére profonde et superficielle. Rôle de la mésoglie. C. r. Soc. Biol. Paris **101**, 905—907 (1929). Ref. Biol. Ber. **13** (1930). — **Brightman, M. W.:** Perivascular spaces in the brains of *Necturus maculosus* Ratinesque and *mus norvegicus albinus.* Anat. Rec. **117**, 427—448 (1953). — **Broniatowsky, L.:** Über das Pigment der Pia mater im Bereich der Medulla oblongata. Inaug.-Diss. Zürich 1911.

Chandler, A. C.: On a lymphoid structure lying over the myelencephalon of *Lepidosteus.* Univ. California Publ. Zool. **9**, No 2, 85—104 (1911). — **Chvostek, Fr.:** Kalkplättchen in der Arachnoidea spinalis. Wien. med. Presse **1880**, Nr 51 u. 52. — **Clark, S. L.:** Innervation of the pia mater of the spinal cord and medulla. J. Comp. Neur. **53**, No 1 (1931). — **Clark, W. E. le Gros:** Nervous and vascular relations of pineal gland. J. of Anat. **74**, 471—492 (1940). — **Cohrs, P.:** Das Nervensystem. In Nieberle und Cohrs Lehrbuch der speziellen pathologischen Anatomie der Haustiere, 3. Aufl. Jena 1949. — **Cole, F. J.:** A history of comparative anatomy. London: MacMillan & Co. 1944. — **Collin, R.,** et **J. e Silva de Oliveira:** Sur l'excrétion directe de colloide hypophysaire dans la méninge molle de l'hypothalamus chez le cobaye. C. r. Soc. Biol. Paris **117**, 183—185 (1934). — **Cushing, H.:** Studies in intracranial physiology and surgery. London: Oxford University Press 1926. — **Cushing, H.,** and **L. H. Weed:** Calcarious and osseus deposits in the arachnoidea. Bull. Hopkins Hosp. **26** (1915).

Davis, L., and **H. A. Haven:** A clinico-pathologic study of the intracranial arachnoid membrane. J. Nerv. Dis. **73**, 129 (1931). — **Dawson, Alden B.:** The occurrence of regional distribution of perivascular melanophores within the optic lobes of the frog, *Rana pipiens.* Anat. Rec. **117**, 37—48 (1953). — **Dennstedt, A.:** Die Sinus durae matris der Haussäugetiere. Anat. H. **25** (Heft 75) 1—96 (1904). — **Dowgjallo, N.:** Über die Nerven der harten

Hirnhaut des Menschen und einiger Säuger. Z. Anat. 89, 453—466 (1929). Ref. Biol. Ber. 12 (1929). — **Drzewina, A.**: Contribution à l'étude du tissu lymphoide des *ichthyopsidés*. Arch. Zool. exper., IV. s. 3, 145—338 (1905).

Ecker, A.: Dissertatio anatomica inauguralis de cerebri et medullae spinalis systemate vasorum capillaris, statu sano et morboso. 1853. — **Essick, C.**: Formation of macrophages by the cells lining the subarachnoid cavity in response to the stimulus of particulate matter. Carnegie Instn. Publ. Contrib. to Embryol. 9, 377 (1920).

Faivre, E.: Des granulations méningiennes. Thèse de Paris. 1853. — **Fatzer, G.**: Über das primäre Melanosarkom der Leptomeninx. Mschr. Psychiatr. 122, 325 (1951). — **Ferner, H.**: Untersuchungen über die zelligen Knötchen (Epithelgranulationen) und die Kalkkugeln in den Hirnhäuten des Menschen. Z. mikroskop.-anat. Forsch. 48, 592 (1940). — **Fischer, E.**: Lymphgefäßuntersuchungen an Meningen und serösen Häuten des Tieres und menschlicher Feten. Arch. klin. Chir. (Kongrbd) 183. — **Fischer, F.**: Untersuchungen über die Lymphbahnen des Zentralnervensystems. Med. Diss. Straßburg 1879. — **Franceschini, P.**: Contributo allo studio delle meningi nell'uomo. Arch. ital Anat. 27, 323 (1929). — Sulla presenza di elementi connettivali nel sistema nervoso centrale e sopra alcune particolarità di struttura delle meningi molli e dei plessi corioidei. Sperimentale 83, H. 5 (1929). — **Frey, H.**: Handbuch der Histologie und Histochemie des Menschen. Leipzig: W. Engelmann 1876.

Gegenbaur, C.: Vergleichende Anatomie der Wirbeltiere. I. Leipzig: W. Engelmann 1898. — **Golmann, S. W.**: Beiträge zur normalen und pathologischen Histologie der weichen Hirn- und Rückenmarkshäute des Menschen. Z. Neur. 135, 323 (1931). — **Grzybowski, J.**: L'innervation de la dure-mère cranienne chez l'homme. Archives d'Anat. 14, 387—428 (1932). Ref. Ber. wiss. Biol. 22 (1932).

Haller v., V. Hallerstein: Cerebrospinales Nervensystem. In Handbuch der vergleichenden Anatomie der Wirbeltiere, Bd. II/1. Berlin-Wien 1934. — **Held, H.**: Über Neuroglia marginalis der menschlichen Großhirnrinde. Mschr. f. Psychiatr. 26 (1909). — **Herren, R. Y.**: Calcified placques in spinal arachnoid. Arch. of Neur. 41, 1180—1186 (1939). — **Herrick, C. J.**: (a) The membranous parts of the brain, meninges and their blood vessels in *Amblystoma*. J. Comp. Neur. 61, 297—346 (1935). — (b) The brain of the tiger salamander. Chicago: University of Chicago Press 1948. — **Hommer, H.**: Über die Verteilung der Pacchionischen Granulationen über der Hirnoberfläche. Inaug.-Diss. Leipzig: 1948. — **Horst, C. J. van der**: The myelencephalic gland of *Polyodon*, *Acipenser* and *Amia*. Koninklijke Akademie van Wetenshappen te Amsterdam. Proc. Sect. Sci. 28, No 4, 432—442. (1925). — **Hyrtl, J.**: Lehrbuch der Anatomie des Menschen, 15. Aufl. Wien 1881.

Jacobi, W.: Das Saftspaltensystem der Dura. Arch. f. Psychiatr. 70, 269 (1924). — **Jakob, A.**: Normale und pathologische Anatomie und Histologie des Großhirns. I. Leipzig und Wien, F. Deuticke 1927. — **Jantschitz**: Sur les nerfs de la dure-mère spinale et cranienne. J. d'anat. norm. et path. de Rudneef. Saint-Petersburg 1895. — **Jerwell, O.**: Permeability of the meninges. Norks Mag. Laegevidensk. 86 (1925). — **Junker, F.**: Die Zellen des Liquor cerebrospinalis im Phasenkontrastmikroskop. Dtsch. Z. Nervenheilk. 166, 237—246 (1951). — **Ivanoff**: Les terminaisons nerveuses dans les membranes connectives des mammifères. Diss. Kasan 1893.

Kännegiesser, N. N.: Growth and transformation in vitro of the elements of the pia mater. C. r. Acad. Sci. URSS., N. s. 18, 123—124 (1938). — **Kappers, A.**: The meninges in lower vertebrates compared with those in mammals. Arch. of Neur. 15 (3) 281—296 (1926). — Comparative anatomy of the meninges. Arch. of Neur. 1926. — The meninges in lower vertebrates compared with those in mammals. Arch. of Neur. 3, 281—296 (1926). — Preliminary data on the function of the paraphysis cerebri in Urodela. Experientia (Basel) 5, 162—164 (1949). — The meninges in cyclostomes, selachians and teleosts compared with those in man. Kon. Akad. Wetensch. Amsterdam Proc. 28, Nr 1, 72. — **Kapustina, E. V.**: Das Arteriennetz in der weichen Hirnhaut der Hemisphären des Gehirns beim erwachsenen Menschen. Vopr. Nejrochir. 16, 49—57 (1952) (Russ.). Zit. nach Bericht allgemeine und spezielle Pathologie 15, 370 (1953). — **Kautzky, R.**: Ein Grundplan der cerebrospinalen Innervation der Hirnhäute und Hirngefäße. Z. Anat. 115, 570—583 (1951). — **Kawamura, R., and T. Kojima**: Die Fette in den Meningen, im Ependym und Plexus. Trans. Jap. Path. Soc. 23, 231—232 (1933). — **Koelliker, A.**: Hüllen und Gefäße des zentralen Nervensystems. Handbuch der Gewebelehre des Menschen, 2. Aufl. 1893. — **Kohner, W.**: Das Endothel der Dura Mater. Anat. Anz. 66, 149—152 (1925/26). — **Kolmer, W.**: Über eine eigenartige Beziehung von Wanderzellen zu den Chorioidealplexus des Gehirns der Wirbeltiere. Anat. Anz. 54, 15—19 (1921). — Das Endothel der Dura Mater. Anat. Anz. 60, 149—152 (1925/26). — **Krause, R.**: Mikroskopische Anatomie der Wirbeltiere in Einzeldarstellungen. Berlin u. Leipzig 1921. — **Krebs, A. H., u. A. Wittgenstein**: Studien zur Permeabilität der Meningen unter besonderer Berücksichtigung physikalisch-chemischer Gesichtspunkte. II. Mitteilung: Die Permeabilität der Meningen für diffusible Anionen. Z. exper. Med. 49, 553—562 (1926). — **Kurihara, Misao**: Histologische Untersuchungen der harten Hirn- und Rückenmarkshäute des Kaninchen. Mitt. med. Ges. Tokio **48**, 2229—2277, dtsch. Zusammenfassung 2229—2231 (1934). Ref. Biol. Ber. **34**, 419—420 (1935). — **Langer, K.**: Über die Blutgefäße der Knochen des Schädeldaches und der harten Hirnhaut. Denkschr. Wien. Akad. Math.-naturwiss. Kl. **37** (1877), besprochen in Jber. Fortschr. Anat. u. Physiol. **6** (1878). — **Lanz, T. v.**: Zur Struktur der Dura mater spinalis. Anat. Z. **66**, 78—87 (1928). Ref. Biol. Ber. **9**, 823 (1929). — Über die Rückenmarkshäute. I. Die konstruktive Form der harten Haut des menschlichen Rückenmarks und ihrer Bänder. Roux' Arch. **118** (1929). — **Leydig, Fr.**: Lehrbuch der Histologie des Menschen und der Thiere. Frankfurt a. M. 1857. — **Luschka, H.**: Die Nerven in der harten Hirnhaut. Tübingen 1850. — **Lutz, P.**: Beitrag zur Kenntnis der Arachnoides spinalis und ihrer Verbindungen mit besonderer Berücksichtigung der elastischen Fasern. Acta anat. (Basel) **11**, 162—191 (1950/51).

Mattauschek: Beiträge zur Kenntnis der Arachnoidea spinalis. Arb. neur. Inst. Univ. Wien **17** (1908). — **Maximow, A.**: Bindegewebe und blutbildende Gewebe. In Handbuch der Mikroskopischen Anatomie des Menschen, Bd. II/1. Berlin: Springer 1927. — **Maximow, A. A., and W. Bloom**: A textbook of histology, 6. Aufl. Philadelphia u. London 1952. — **Meek, W. J.**: A study of the chorioid plexus. J. Comp. Neur. **17**, 286 (1907). — **Melnikow-Raswedenkow**: Histologische Untersuchungen über den normalen Bau der Dura mater. Beitr. path. Anat. **28** (1900). — **Mercker, H.** u. **E. Opitz**: Die Gefäße der Pia mater höhenangepaßter Kaninchen. Pflügers Arch. **251**, 117—122 (1949). — **Metuzals, J.**: Neurohistologische Studien über die nervöse Verbindung der Pars distalis der Hypophyse mit dem Hypothalamus auf dem Wege des Hypophysenstieles. Acta anat. (Basel) **20**, 258—285 (1954). — **Meyer, L.**: Die Epithelgranulationen der Arachnoidea. Virchows Arch. **17**, 209 (1859). — **Michel**: Zur näheren Kenntnis der Blut- und Lymphbahnen der Dura mater cerebri. Ber. kgl. sächs. Ges. Wiss. 1872. — **Mohnike, O.**: Über Pigment in der Arachnoides spinalis. Virchows Arch **16** (1859).

Nahmacher: Die Nerven der Dura mater cerebri. Diss. Rostock 1875. — **Nose, S.**: Zur Struktur der Dura mater cerebri des Menschen. Arb. Neur. Inst. Univ. Wien 1902.

Ojala, L.: Pacchionian bodies in the vicinity of the middle ear cavities. Acta path. scand. (Københ.), Suppl. **91**, 88—97 (1951).

Pacchioni, A.: Dissertatio physico-anatomica de dura meninge. Rom 1721. — **Palay, L. Sanford**: The histology of the meninges of the toad (*Bufo*). Anat. Rec. **88**, 257 (1944). — **Paschkewicz**: Zur Histologie der harten Hirnhaut. Beiträge zur Anatomie und Histologie, 1. H., S. 58 (1872). — **Pfeifer, R. A.**: Die Darstellung von Lymphräumen im inneren Milieu des Gehirnes. Leipzig: Akademische Verlagsgesellschaft 1951. — **Policard, A.**: Une leçon sur l'histophysiologie des méninges et du liquide céphalorachidien. J. Méd. Lyon **2**, 1219—1223 (1921). — Précis d'histologie physiologique. 4. Aufl. Paris 1944. — **Popa, Gr. T.**: Structure fonctionelle de la dure-mère cranienne, avec considérations générales sur les facteurs mécaniques craniens chez les vertébrés en général et chez l'homme en particulier. Ann. sci. Univ. Jassy **13**, 119 (1926). — **Prado, J. M., y M. Oribe**: Contribución al e studio histopatológico de las aracnoiditis (microleptomeningitis). Arch. Hist. norm. y pat. (Buenos Aires) **2**, 477—496 (1945).

Quincke, H.: Zur Pathologie der Meningen. Dtsch. Z. Nervenheilk. **40**, 78—130 (1910).

Retzius, G.: Das Menschenhirn. Stockholm 1896. — **Ruina, G.**: Sulla presenza e sugli aspetti delle expansioni nervose nella dura meninge di mammiferi (pecora et cavalla). Boll. Soc. ital. Biol. sper. **12**, 260—263 (1937).

Salvi, G.: Histogenèse et structure des méninges. Thèse de Paris. 1898. — **Schaffer, J.**: Lehrbuch der Histologie und Histogenese, 3. Aufl. Leipzig: W. Engelmann 1933. — **Schaltenbrand, G.**, u. **P. Bailey**: Die perivaskuläre Piagliamembran des Gehirns. J. Psychol. Neur. **35**, 199 (1928). — **Schaltenbrand, G., and Yu-Lin Cheng**: Is there a communication between the stroma of choroid plexus and the meninges? Chin. J. Physiol. **5**, 191—198 (1931). — **Scharrer, E.**: Die Bildung von Meningocyten und der Abbau von Erythrocyten in der Paraphyse der Amphibien. Z. Zellforsch. **23**, 244—252 (1935). — The histology of the meningeal myeloid tissue in the ganoids *amia* and *lepisosteus*. Anat. Rec. **88**, No 3 (1944). — **Scheiffarth, F.**: Rheumatismus und Nervensystem. Die meningealen Reaktionen des Rheumatismus. Z. Rheumaforsch. **9**, H. 1/2 (1950). — **Scherer, H. J.**: Vergleichende Pathologie des Nervensystems der Säugetiere. Leipzig: Georg Thieme 1944. — **Schröder van der Kolk, J. L. C.**: De anatomiae pathologicae praecipue subtilioris studio utilissimo. Utrecht 1827. — **Schultz, A.**: Untersuchungen über celluläre Reaktionen in der Leptomeninx an Hand von Häutchenpräparaten. Verh. dtsch. Ges. Pathol. 1951, 202—205. — **Schultz, A.**, u. **H. J. Knibbe**: Neue Erkenntnisse über die normale und pathologische Histologie der weichen Hirnhäute durch die Untersuchung in Häutchenpräparaten. I. u. II. Frankf. Z. Path. **63**, 455—471, 472—492 (1952). — **Schwalbe, G.**: Der Arachnoidalraum, ein Lymphraum und sein Zusammenhang mit dem Perichorioidealraum. Zbl. med. Wiss. 1869. —

Seybold, W. D.: A note on the occurrence of transverse fibrous bands in the spinal dural sac of man. Anat. Rec. **76**, 55—63 (1940). — **Sinclair, J. G.:** Development of the anterior cerebral nerve plexus. Texas Rep. Biol. a. Med. **9**, 805—810 (1951). — **Snessarew, P.:** Über die speziellen Nervenfasern in den Randschichten der Gehirnoberfläche des Menschen. Z. mikrosk.-anat. Forsch. **19**, 114 (1929). — Über die nervösen Elemente der Pia Mater im Gebiete der Medulla oblongata des Menschen. Z. Anat. **90**, 768 (1929). — Über die Pigment-zellen piae matris beim Menschen, ihren Zusammenhang mit den Nervenfasern, ihre Genese und Funktion. Z. Zellforsch. **9**, 683 (1929). — **Ssolowjew, A.,** u. **M. B. Ariel:** Zur Morpho-logie der weichen Hirnhäute beim Kaninchen. Z. Zellforsch. **17**, 642—661 (1933). — **Sterzi, G.:** Die Rückenmarkshüllen der schwanzlosen Amphibien. Anat. Anz. **16**, 230—239 (1899). — Recherches sur l'anatomie comparée et sur l'ontogénèse des méninges. I. Partie, Méninges médullaires. Arch. ital. di Biol. **37** (1902). — **Stöhr, Ph.:** Beobachtungen über die Innervation der Pia mater des Rückenmarks und der Telae chorioideae beim Menschen. Z. Anat. **64**, 555—564 (1922). — Zur Innervation der Pia mater und des Plexus chorioideus des Menschen. Z. Anat. **63**, 562—607 (1922) u. Anat. Ges. Marburg **54**, 54. — Über den Bau sensibler Nervenendigungen in der Pia mater des Menschen. Z. Zellforsch. **30**, 78—97 (1939). Ref. Biol. Ber. **53**, H. 11/12 (1940). — **Strasser, H.:** Über die Hüllen des Gehirns und des Rückenmarks, ihre Funktionen und ihre Entwicklung. C. r. Assoc. Anat. **3** (1901).

Testut, L.: Traité d'Anat. humaine **2**, 582 (1891). — **Tilney, F.:** A glandular outgrowth from the roof of the oblongata in *Amia calva*. J. Comp. Neur. **43**, 433—449. — **Traum, E.:** Beiträge zur Innervation der Dura mater cerebri. Z. Anat., Abt. 1, **77**, 488 (1925). — **Trolard, P.:** Les granulations de Pacchioni, les lacunes veineuses de la dure mère. J. Anat. et Physiol. **28**, 28—57, 172—210 (1892).

Vastarini-Cresi, G.: Le anastomosi artero-venose nell'uomo e nei mammiferi. Studio anatomo-istologico. Napoli 1903. — **Vialli, M.:** L'organo linfomieloide mielencefalico dei *ganoidi*. Archives de Biol. **43**, 1—28 (1932).

Waldschmidt, J.: Beitrag zur Anatomie des Zentralnervensystems und des Geruchsorgans von *Polypterus bichir*. Anat. Anz. **2**, 308—322. — **Watanabe, M.:** Über die epitheloiden Histiocyten nach Hamazaki. I. Abt. Zur Histologie der Cerebrospinalmeningen. Arb. med. Fak. Okyama **4**, 26—52 (1934). — **Watzka, M.:** Über den Bau der Bindegewebsbündel des menschlichen Omentum. Z. mikrosk.-anat. Forsch. **40**, 599—612 (1936). — **Weed** and **Hugson:** The cells of the arachnoid. Bull. Hopkins Hosp. **31**, No 356 (1920). — **Weismann:** Über die Hüllen des Gehirns und des Rückenmarks. C. r. Assoc. Anat. **3** (1901). — **Wentsler, N. E.:** Microscopic study of the superficial cerebral vessels of the vacat by means of a perma-nently installed transparent cranial chamber. Anat. Rec. **66** (1906). — **Wepler, W.:** Zur Frage der sog. Pachymeningitis haemorrhagica interna. Verh. der Dtsch. Ges. f. Path., 34. Tagg. in Wiesbaden vom 20.—23. April 1950. — **Wilke, Gertraud:** Histologischer Befund im Nervus opticus und Nervus acusticus im Vergleich zu den Hirnnerven, die in ihrem Verlauf zur Peripherie die Dura durchbrechen; zugleich ein Beitrag zur Morphologie und funktionellen Bedeutung der „zelligen Flecke und Knötchen" der Arachnoidea. Diss. Erlangen 1952. — **Wimmer, K.:** Die Architektur des Sinus sagittalis cranialis und der ein-mündenden Venen als statische Konstruktion. Z. Anat. **116**, 459—505 (1952). — **Witzig, K.:** Beitrag zur Frage nach der funktionellen Struktur der Dura mater cerebri des Menschen. Untersuchungen an menschlichen Feten über die Entstehung gerichteter Fasern in der Dura mater. Vjschr. naturforsch. Ges. Zürich **85**, 91—97 (1940). Ref. Biol. Ber. **60**, 407—408 (1943). — **Wollard, H. H.:** Vital staining of the leptomeninges. J. of Anat. **58**, No 2 (1924). Ref. Zbl. Neur. **36**, H. 7/8 (1925). — **Wreden, J.:** Die Nervenendigungen in der harten Hirn-haut des Rückenmarks von Säugetieren. Arch. mikrosk. Anat. **66**, 128 (1905).

Zietschmann, O., E. Ackerknecht u. **H. Grau:** Handbuch der vergleichenden Anatomie der Haustiere, 18. Aufl. von Ellenberger-Baum. Berlin: Springer 1943. — **Zimmermann, G.:** Über die Dura mater encephali und die Sinus der Schädelhöhle des Hundes. Z. Anat. **106**, 107—137 (1937). — **Zimman, D.:** Sobre les distribución topografica y caracteres de los cromatoforos en la leptomeninge cerebral. Arch. hist. norm. y pat. (Buenos Aires) **2**, 497—512 (1945). — **Zylberblast-Zand, N.:** Rôle protecteur de la pie-mère et des plexus chorioides. Revue neur. **31**, 235 (1924).

III. Plexus chorioideus. Blut-Liquor-Schranke.

Agduhr, E.: Choroid plexus and ependyma. Cytology a. Cellul. Path. of Nerv. Syst. **2**, 536—573 (1932). — **Aird, R. B.:** The role of tissue permeability with particular reference to the blood-brain barrier in disease of the central nervous system. Calif. Med. **69**, 360—363 (1948). Ref. Biol. Abstr. **23**, 7275. — **Andia, E. D.:** Plexos coroideos de los ventriculos laterales. Buenos Aires 1935. Zit. nach Voetmann 1949. — **Arnvig, J.:** Cerebrospinal-vaeskens produktion og resorption. Diss. Kopenhagen 1948. — **Askanazy, M.:** Zur Physiologie und Pathologie der Plexus chorioidei. Zbl. Path. **25**, Erg.-H. S. 85. — Verh. dtsch. path. Ges. **17**, 85—103 (1904).

Barbé, A.: Recherches expérimentales sur la perméabilité physique des plexus choroides. Revue neur. **27,** 314—319 (1920). — **Barbé, A., Bouteau, Lackenbacher** et **Chiquet:** Recherches biologiques sur la vitesse d'écoulement du liquide céphalorachidien et sur la perméabilité meningée. Rev. neur. **65,** 526 (1936). — **Bargmann, W.:** Über die sog. Filamente der Epithel-zellen des Plexus chorioideus. Z. Zellforsch. **41** 372—384 (1954). — **Benedikt:** Über die Inner-vation des Plexus chorioideus inferior. Virchows Arch. **59,** 395 (1874). — **Bertha, H.,** u. **R. Mayr:** Beobachtungen am überlebenden Plexus chorioideus im Tierexperiment. Mschr. Psychiatr. **90,** 132—149 (1934). — **Bibinowa, L. S.:** Über die Verteilung vitaler Farbstoffe in den Hirn-häuten bei intravenöser und subcutaner Einführung. Z. Zellforsch. **24,** 227—238 (1936). — **Biondi, G.:** Sulla fine struttura del'epitelio etc. Arch. Zellforsch. **6** (1911). — Ein neuer histologischer Befund am Epithel des Plexus chorioideus. Z. Neur. **144,** 161—165 (1933). — Zur Histopathologie des menschlichen Plexus chorioideus und des Ependyms. Arch. f. Psychi-atr. **101,** 666—728 (1934). — Über eine Alterserscheinung an den Gliazellen des mensch-lichen Gehirns. Arch. f. Psychiatr. **104,** 425—430 (1935). — **Bocheneck, A.:** Über die Nerven-endigungen in den Plexus chorioidei des Frosches. Bull. internat. Acad. Cravovie **1899.** — **Bordet, A.,** et **L. Cornil:** Le cholestéatome des plexus choroïdes. Progrès med. **51,** 193—194 (1923). — **Bouton, S. M.:** Contribution to the experimental study of the blood-brain barrier. Arch. of Neur. **43,** 1151 (1940). — **Burton, L. P.:** Terminaisons nerveuses dans le plexus choroide du poisson rouge. C. r. Physiques Genève (Suppl. aus Arch. Sci. Phys. etc. 24) **59,** 171—173 (1942).

Cameron, G.: Secretory Activity of the Chorioid Plexus in Tissue Culture. Anat. Rec. **117,** No 1, 115—128 (1953). — **Catola, P.:** Riv. Pat. nerv. **19.** — Sulla presenza di nevroglia nella struttura dei plessi coroidei. Zbl. Physiol. **16,** 586 (1902). — **Cavazzani, E.:** Sulle funzioni dei plessi coroidei nel cervelo. Jazz. Osp. Milano **23,** 361 (1902). — **Ciaccio, C.,** u. S. **Scaglione:** Beitrag zur cellulären Physiopathologie der Plexus chorioidei. Beitr. path. Anat. **55,** 131 (1913). — **Clara, M.:** Ergebnisse und Probleme des histotopochemischen b-As-corbinsäurenachweises unter besonderer Berücksichtigung menschlicher Organe. Vitamine u. Hormone **6,** 12—97 (1953). — Das Nervensystem des Menschen. Leipzig: Johann Ambrosius Barth 1954. — **Clark, E. L.** and **E. R.:** The development of adventitial (Rouget) cells on the blood capillaries of amphibian larvae. Amer. J. Anat. **35,** 265—282 (1925). — Nerve endings in the choroid plexus of the fourth ventricle. J. Comp. Neur. **47** (1928). — **Clark, S. L.:** Innervation of the choroid plexuses and the blood vessels within the central nervous system. J. Comp. Neur. **60,** 21—35 (1934). — **Collin-Baudot:** Sur la structure de la para-physe et des plexus choroides chez al grenouille. C. r. Soc. Biol. Paris **83,** 1143—1145 (1920). — **Comini, A.:** Ricerche istologiche et morfoloche sui plessi choroidei degli uccelli. Riv. sper. Freniatr. **52** (1928). Ref. Biol. Ber. **10** (1929). — Ricerche istologiche sui plessi coroidei dei pesci. Publ. Staz. zool. Napoli **9,** 213—235 (1929). Ref. Biol. Ber. **12** (1929). — **Coupin, F.:** Sur les formations choroïdiennes des poissons. C. r. Soc. Biol. **83, 84.** — Bull. Nus. Hist. natur. (1922). — Sur les formations choroïdiennes des urodèles. C. r. Soc. Biol. Paris **85,** 627—628 (1921).

Davis, L. E.: A physio-pathological study of the choroid plexus with the report of a case of villous hypertrophy. J. Med. Res. **44,** 520—534 (1924). — **Dewey, K. W.:** A contribution to the study of the pathways of the cerebrospinal fluid and the choroid plexus. Anat. Rec. **15** (1918—1919). — **Dontenwill, W.:** Beitrag zur Genese des Hydrocephalus bzw. der beginnenden Hydranencephalie und zur Frage der Liquorabflußwege. Frankf. Z. Path. **63,** 493—503 (1952). — **Dustin, A. P.:** Sur les enclaves lipoidiques du système nerveux central et les fonctions des plexus choroides. C. r. Soc. Biol. Paris **83** (1922). Festschr. für S. Ramon y Cajal.

Elze, C.: Lamina chorioidea and Apertura accessoria ventriculi quarti. Z. Anat. **116,** 351 (1952). — **Engel, E. A.:** Über die Sekretionserscheinungen in den Zellen des Plexus chorioidei des Menschen. Arch. Zellforsch. **2,** 191 (1908). — **Ernst, M.:** Experimentelle und klinische Untersuchungen über die Wirkung anisotonischer Lösungen auf Gehirn und Liquor. Dtsch. Z. Chir. **226,** 222 (1930).

Faivre, J.: Etudes sur le conarium et les plexus choroidei chez l'homme et les animaux. Ann. des Sci. natur. 4. Ser. Zoologie 7, **1857.** — Recherches sur la structure du coronarium et des plexus choroides chez l'homme et les animaux. C. r. Acad. Sci. Paris **39,** 424 (1854). — **Ferraro, A.:** Lo stato ordierno delle nostre conoscenze sulla struttura e funzione dei plessi co-roidei. Cervello **4,** 159—197 (1925). — **Fieschi, A.:** Beitrag zur Anatomie des Plexus chorioi-deus der Säugetiere. Cervello **6,** 121—126. — Riv. sper. Freniatr. **52.** — **Findlay, J. W.:** Observations on the normal and pathological histology of the choroid plexuses of the lateral ventricles of the brain. J. Ment. Sci. **44,** 744—754 (1898). — The choroid plexuses of the lateral ventricles of the brain, their histology, normal and pathological (in relation specially to insanity). Brain **22,** 161 (1899). — **Flather, M. D.:** A study of the haemosiderin content of the choroid plexus. Amer. J. Anat. **32,** 125—153 (1923). — **Flexner, L. B.:** The chemistry and nature of the cerebrospinal fluid. Physiologic. Rev. **14,** (1934). Zit. nach Voetmann

1949. — **Fog, M.,** G. **Rasch** u. G. **Stürup:** Über die Resorption der Zerebrospinalflüssigkeit. Skand. Arch. Physiol. (Berl. u. Lpz.) **69,** 127 (1934). — **Forbes, Fremont-Smith and Wolff:** Resorption of cerebrospinal fluid through the choroid plexus. Arch. of Neur. **19,** 73—77 (1928). — **Franzini, M.:** Sulla struttura e la funzione dei plessi coroidei. Sperimentale **61,** 415—435 (1907). — **Frauchiger, E.:** Phasenmikroskopische Untersuchungen am Plexus chorioideus. Schweiz. Arch. Neur. **58,** 182—185 (1946).

Gellerstedt, Nils: Über das Vorkommen von Sekret-Kapillaren im Epithel des Plexus chorioideus. Zbl. Path. **56,** 164—167 (1932). — Zur Kenntnis der Hirnveränderungen bei der normalen Altersinvolution. Uppsala Läk. för. Förh., N. F. **38,** 193—408 (1933). — **Ghert, van:** Disquisitio anatomico-pathologica de plexubus choroideis. Traject. ad Rhenum **1837,** 83. — **Gianelli, L.,** e F. **Chiancane:** Contributo alla conoscenza della struttura dei plessi coroidei e della loro funzione. Ric. Morf. **11,** 177—206 (1931). Ref. Ber. wiss. Biol. **22,** 751. — **Goldmann, E.:** Die äußere und innere Sekretion des gesunden und kranken Organismus im Lichte der „vitalen Färbung". Bruns' Beitr. **64,** 192 (1909); **78,** 1 (1912). — Vitalfärbung am Zentralnervensystem. Bei trag zur Physio-Pathologie des Plexus chorioideus und der Hirnhäute. Abh. kgl. preuß. Akad. Wiss., Physik.-med. Kl. **1913,** Nr 1. — Experimentelle Untersuchungen über die Funktion der Plexus chorioidei und der Hirnhäute. Arch. klin. Chir. **101** (1913). — **Grynfeltt, E.:** Les plexus choroides chez les blessés de guerre. Bull. mens. Acad. Montpellier **1918/19,** 26—32. — **Grynfeltt, E.,** et J. **Euzières:** Recherches cytologiques sur les cellules épitheliales des plexus choroides dans quelques mamifères. C. r. Assoc. Anat. **1912.** — Études cytologiques sur l'élaboration du liquide céphalo-rachidien dans les cellules des plexus choroides du cheval. Bull. Acad. Sci. et Lett. Montpellier **1912/13.** — Note sur la structure de l'épithélium des toiles choroidiennes et l'excretion du liquide cephalorachidien chez les Scyllium. C. r. Assoc. Anat. **1913.** — Recherches expérimentales sur les phénomèns cytologiques de la secrétion du liquide cerebro-spinal. Rôle de l'épithelium épendymaire. C. r. Soc. et Biol. Paris **82,** 1276 (1919).

Haeckel, E.: Zur normalen und pathologischen Anatomie des Plexus chorioideus. Virchows Arch. **16,** 253—289 (1859). — **Hambüchen, D.:** Plexuscysten im 3. Hirnventrikel, ihre Herkunft und ihre Lokalisation. Beitr. path. Anat. **112,** 452—469 (1952). — **Hassin, G. B.:** Pacchionian bodies of the spinal arachnoid. Arch. of Neur. **23,** No. 1 (1930). — J. Ment. Dis. **59.** — **Hauptmann, A.:** Der Weg über den Liquor. Klin. Wschr. **1925,** Nr 27, 1297. — Diskussion u. Sitzungsprotokoll. Dtsch. Z. Nervenheilk. **84,** 9 (1925). — Untersuchungen über die Blut-Liquor-Passage bei Psychosen. Z. Neur. **100** (1926). — **Heß, J.:** Über die Biondischen Gebilde des Plexusepithels. Arch. f. Psychiatr. **102,** 280 (1934). — **Hilton, W. A.:** The choroid plexus of the fourth ventricle of *Salamanders.* Anat. Rec. **115,** No 1 (1953). — **Hion, V.:** Die Veränderungen des Plexus chorioideus bei Äthylalkoholvergiftung. Fol. neuropath. eston. **5,** 116—143 (1926). — **Hobänder, A.,** u. E. A. **Spiegel:** Über die Blutdruckwirkung von Extrakten aus dem Plexus chorioideus. Pflügers Arch. **224,** H. 3/4, 386 (1930). — **Hogue, M. J.:** Human fetal choroid plexus cells in tissue cultures. Amer. Soc. Zool. Sept. 1948. Anat. Rec. **101,** 674—675 (1938). — **Hortega, P. del Rio:** Sobre las alteraciones fibrilares genites de las células ependimarias y neuróglicas. Arch. hist. norm. y pat. (Buenos Aires) **2,** 411—424 (1945). — **Hworostuchin, W.:** Zur Frage über den Bau des Plexus chorioideus. Arch. mikrosk. Anat. **77,** 232—244 (1911).

Ikeda, M.: Zur pathologischen Histologie des Plexus chorioideus bei verschiedenen Erkrankungen. Trans. Jap. Path. Soc. **14,** 132—135 (1924). — **Imamura, S.:** Beiträge zur Histologie des Plexus chorioideus der Menschen. Arb. Neur. Inst. Wien **7—8,** 272 (1900). — **Junet, W.:** Terminaisons nerveuses intra-épithéliales dans les plexus choroides de la souris. C. r. Soc. Biol. Paris **95,** 1397—1398 (1926). Ref. Ber. Biol. **3,** 836 (1927). — A propos d'un plexus choroide juxta hypophysaire chez l' *Uromastix acanthinurus* (Bell). C. r. Soc. Biol. Paris **97,** 556 (1927).

Kafka, V.: Die Pathologie des Stoffaustausches zwischen dem Gehirn und dem übrigen Körper. Arch. f. Psychiatr. **101,** 231 (1934). — Die Serologie der Geisteskrankheiten. Aschaffenburgs Handbuch der Psych. — **Kalwaryiski, B. E.:** Sur la membrane basale et la bordure en brossse des cellules épithéliales des plexus choroides. C. r. Soc. Biol. Paris **90,** 903—904 (1924). — Nouvelle contribution à l'étude cytologique des cellules épithéliales des plexus choroides. C. r. Soc. Biol Paris **90,** 1362—1364 (1924). — Untersuchungen über den Bau des Plexus chorioideus des Gehirns. Polska Gaz. lek. **3,** 46—48 (1924). — Weitere Untersuchungen über den Bau des Plexus chorioideus des Gehirns. Polska Gaz. lek. **3,** 362—363 (1924). — **Kappers, J. A.:** Beitrag zur experimentellen Untersuchung von Funktion und Herkunft der Kolmerschen Zellen des Plexus chorioideus beim *Axolotl* und *Meerschweinchen.* Z. Anat. **117,** 1—16 (1953). — The development of the paraphysis cerebri in man with comments on its relationship to the intercolumnar tubercle and ist significance for the origin of cystic tumors in the third ventricle. J. Comp. Neur. (in press). — **Karasszon, D.:** Beiträge zur Kenntnis der in den Epithelzellen des Plexus chorioideus des Pferdehirns befindlichen Einschlüsse. Acta vet. (Budapest) **2,** 19—26 (1952). — **King, L. S.:** The hematoencephalic barrier. Arch. of Neur. **41**, 51 (1939). — **Kleestadt, B.**: Experimentelle Untersuchungen über die resorptive Funktion des Epithels des Plexus chorioideus und des Ependyms der Seitenventrikel. Zbl. Path. **26**, 161 (1915). — **Kobayshi, Y.**: Über die feinere Struktur der Epithelzellen des Plexus chorioideus an jungen Affen. Psychiatr. et Neur. jap. **40**, 805—809 (1936). — **Kolmer, W.**: Über eine eigenartige Beziehung von Wanderzellen zu den Chorioidalplexus des Gehirns der Wirbeltiere. Anat. Anz. **54**, 15 (1921). — Über Polymorphismus (Amöboidismus) der Kerne des Plexus chorioideus bei Selachiern. Anat. Anz. **60**, 104—109 (1925). — Über einen supraependymalen Nervenplexus in den Hirnventrikeln des Affen. Z. Anat. Anz. **93**, 182 (1930). — **Krause, R.**: Mikroskopische Anatomie der Wirbeltiere in Einzeldarstellungen. Berlin u. Leipzig 1921. — Enzyklopädie der mikroskopischen Technik, 3. Aufl., Bd. 3. Berlin u. Wien 1927. — **Krebs, H. A.**, u. **H. Rosenhagen**: Über den Stoffwechsel des Plexus chorioideus. Z. Neur. **134**, 643 (1931).

Leblanc, E.: Modifications expérimentales de la cellule épithéliale des plexus choroides chez les reptiles. C. r. Soc. Biol. Paris **83**, 163 (1920). — Les épithéliaux endocrines dans le toil du ventricule moyen chez un lézard algérien. C. r. Soc. Biol. Paris **83**, 162 (1920). — **Leblond, C. P.**: Distribution of periodic and reactive carbohydrates in the adult rat. Amer. J. Anat. **86**, 1—25 (1950). — **Leduc, E. H.**, and **G. B. Wislocki**: The histochemical localization of acid and alkaline phosphatases, non-specific esterase and succinic dehydrogenase in the structures comprising the hematoencephalic barrier of the rat. J. Comp. Neur. **97**, 241—280 (1952). — **Leonhardt, H.**: Farbstofftransport zwischen Bindegewebszellen und Epithelzellen über Protoplasmabrücken im Plexus chorioideus. Z. Anat. **115**, 37—44 (1950). — Intraplasmatischer Stofftransport und Blutgehirnschranke. Z. mikrosk.-anat. Forsch. **58**, 449—530 (1952). — **Loeper, M.**: Sur quelques sprints de l'histologie normale et pathologie des plexus choroides de l'homme. Arch. Méd. exper. **16**, 473—488 (1904). — **Luschka, H.**: Die Adergeflechte. Berlin 1855.

Ma, Wen-Chao: The relation of the mitochondria Golgi-complex to secretion. I. The pancreatic acinar cell of the toad. Chin. J. Physiol. **2**, 247—254 (1928). — **Ma, Wen-Chao**, and **Hsi-Chun Chang**: The relation of the mitochondria Golgi-complex to secretion. II. Intravital staining with neutral red and sudan III. Chin. J. Physiol. **2**, 381 (1928). — III. Physiological identification of the vitally stained mitochondria golgi material. Chin. Physiol. **3**, 29 (1929). — **Mettler, F.**: Extension of the choroid plexus into the olfactory ventricles. Anat. Rec. **51**, 251—252 (1932). — **Millen, J. W.**, and **D. H. M. Woollam**: Vascular patterns in the choroid plexus. J. of Anat. **87**, 144—123 (1953). — **Morgenstern, Z.**, u. **K. Birjukoff**: Zur Frage der Permeabilität der Hirnkapillaren bei vitaler Färbung. Z. Neur. **106**, 743—750 (1926). — **Morowoka, T.**: The microscopical examination of the choroid plexus in general paralysis of the insane and other forms of mental disease. Proc. Roy. Soc. Med. **14**, 23 (1921). — The microscopical examination of the choroid plexus of the various forms of mental disease. Mitt. Med. Fak. ksl. Univ. Kyushu, Fukuoka **8**, 85 (1923).

Niessing, K.: Über den histologischen Aufbau der Bluthirnschranke. Dtsch. Z. Nervenheilk. **168**, 485—498 (1952). — **Noël, R.**, et **H. Accoyer**: Sur la structure de l'épithélium des plexus choroides chez le rat nouveau-né. C. r. Soc. Biol. Paris **90**, 1253—1254 (1924). — Coloration vitale et postvitale du chondriome et des vacuoles des cellules de l'épithélium chorioidien chez le rat blanc. C. r. Soc. Biol. Paris **91** (1924). — Sur la structure de l'épithélium des plexus choroides chez le très jeune rat. C. r. Soc. Biol. Paris **90**, 772 (1924).

Pellizzi, B.: Experimentelle histologische Untersuchungen über die Plexus chorioidei. Folia neuro-biologica **5**, 305—341 (1911). — Recherches histologiques et expérimentales sur les plexus choroides. Arch. ital. Biol. **55**, 313 (1911). — **Pentschew, A.**: Die vitale Tellurfärbung und Speicherung sowie ihre Bedeutung für die Lehre vom Stoffaustausch zwischen dem Zentralnervensystem und dem übrigen Körper. Arch. f. Psychiatr. **102**, 749 (1934). — **Peterhof, R.**: Experimentelle Untersuchungen über die resorptive Funktion des Plexus chorioideus. Fol. neuropath. eston. **3/4**, 110—151 (1925). — **Petit, A.**, et **J. Girard**: Processus sécrétoires dans les cellules de revêtement des plexus choroides des ventricules lateraux, consécutifs à l'administration de muscarine et d'ether. C. r. Soc. Biol. Paris **53**, 825 (1901). — Sur la fonction secrétoire et la morphologie des plexus choroides des ventricules lateraux du systeme nerveux central. Paris 1902. — **Pilcz, A.**: Zur Kenntnis des Plexus chorioideus lateralis bei Geisteskranken. Jb. Psychiatr. **24**, 190 (1904). — **Policard, A.**: Sur quelques points de la cytologie des plexus choroides. C. r. Soc. Biol. Paris **73**, 430 (1912). — **Pupo, M. D. C.**: Contribución al conocimento de la fina estructuración de los epiteliomas de los plexos coroideos. I. Epitelio fibrillas. Arch. Hist. norm. y pat. (Buenos Aires) **3**, 39—46 (1946). — **Putnam, T. J.**, and **E. Ask-Upmark**: The cerebral circulation XXIX: Microscopic observations of the living choroid plexus and ependyma of the cat. Arch. of Neur. **32**, 72—80 (1934).

Riese, W.: Le plexus choroide de l'ours nouveauné (*Ursus arctos*). C. r. Acad. Sci. Paris **208**, 465—467 (1939). — **Rijssel, T. van**: Arch. of Neur. **56**, 522 (1946). — **Roffo, A. H.**, y **Lopez Raninez**: Die Durchdringlichkeit der Rückenmarkshäute durch die Farbstoffe. Bol.

Inst. Med. exper. Cánc. Buenos Aires 7, 975 u. dtsch. Zusammenfassung 979 (1930) [Spanisch]. — **Rotky, H.:** Untersuchungen über Durchlässigkeit der Meningen für chemische Stoffe. Z. klin. Med. **75,** 494 (1912).

Saito, M.: Zur Pathologie des Plexus chorioideus. Arb. Neur. Inst. Wien **23,** 49 (1920 bis 1922). — **Sakomoto, O.:** Über den Reticuloendothelapparat des Plexus chorioideus. Trans. Jap. Path. Soc. 18, 307—309 (1929). Ref. Biol. Ber. 14 (1930). — **Schaltenbrand, G., Wen Chao Ma, u. Yu Lin Cheng:** Zur Pathophysiologie des Plexus chorioideus. Dtsch. Z. Nervenheilk. **117, 118, 119,** 570 (1931). — **Schläpfer, V.:** Über den Bau und die Funktion der Epithelzellen des Plexus chorioideus. Beitr. path. Anat. **7,** 101 (1905). — **Schlesinger, B.:** Arteriographic visualization of the choroid plexus of the temporal horn of the lateral ventricle. Amer. J. Roentgenol. **68,** 403—405 (1952). — **Schludermann, K.:** Flimmerepithel der Plexus chorioidei vom Hühnchen in der Gewebskultur. Z. mikrosk.-anat. Forsch. **43/44** (1938). — **Schmid, H.:** Anatomischer Bau und Entwicklung der Plexus chorioidei in der Wirbeltierreihe und beim Menschen. Z. mikrosk.-anat. Forsch. **16,** H. 3 u. 4 (1929). — Über physikalische Beeinflussung der vitalen Farbstoffspeicherung. Z. mikrosk.-anat. Forsch. **23** (1930). — Beitrag zur Frage der Bluthirnschranke, II. Mitteilung. Arch. f. Psychiatr. **102,** 635 (1934). — **Schoeps, J.:** Über Veränderungen der Plexus chorioidales bei und nach der Toxoplasma-Encephalitis. Fortschr. Röntgenstr. **76,** 528—532 (1952). — **Schusterowna, H.:** Über die von den Ependymzellen der Hirnkammern, des Rückenmarkskanals und der Plexus ausgehenden Neubildungen. Polska Gaz. lek. **2,** 868—870 (1929). — **Schwab, M.:** Beitrag zur Morphologie der Pacchionischen Granulationen *(Granula meningica)* des Menschen. Diss. Med. Fakult. Kiel 1949. — **Schwenfeld:** Untersuchungen an Lebenden über Wechselbeziehungen zwischen Blut und Liquor. Med. klin. **1924,** Nr 4. — **Spatz, H.:** Die Bedeutung der vitalen Färbung für die Lehre vom Stoffaustausch zwischen dem Zentralnervensystem und dem übrigen Körper. Arch. f. Psychiatr. **101,** 267 (1934). — Versuche zur Nutzbarmachung der E. Goldmannschen Vitalfarbstoffversuche für die Pathologie des Zentralnervensystems. Allg. Z. Psychiatr. **80,** 285—288 (1925). — **Sprockhoff, H.:** Der Farbstoffübertritt vom Blut in den Liquor unter dem Einfluß von Histamin. Dtsch. Z. Nervenheilk. **137,** 277 (1935). — **Stern, L.:** La barrière hémato-encéphalique. J. belge Neur. **34,** 601—607 (1934). — **Stiehler, R. D., and L. B. Flexner:** A mechanism of secretion in the choroid plexus. The conversion of oxidation-reduction energy into work. J. of Biol. Chem. **126,** 603 (1938). — **Stöhr, Ph.:** Über die Innervation des Plexus chorioideus des Menschen. Z. Anat. **63,** 562—607 (1922). — **Sundval, J.:** The chorioid plexus with special references to interstitial granular cells. Anat. Rec. **12,** 221 (1917).

Taft, A. E.: A note on the pathology of the choroid plexus in general paralysis. Arch. of Neur. **7,** 177 (1922). — **Tanabe, S.:** Über das Vorkommen der interstitiellen Körnchenzellen im Plexus chorioideus des Menschen. Fol. psychiatr. jap. **2,** 54—58 (1938). — **Telatin, L. I.:** Isto-fisio-pathologia dell'ependima extraplessulare. Giorn. Psichiatr., Fasc. II—II Trim. 1933 (A XI). — **Tsuker, M.:** Innervation of the choroid plexus. Arch. of Neur. **58,** 474—483 (1947). — **Tsusaki, T., K. Erigudi u. Y. Kojo:** Über die basophil granulierten Zellen im Plexus chorioideus partis lateralis ventriculi telencephali. Yokohama Med. Bull. **2,** 110—117 (1951). — **Tsasaki, T., Y. Yamasaki, Y. Tange, K. Eriguchi u. T. Eida.:** Über die Lymphocyten im Plexus chorioideus partis lateralis ventriculi telencephali. Med. Bull. **2,** 234—248 (1951).

Valkenburg, C. T. van: Experimentelles und Pathologisches über Ependym und Plexus chorioideus. Mschr. Psychiatr. **74,** 151 (1929). — **Valsø, J.:** Plexus chorioideus und innere Sekretion. Klin. Wschr. **1938,** Nr 31 1085/86. — **Vialli, M.:** Ricerche morfologiche e istologiche sui plessi coroidei degli amfibi. Riv. sper. Freniatr. **52,** 266—306 (1928). Ref. Biol. Ber. **10,** 787 (1929). — Ricerche morfologiche sulle formazioni coroidee dei teleostei. Pubbl. Staz. zool. Napoli **10,** 67—110 (1930). — Ricerche morfologiche e istologiche sui plessi coroidei dei rettili. Istit. di Anat. e Fisiol. Comp., Univ. Pavia. Ref. Ber. wiss. Biol. **16** (1931). — Istologia comparata e istofisiologia dei plessi coroidei nella serie dei vertebrati. Istit. di Anat. e Fisiol. Comp., Univ. Pavia. Ref. Biol. Ber. **16** (1931). — Ricerche morfologiche sui plessi coroidei degli uccelli. Arch. ital. Anat. **29,** 325—365 (1932). — Morfologia dei plessi coroidei nella dei vertebrati. Boll. Zool. **3,** 99—100 (1932). Ref. Biol. Ber. **22,** H. 3/4 (1932). — Azione degli estratti di plessi coroidei sui cromatofori dei pesci. Biochimica e Ter. sper. **20,** 129—132 (1933). — **Vilstrup, G.:** Studies on the chorioid circulation (Thesis). Novi Libri, Books and periodicals from Ejnar Munksgaard 14, No 3—4. 1952. — **Voetmann, E.:** On the structure and surface area of the human choroid plexuses. A quantitative anatomical study. Acta anat. (Basel) Suppl. **10** = 1 ad Vol. 8 (1949). — **Volkmann, R. v.:** Morphologie, Entstehung und Vorkommen des Abnutzungspigments im Epithel des menschlichen Plexus chorioideus. Z. Anat. **102,** 211—231 (1933).

Walter, Fr. K.: Die allgemeinen Grundlagen des Stoffaustausches zwischen dem Zentralnervensystem und dem übrigen Körper. Arch. f. Psychiatr. **101,** 195 (1934). — Blut-Liquorschranke. Leipzig 1929. — **Watrin, J.:** Modifications fonctionelles des cellules des plexus choroides. C. r. Soc. Biol. Paris 85, 529 (1921). — Reactions oxydasiques dans les plexus choroides. C. r. Soc. Biol. Paris 86, 125 (1922). — **Wearn and Richards:** Observations of the composition of glomerular urine with particular reference to the problem of reabsorption in the renal tubulus. Amer. J. Physiol. 71, 209 (1924). — **Weigeldt, W.:** Studien zur Physiologie und Pathologie des Liquor cerebrospinalis. Jena: Gustav Fischer 1923. — **Wetzel, R.:** Bemerkungen und Bilder zur Anatomie der Tela chorioidea superior und des Paries chorioideus des dritten Ventrikels und der Seitenventrikel. Z. Anat. 103, 57—79 (1934). — **Wiechmann, E.:** Die Permeabilität der Grenzflächen zwischen Blut und Liquor — ein Problem. Krankheitsforsch. 5, 150—166 (1927). — **Will, G.:** Verknöcherung der Aderhautgeflechte. Schweiz. Arch. Neur. 44, 151 (1939). — **Wislocki, G. B., and E. W. Dempsey:** The chemical cytology of the choroid plexus and blood brain barrier of the rhesus monkey (*macaca mulatta*). J. Comp. Neur. 88, 319 (1948). — **Wislocki, G. B., and E. H. Leduc:** Vital staining of the hematoencephalic barrier by silver nitrate and trypan blue, and cytological comparisons of the neurohypophysis, pineal body, area postrema, intercolumnar tubercle and supraoptic crest. J. Comp. Neur. 96, 371—410 (1952). — **Wittgenstein, A., u. A. H.. Krebs:** Studien zur Permeabilität der Meningen unter besonderer Berücksichtigung physikalisch-chemischer Gesichtspunkte. Z. exper. Med. 49, 563—586 (1926). — Untersuchungen über die Permeabilität der Meningen. Dtsch. med. Wschr. Jhrg. 52, 1161—1163 (1926). Zusammenfassende Darstellung der bereits publizierten Untersuchungen. — Studien zur Permeabilität der Meningen unter besonderer Berücksichtigung physikalisch-chemischer Gesichtspunkte. III. Mitt. Die Permeabilität der Meningen für diffusible Kationen. Z. exper. Med. 49, 587—614 (1926). — IV. Mitt. Die Impermeabilität der Meningen für Kolloide. Z. exper. Med. 49, 615—622 (1926). — **Wolf-Heidegger, G.:** Der histochemische Nachweis von Vitamin C im Epithel des Plexus chorioideus. Schweiz. med. Wschr. 1941 I, 339—340. — **Wüllenweber, G.:** Über die Funktion des Plexus chorioideus und die Entstehung des Hydrocephalus internus. Z. Neur. 88, 208 (1924).

Yoshimura, K.: Das histochemische Verhalten des menschlichen Plexus chorioideus. Arb. Neur. Inst. Wien 18, 1—14 (1908—1910).

Zalka, E. v.: Beiträge zur Pathologie des Plexus chorioideus I. Die Altersveränderungen des Plexus chorioideus. Virchows Arch. 267, 379—397 (1928). — Beiträge zur Pathologie des Plexus chorioideus II. Histologische Veränderungen des Plexus chorioideus bei verschiedenen Krankheitsformen. Virchows Arch. 267, 398—412 (1928). — Beiträge zur Pathologie des Plexus choriod. III. Weitere Untersuchungen über Sklerose und Cysten des Plexus chorioideus. Arch. f. Psychiatr. 102, 272 (1934). **Zalka, O.:** Beiträge zur Histopathologie des Plexus chorioideus. Magy. orv. Arch. 26, 16—42 (1925). — Beiträge zur Vitalfärbung des Plexus chorioideus. Magy. orv. Arch. 27, 43—50 (1926). — **Zand:** Les plexus choroides. Paris 1930. Literatur: Revue neur. 1924 bis 1933. — **Zimman, L.:** Investigaciones sobre la estructura de los plexos coroidos en estado normal y patólogico. Arch. Hist. norm. y pat. (Buenos Aires) 1, 277—328 (1943). — **Zimmermann, L.:** Investigations on the normal and pathologic structure of the choroid plexuses. Arch. Histol. norm. y pat. 1, 277—328 (1943). Ref. Excerpta med. Anat. 2, 511.

Der Saccus vasculosus.

Von

E. Dorn, Mainz.

Mit 49 Abbildungen.

I. Einleitung.

Der Saccus vasculosus ist ein Organ, das ausschließlich den *Fischen* zukommt. Es bildet am Boden des Zwischenhirns eine vielfach sehr auffällige, sackartige Ausstülpung der caudalen Infundibulumwand. Sein Hohlraum, der mit dem 3. Ventrikel in Verbindung steht, wird durch ins Innere vorspringende Falten der Wand vielfach unterteilt. Die Wand des Saccus besteht aus charakteristischen Epithelzellen, die nur ihm eigen sind. An der Basis des Epithels liegen umfangreiche Blutgefäße, die auch in das Innere der Falten vordringen. Besondere Nerven verbinden Saccus und Gehirn. Die funktionelle Bedeutung des Saccus vasculosus ist völlig rätselhaft.

Es mag zunächst befremden, daß einem in der Wirbeltierreihe isoliert dastehenden Organ im Rahmen eines Handbuches der mikroskopischen Anatomie des *Menschen* ein eigenes Kapitel gewidmet wird. Indessen läßt sich eine Reihe von Gründen ins Feld führen, die eine Bearbeitung an dieser Stelle rechtfertigen.

Vor allem weisen Herkunft und Bau den Saccus vasculosus an die Seite der Plexus chorioidei, die in diesem Bande gleichfalls abgehandelt werden. Als Ependymderivat ist der Saccus eine den Plexus gleichwertige Bildung; wie denn auch HALLER V. HALLERSTEIN (1934) die Plexusgebilde („epitheliale Platten") und den Saccus vasculosus — zugleich mit den Parietalorganen — unter dem Oberbegriff der „Abkömmlinge des Ependyms im engeren Sinne" zusammenfaßt. Ähnlich verfuhr schon STUDNIČKA (1900), als er den Saccus als eine der „speziellen Modifikationen des Ependyms" — zusammen mit den Parietalorganen und der Retina — neben die „Ependymmembranen" der Plexus stellte. Wiederholt haben Autoren den Saccus wegen seiner auffallenden Ähnlichkeit mit einem Plexus zu den Plexusgebilden gerechnet. So erwog schon GOTTSCHE (1835) die Möglichkeit, daß der Saccus vasculosus „eine secernirende Membran für den Ventriculus communis" sein könnte. MAYER (1864) sah in dem Saccus „größere Gefäßplexus hinter den Lobi basilares". Für GENTES (1906—1908) schließlich stellte der Saccus nichts anderes dar als einen ventralen Plexus chorioideus. Eine seiner Arbeiten zu diesem Thema trägt demnach den Titel „Signification choroïdienne du sac vasculaire". Auch BROUSSY (1933) hält den Saccus für ein Organ mit Plexusfunktion.

Auch in *vergleichend-anatomischer Hinsicht* kommt dem Saccus eine Bedeutung zu. Besonders um die Jahrhundertwende hat sich eine Reihe von Forschern mit ihm beschäftigt und in zahlreichen Arbeiten anatomischen und embryologischen Inhaltes nach dem Saccus oder einem homologen Gebilde bei den übrigen Wirbeltieren einschließlich des *Menschen,* aber auch bei *Amphioxus* und den *Tunicaten,* gesucht. BOEKE fand bei *Amphioxus* ein „Infundibularorgan" (1908), EDINGER (1892) und BOCHENEK (1902) sahen bei *Amphibien* einen Saccus. KAPPERS (1907) und v. KUPFFER (1894) berichteten über das Vorkommen des Organs bei *Reptilien* und *Vögeln*. Zahlreiche Autoren beschreiben bei *Säugern*, teils bei Embryonen, teils bei erwachsenen Formen, Bildungen, die dem Saccus entsprechen (v. KUPFFER 1894, RETZIUS 1895, GRÖNBERG 1902, ROSSI 1903, JORIS 1908, B. HALLER 1898, 1910). Auch beim *Menschen* sollen Homologa des Saccus vorkommen, nach HIS (1892) bei Embryonen, nach RETZIUS außer bei Embryonen auch bei Kindern und Erwachsenen. Selbst in neuerer Zeit sind die Fragen nach den Homologa des Saccus nicht verstummt. TILNEY (1938) und WINGSTRAND (1951) diskutieren sie im Hinblick auf die Hypophyse der *Vögel* und *Säuger*.

Schließlich hat sich die *Hirnpathologie* des Saccus angenommen. GLOBUS (1942) beschrieb bösartige Geschwülste der Infundibularregion beim *Menschen*, sog. Infundibulome, die sich durch ihre reiche Vascularisation auszeichnen. Zur Deutung seiner Befunde zog er auch den Saccus vasculosus in Betracht und erwog die Möglichkeit krankhafter Neubildungen auf dem Boden von Resten embryonalen Saccusgewebes.

Nicht zu vergessen ist auch die Möglichkeit einer Bereicherung unserer Vorstellungen über die *Funktionen des Diencephalon* durch das morphologische und experimentelle Studium des Saccus vasculosus.

II. Geschichte der Erforschung des Saccus vasculosus.

Die Problematik des Saccus zeigt sich in der großen Zahl von Benennungen und Deutungen, die dieses Organ im Laufe seiner Erforschungsgeschichte erfahren hat. — Die älteste Darstellung des Saccus vasculosus finde ich auf der Abbildung eines *Rochen*gehirns in dem „System of comparative Anatomy" von COLLINS (1685), der übrigens nach GOTTSCHE als erster Anatom Zeichnungen von Fischgehirnen anfertigte. Hier wird die Ventralseite des Gehirns in 3 Reihen von Fortsätzen („processes") unterteilt, von denen 2 als Saccus vasculosus zu erkennen sind (Abb. 1).

Als ein Teil der Hypophyse („slymklier") wird der Saccus auf der Abbildung des Gehirns von *Gadus morrhua* bezeichnet, die PETRUS CAMPER 1763 veröffentlichte. Eine deutlichere Zeichnung und zum erstenmal auch eine besondere Erwähnung des Saccus bringt der gleiche Autor 1774 mit der Abbildung des Gehirns von *Lophius piscatorius*. Es heißt dort: „Entre les deux éminences il s'en trouvoit une autre, ... dont l'utilité ne m'est pas connue" (Abb. 2).

CARUS (1814) sieht den Saccus als zweiten Hirnanhang an. Er berichtet, daß er beim *Lachs* „außer diesem Hirnanhang (der Hypophyse) noch einen zweyten wahrnahm, welcher mit dem ersten ziemlich von gleicher Länge . . ., allein um vieles schmäler und länglich gestaltet war, durchaus aus einer rotbraunen Masse bestand, und an das Gehirn wie es schien, fast blos durch Gefäße . . . befestigt war. . . Ich fand diesen zweyten Hirnanhang jedoch kleiner und mehr rundlich geformt, und immer von dunkler Farbe, auch bey der Aalraupe (Gadus lota) und dem Aal selbst, und diese Vorkommen bey so verschiedenen Geschlechtern (bey Cyprinus Carpio, carassus und barbus habe ich denselben nie wahrgenommen) läßt wohl auf ein allgemeineres Vorhandensein desselben schließen. . ."

Auch SERRES (1826) spricht von 2 Hypophysen. Er beschreibt bei *Lophius piscatorius* (la baudroie) „une seconde hypophyse restée à sa place accoutumée" und bei Gaudus morrhua „. . . chez la morue, ... on trouve deux hypophyses distinctes, l'une postérieure, oblongue, et plus volumineuse, l'autre antérieure, plus arrondie et plus petite. Chacune d'elles communiique immédiatement avec une rainure particulière qui se voit au côté interne du tubercule optique."

Erst CUVIER erkennt klar den Unterschied zwischen der Hypophyse und den übrigen Hirnanhängen. Er schreibt in seiner „Histoire naturelle des Poissons" (1828): „La glande pituitaire est placée, comme à l'ordinaire, sous le cerveau, a l'extrémité de l'infundibulum. Elle est généralement grande dans les poissons, et des *appendices membraneuses et vasculeuses* de formes diverses l'y accompagnent souvent. Ces appendices sont fort remarquables dans les raies."

In Anlehnung an die Bezeichnung „appendices membraneuses et vasculeuses" prägt GOTTSCHE (1835) den Namen *Saccus vasculosus*. Er erkennt das so benannte Organ als einen besonderen, von der Hypophyse verschiedenen Teil des Gehirns und widmet ihm in der „vergleichenden Anatomie des Gehirns der Gräthenfische" (1835) ein eigenes Kapitel. Er entlarvt die „zweite Hypophyse" der älteren Autoren als Saccus, zählt eine Reihe von Fischen auf, bei denen er vorkommt und stellt die Frage nach seiner Funktion, wobei zum erstenmal die Möglichkeit einer sekretorischen Tätigkeit erwogen wird: „Fragen, ob dieser Sack secernirte Feuchtigkeit aus dem Gehirn aufnimmt, oder ob der Saccus vasculosus eine secernirende Membran für den Ventriculus communis ist, können wir bei der rudimentären Kenntniss, welche wir von diesem Gehirnteil besitzen, unmöglich beantworten" (Abb. 3).

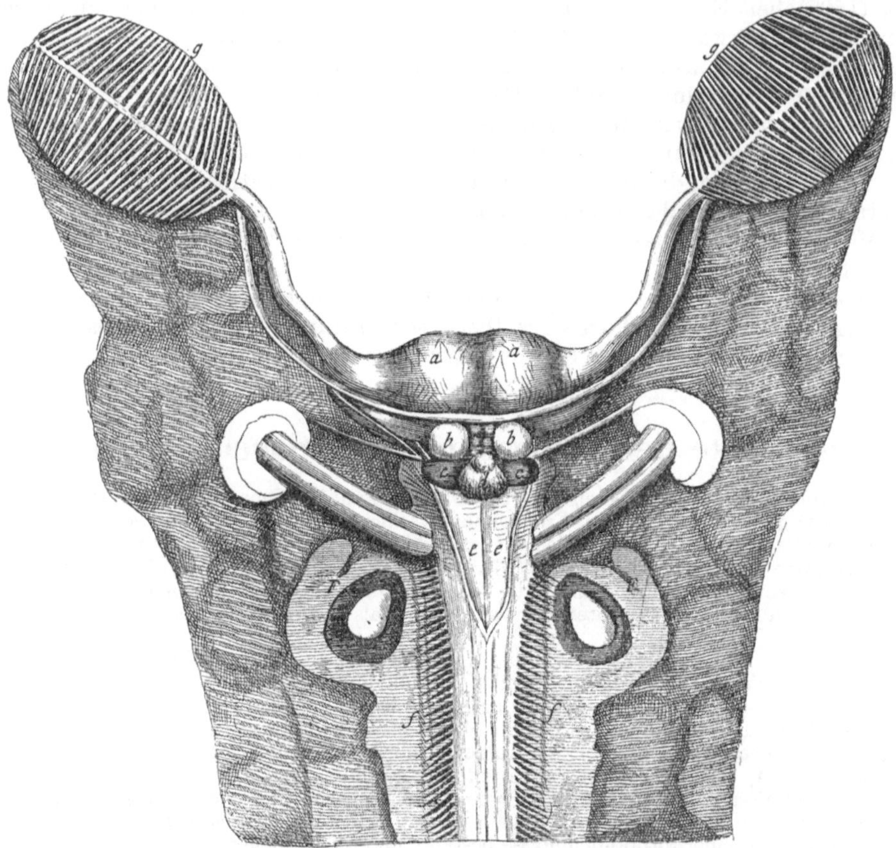

Abb. 1. Ventralansicht eines *Rochen*gehirns (*c.c.* Saccus vasculosus). Aus Collins, System of Comparative Anatomy 1685.

Mayer (1864) sieht in dem Saccus „größere Gefäßplexus", bei den *Rochen* dargestellt durch „zwei derbe, gelbrötliche, gefäßreiche Blasen" und meint, „sie mögen wohl zur abwechselnden Hemmung und Förderung der lokalen Circulation durch ihre Contraktion und Expansion beitragen können ?"

In der folgenden Phase der Erforschung wird der Saccus auf Grund seiner Architektur als Drüse angesehen, so z. B. von Stieda (1868), der Campers alte Auffassung vom Saccus als Teil der Hypophyse wieder auferstehen läßt. Die Hypophysis cerebri, der Hirnanhang, soll aus 2 deutlich voneinander abgegrenzten, aber miteinander zusammenhängenden Abteilungen, einer oberen kleineren, und einer unteren größeren Abteilung bestehen. Die obere Abteilung ist der Saccus vasculosus und „hat einen offenbar drüsigen Bau, er erscheint auf Querschnitten wie eine zusammengesetzte tubulöse Drüse. Sie besteht aus einem System vielfach miteinander anastomosirender Röhren oder Schläuche ... Das System dieser Röhren steht vermittelst einer engen ... Mündung am Boden des dritten Ventrikels derart mit dem dritten Ventrikel in Zusammenhang, daß das Cylinderepithel der Röhren und das des dritten Ventrikels unmittelbar ineinander übergehen ..."

Auch Ussow (1882) spricht dem Saccus Drüsencharakter zu, da ihm die Deutung des Organs als bloße Gefäßansammlung — wie aus dem Namen hervorgeht — nicht ausreichend erscheint.

Die Ansicht, daß es sich bei dem Saccus um eine Drüse handelt, vertritt auch RABL-RÜCKHARDT (1883), der aus der Untersuchung des Saccus vasculosus der *Forelle* schließt: „Wir haben es offenbar mit einem ausgesprochen drüsigen Organ zu tun . . .“ und weiter äußert: „Man kann sich also die Sache so vorstellen, daß das untere Ende des Infundibulums in eine tubulöse verzweigte Drüse umgewandelt bez. ausgezogen ist, welche allseitig von einem cavernösen sackförmigen Blutsinus umspült wird. Wahrscheinlich dient sie zur Absonderung von Cerebrospinalflüssigkeit, jedenfalls mischt sich ihr Sekret der letzteren bei. Mit Rücksicht auf diesen Bau und das Fehlen eigentlicher zur bisherigen Bezeichnung berechtigender Blutgefäße möchte ich für dieses in seiner funktionellen Bedeutung sowie phylogenetischen Stellung räthselhafte Organ den Namen ‚Infundibulardrüse‘ vorschlagen.“

Ähnlichkeiten zwischen der Epiphyse und dem Saccus vasculosus findet HERRICK (1891) bei *Siluriden*. Hier ist das Organ „a membranous sac, the base of which, lying between the hypoaria, is filled with a vascular plexus resembling in structure the vascular plexus of the epiphysis of the higher animals“. Zur gleichen Zeit beobachtet er ein „Flimmerepithel“ im Saccus von *Carpiodes*.

Auch v. KUPFFER (1892) und B. HALLER (1894) sprechen sich für die Bezeichnung und Deutung des Saccus als „Infundibulardrüse“ aus. HALLER führt allerdings noch den neutraleren Namen „Infundibularorgan“ ein. LUNDBORG (1894) findet, die Bezeichnung „Saccus vasculosus“ sei angesichts der Drüsennatur des Organs „ein Name, der in hohem Maße unzweckmäßig ist“, zumal er bei älteren *Salmoniden*larven beobachtet, „daß hie und da im Lumen des Organs ein geronnener Inhalt mit körnigen Körperchen vorhanden ist“, was er als Zeichen für das Funktionieren des Organs ansieht.

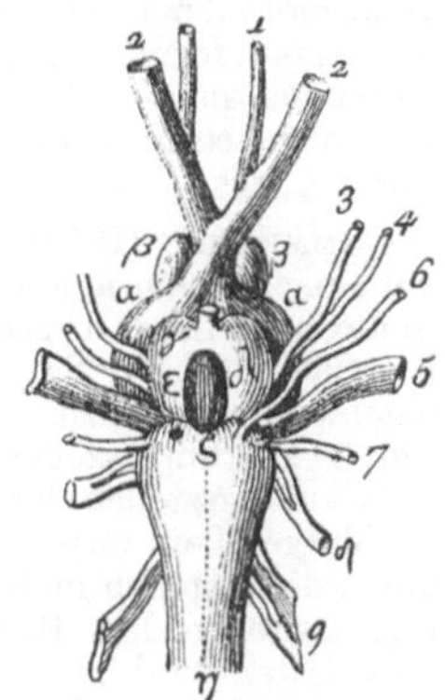

Abb. 2. Ventralansicht des Gehirns von *Lophius* (Hypophyse abgeschnitten, Saccus vasculosus dunkel gezeichnet). Aus PETRUS CAMPER 1774.

ŠTUDNIČKA (1900) berichtet, daß die Wand der Infundibulardrüse aus zweierlei Zellen gebildet wird, die beide umgewandelte Ependymzellen darstellen: die erste Zellart ist immer zylindrisch, ziemlich dick, aus festem längsgestreiftem Cytoplasma bestehend, mit basal gelegenem Kern. „Das eigentliche Ende dieser Zellen ragt fast immer etwas in das Innere der Drüse und auf demselben sitzen ganz kleine Körperchen einer, wie es scheint, von den Zellen ausgeschiedenen Substanz. Einzelne dieser Körperchen haben sich augenscheinlich schon von den Zellenden abgetrennt und liegen frei im Lumen der Drüse. Die eben beschriebenen Zellen sind ohne Zweifel diejenigen, die die Funktion der Drüse in erster Reihe besorgen.“

Kurze Zeit später werden diese Zellen als *Sinneszellen* angesehen und geben Anlaß zu der Vermutung, der Saccus vasculosus sei keine Drüse, sondern ein Sinnesorgan, womit eine neue Phase der Deutung dieses Organs eingeleitet wird. BOEKE (1902) beobachtet bei *Muraenoiden*embryonen im Saccus vasculosus die Entwicklung besonders strukturierter Zellen, die er als Sinneszellen deutet. Diese Zellen sind außer durch einen runden Kern noch durch eine kegelförmige Erhebung ihres Cytoplasmaleibes gekennzeichnet, „und dieser Kegel ist mit einer Krone versehen, die man am besten mit dem Bilde der Fruchtkrone auf dem Blütenboden von Taraxacum off. vergleichen kann und die sich bei starker Vergrößerung als aus gleichmäßig auf der oberen Kuppe des Kegels verteilten, auf feinen Stielchen sitzenden Bläschen bestehend herausstellt . . . auch die Stielchen der Bläschen sitzen auf Basalknötchen und setzen sich in feine Fibrillen im Protoplasma fort.“ Er schließt daraus, „daß man es hier nicht mit einer Drüse, sondern mit einem Sinnesorgan von zunächst unbekannter Bedeutung zu tun hat . . .“.

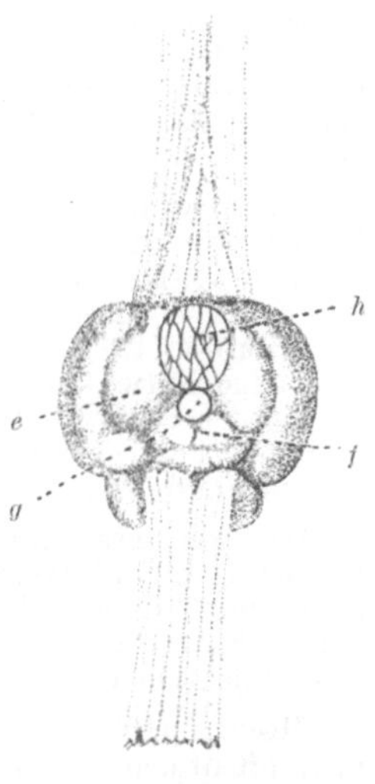

Abb. 3. Ventralansicht des Gehirns von *Cottus*. *g* Hypophyse, *h* Saccus vasculosus. Aus GOTTSCHE 1835.

Im gleichen Jahr (1902) beschreibt JOHNSTON im Saccus vasculosus von *Acipenser* „ciliated cells“ und sieht sie als Sinneszellen an. Die Beobachtung von Zellen gleicher Gestalt, die bei *Cottus* vereinzelt in der Wandung der großen Gehirngefäße zusammen mit feinen Nervenfasern vorkommen, und die er für Teile eines Apparates hält, der den Blutdruck in den Gehirngefäßen reguliert, veranlaßt ihn zu dem Schluß, daß dem Saccus eine ähnliche Funktion zukommen müsse: neben dem Einfluß auf die Cerebrospinalflüssigkeit soll er noch die Möglichkeit haben, über den Vagus indirekt auf die Herztätigkeit einzuwirken. 1906 allerdings sieht JOHNSTON in dem Saccus vasculosus nur noch ein „organ for controlling the character of the cerebrospinal fluid". „In response to these stimuli the saccus may secrete some specific constituents of the ventricular fluid. The tract which ends in the saccus epithelium would arouse or control this secretive activity." KAPPERS (1906) spricht von einem „saccus sense organ". GENTES (1906) indessen will in dem Saccus einen *Plexus chorioideus* sehen. „Je fus frappé moi-même par l'identité de structure du sac vasculaire et des Plexus chorioïdes ... Aussi s'est-il formé chez les poissons, au niveau de la région ventrale de l'encéphale, un organe choroïdien, qui, si l'on en juge par l'extrème richesse de sa vascularisation, doit occuper la première place au point de vue physiologique ... Le sac vasculaire représenterait, en conséquence, des plexus choroïdes ventraux."

DAMMERMAN (1910) spricht sich endgültig für die Sinnesorgannatur des Saccus aus. Der Titel einer gemeinsamen Arbeit von BOEKE und DAMMERMAN lautet demnach: „The saccus vasculosus of fishes a receptive nervous organ and not a gland (1910)". In seiner eingehenden Untersuchung „Der Saccus vasculosus der Fische ein Tieforgan" glaubt DAMMERMAN, „die Frage bestimmt gelöst zu haben: Der Saccus vasculosus ist keine Drüse, sondern ein Sinnesorgan". Die Sinneszellen, die schon BOEKE beschrieb, nennt er „*Krönchenzellen*" und stellt sie als Anfangsstellen der Nervenbahnen, die ins Gehirn ziehen, fest. Er unterscheidet 2 Arten von Blutgefäßen, Capillaren, die der Ernährung des Sinnesepithels dienen, und große Blutsinus; „diese stehen in Beziehung zu einer Sinnesfunktion". DAMMERMAN findet Zusammenhänge zwischen dem Biotop des Fisches und der Ausbildung seines Saccus: „Schön ausgebildet, falten- und blutreich ist das Organ bei den Selachiern und den meisten Seeteleosteern, am größten bei den beiden Tiefseefischen ... weniger vollkommen bei den Flußbewohnern, verschwindet er fast ganz bei den im seichten Wasser lebenden Fischen." „In dem Saccus vasculosus ... liegt aber wirklich ein schöner Apparat vor für die Messung des Blutdruckes oder vielleicht besser noch für die Zusammensetzung des Blutes." Bei starker Füllung der großen Gefäße sollen die sich einander nähernden Saccuswände den Inhalt zusammenpressen, dieser soll die Krönchen in Bewegung setzen, die ihrerseits diesen Reiz den Neurofibrillen vermitteln. — Außerdem kommt der Saccus noch für die Messung des Wasserdruckes in Betracht, auf dem Wege über die Blutgefäße und den Sauerstoffgehalt des Wassers. „Mit dem erhöhten Druck und der niedrigen Temperatur nimmt die Konzentration des Sauerstoffes zu, und dies ist von höchster Bedeutung für den Blutdruck und den ganzen Kreislauf ... Und so mag vielleicht der Saccus vasculosus ein Organ sein, welches die Sauerstoffkonzentration des Wassers zu prüfen weiß, und auf diese Weise könnte der Fisch auch imstande sein, die ihm zusagende Tiefe des Wassers aufzufinden. Daher will ich das neue Sinnesorgan ein Tieforgan nennen, oder wenn man ein Fremdwort will, ein benthisches Organ."

Die Deutung des Saccus als Sinnesorgan ist seitdem in viele zusammenfassende Werke über das Zentralnervensystem übernommen worden. (NIERSTRASZ-HIRSCH 1924, HALLER V. HALLERSTEIN 1934, KAPPERS, sämtliche Auflagen bis 1947.) LEVI (1935) führt die Krönchenzellen als primäre Sinneszellen an; auch BECCARI (1943) schließt sich eng an DAMMERMAN an, möchte allerdings dem Saccus außer der receptorischen Funktion noch eine Mitwirkung an der Regulation des Liquordruckes zuschreiben. Für lange Zeit ist der Saccus bei Bearbeitungen der Hypophyse nur immer beiläufig erwähnt worden und gab dann meist den Anstoß zur Diskussion von Homologiefragen (GREEN 1951, WINGSTRAND 1951).

Die Ergebnisse *experimenteller Untersuchungen* des Saccus vasculosus sind sehr spärlich und wenig aufschlußreich: HERRING (1908) berichtete über die Wirkung von Saccusextrakten, die er durch Kochen des Saccus von *Raja batis* und *Gadus morrhua* in Ringerlösung gewann, auf die Katze. Es ließ sich keine besondere Wirkung hervorrufen, sie entsprach praktisch der einer Injektion von reiner Ringerlösung.

HOWES (1936) erwähnt anläßlich einer Besprechung des Saccus von *Rajiden* eine unveröffentlichte Beabochtung von SPAUL, nach der Saccusextrakte melanophorenwirksam sind.

BROUSSY (1933) glaubte auf Grund histophysiologischer Untersuchungen dem Saccus, ähnlich wie JOHNSTON (1902), eine doppelte Funktion zumessen zu können.

Erst in neuester Zeit ist die Bearbeitung des Saccus wieder aufgenommen worden. VAN DE KAMER und SCHUURMANS (1953) untersuchten die Entwicklung des Saccus bei *Scylliorhinus caniculus*, HORSTMANN (1954) bearbeitete die Glia des Saccus von *Torpedo*. In den histologischen Untersuchungen von BARGMANN (1954) und DORN (1954) wird wieder von einer sekretorischen Tätigkeit des Saccus vasculosus gesprochen, ebenso wie in der cytologischen Arbeit von VAN DE KAMER und VERHAGEN (1954). Indessen wird die von LE GROS CLARK (1938) geäußerte Ansicht „It is obvious that these ‚explanations' of the saccus vasculosus are based on guesswork only" Geltung behalten, solange keine gründlichen experimentellen Untersuchungen vorliegen.

III. Das Vorkommen des Saccus vasculosus bei den Fischen.

(Systematik der Teleostei in Anlehnung an EHRENBAUM.

Cyclostomata.

Den *Cyclostomen* fehlt der Saccus vasculosus (GENTES 1907, DAMMERMAN 1910).

Elasmobranchii.

Selachii. — Bei *Haien* ist ein Saccus bekannt bei *Scymnus lichia* (BURCKHARDT 1907), *Laemargus borealis, Isistius brasiliensis, Heptanchus cinereus, H. deani, Hexanchus griseus, Chlamydoselachus anguineus, Centrina Salviani, Acanthias vulgaris, Spinax niger, S. lucifer, Centroscymnus coelolepis, Centrophorus granulosus, Pristiophorus japonicus, Echinorhinus spinosus, Squatina angelus, Cestracion Philippii, C. galeatus* (BURCKHARDT 1911), *Scyllium catulus, Sc. canicula* (GENTES 1907), *Squalus acanthias* (DAMMERMAN 1910, GREEN 1951), *Galeus canis* (GERLACH 1947), *Lamna cornubica* (KAPPERS 1947).

Bei *Rochen: Torpedo marmorata, T. galvani* (GENTES 1905), *Torpedo ocellata, T. marmorata* (BARGMANN 1954), *Raja batis* (GENTES 1908), *Raja clavata* (DAMMERMAN 1910), *R. maculata, R. clavata, R. brachyura* (HOWES 1936), *Raja erinacea, R. stabuliformis, R. diaphanus* (GREEN 1951), *Raja asterias, R. batis, R. radiata, Dasyatis marinus* (BARGMANN 1954).

Holocephali: Einen Saccus haben *Callirhynchus antarcticus* (BURCKHARDT 1911), *Chimaera monstrosa* (BURCKHARDT 1911, KAPPERS 1911, ARESU 1914, FAHRENHOLZ 1928).

Teleostomi.

Dipnoi: Bei *Ceratodus* soll ein Saccus vorhanden sein (BING und BURCKHARDT 1905, HOLMGREN und VAN DER HORST 1925), *Protopterus annectens* hat nach BURCKHARDT (1892) einen Saccus vasculosus, GERLACH (1933) kann dies nicht mit Sicherheit angeben; nach DAWSON (1940) fehlt er bei *Protopterus aethiopicus*. Nach DE BEER (1926) und KERR (1933) liegt bei *Lepidosiren* der Saccus eingebettet in die Neurohypophyse.

Brachioganoidea: Bei *Calamoichthys calabaricus* (BICKFORD 1895) fehlt der Saccus vasculosus. Bei *Polypterus bichir* ist sein Vorhandensein nicht sicher (WALDSCHMIDT 1887), *Polypterus weeksi* und *p. ornatipinnis* weisen einen Saccus auf (GERARD und CORDIER 1936).

Chondroganoidea: *Acipenser* hat einen Saccus vasculosus (GORONOWITSCH 1888, JOHNSTON 1901).

Rhomboganoidea: Bei *Lepidosteus* und *Scaphirhynchus* ist ein Saccus vorhanden (HERRICK 1891, GREEN 1951).

Cycloganoidea: Bei *Amia calva* ist ein Saccus vasculosus bekannt (GORONOWITSCH 1888, DE BEER 1923, GREEN 1951).

Teleostei.

Clupeidae: Einen Saccus haben *Clupea harengus, Cl. sprattus, Cl. pilchardus, Engraulis perfasciatus* (MALME 1891).

Salmonidae: Der Saccus ist bekannt von *Salmo salar* (CARUS 1814), *Trutta fario* (RABL-RÜCKHARDT 1883), *Coregonus lavaretus, C. albula, Thymallus vulgaris, Osmerus eperlanus, Mallotus vill.* (MALME 1891), *Coregonus oxyrhynchus, Trutta iridea* (DAMMERMAN 1910).

Scopelidae: *Saurida tumbil, Scopeli spec.* haben einen Saccus (MALME 1891).

Sternoptychidae: Einen Saccus haben *Sternoptyx spec., Chauliodus sloanei* (MALME 1891), *Cyclothone acclinidens* (GIERSE 1904).

Stomiatidae: *Astronesthus spec.* (MALME 1891) und *Argyropelecus spec.* (LUNDBORG 1894), ebenso der Blindfisch *Anoptichthys jordani* (pers. Mitt. BARGMANN), haben einen Saccus.

Characinidae: Nach MALME (1891) hat *Erythrinus spec.* keinen Saccus. Nach eigenen Befunden weisen *Ctenobrycon spilurus* und *Hemigrammus ocellifer* einen Saccus auf, während er *Hemigrammus caudovittatus* zu fehlen scheint.

Anguillidae: *Anguilla anguilla* hat einen Saccus (CARUS 1814, DAMMERMAN 1910, BARGMANN 1954), ebenso wie *Leptocephalus brevirostris* (DAMMERMAN 1910); auch bei *Conger vulgaris* findet sich ein Saccus (SERRES 1824, eigener Befund).

Muraenidae: *Muraena helena* hat einen Saccus (MALME 1891, eigener Befund); er kommt außerdem vor bei *Ophichthys dicell.* (MALME 1891), *Muraena spec.*-Embryonen (BOEKE und DAMMERMAN 1901, DAMMERMAN 1910).

Esocidae: *Esox lucius* hat keinen Saccus (KLAATSCH 1850, STIEDA 1868, MALME 1891, GENTES 1907, DAMMERMAN 1910, GREEN 1951).

Poecilidae: Der Saccus fehlt bei *Platypoecilus maculatus, Xiphophorus Helleri, Lebistes reticulatus* (eigene Befunde).

Cyprinidae: Nach MALMES (1891) makroskopischen Untersuchungen fehlt der Saccus vasculosus bei *Cyprinus carassius, C. auratus, Abramis brama, A. ballerus, A. vimba, A. blicca, Leuciscus rutilus, L. idus, L. erythrophthalmus, Aspius rapax, A. alburnus, Leucaspis delineatus, Phoxinus aphya, Cobitis barbatula, C. taenia.* Der Saccus ist vorhanden, wenn auch klein, bei *Blicca bjoerkna, Leuciscus rutilus, Cyprinus carpio* (DAMMERMAN 1910); er fehlt bei *Barbus conchonius, Danio albolineatus* (eigene Befunde).

Siluridae: Einen Saccus haben *Amiurus catus, Philodictis olivaris, Ictalurus punctatus, I. lacustris* (HERRICK 1891), *Ictalurus lophius, Macrones gulio* (MALME 1891), *Amiurus spec.* (GREEN 1951).

Scombresocidae: Der Saccus fehlt bei *Belone vulgaris, Hemirhamphus intermdius, Exocoeti spec.* (MALME 1891), *Belone belone* (eigener Befund).

Hemirhamphidae: *Betta splendens* hat keinen Saccus (eigener Befund).

Gasterosteidae: Einen Saccus haben *Gasterosteus aculeatus* (MALME 1891, DAMMERMAN 1910), *Gasterosteus pungitius, Spinachia vulgaris* (MALME 1891), *Gasterosteus spinachia* (DAMMERMAN 1910).

Syngnathidae: Einen Saccus haben *Nerophis aequoreus, Hippocampus antiquorum* (MALME 1891), *Hippocampus hippocampus* (BARGMANN 1954), *Nerophis ophidion, N. maculatus, Syngnathus acus, S. thyphle, S. abaster* (eigene Befunde).

Sphyraenidae: *Sphyraena jello* hat einen Saccus (MALME 1891).

Balistidae: Ein Saccus ist vorhanden bei *Balistes aureolus, Triacanthus strigilifer* (MALME 1891).

Molidae: *Orthagoriscus mola* hat einen Saccus (USSOW 1882).

Ammodytidae: *Ammodytes tobianus* hat einen Saccus (MALME 1891).

Gadidae: Einen Saccus haben *Gadus lota* (STIEDA 1868), *Gadus morrhua* (MALME 1891, DAMMERMAN 1910), *Gadus merlangus, G. minutus, G. pollachius, G. virens, Lota vulgaris, Molva vulgaris, Raniceps raninus* (MALME 1891), *Melanogrammus aeglefinus* (DAMMERMAN 1910), *Merluccius bilinearis* (GREEN 1951), *Gadus callarias* (BARGMANN 1954), *Gadus esmarki, Argentina sphyraena* (DORN 1954).

Atherinidae: *Atherina hepsetus* hat nach MALME (1891) keinen Saccus.

Anabantidae: *Colisa lalia* hat einen Saccus (eigener Befund).

Mugilidae: *Agonostoma forsteri* fehlt der Saccus (MALME 1891), dagegen ist er bei *Mugil cephalotus* nachgewiesen (GENTES 1907).

Blenniidae: Ein Saccus ist bekannt bei *Anarrhichas lupus* (MALME 1891, STUDNIČKA 1900), *Clinus argentatus* (MALME 1891), *Blennius tentacularis, B. gattorugine, B. trigloides, B. sanguinolentus, B. galerita* (eigene Befunde).

Zoarcidae: Ein Saccus ist ausgebildet bei *Zoarces viviparus* (MALME 1891, DAMMERMAN 1910, BARGMANN 1954), außerdem bei *Leucicorus lusciosus, Bassozetus nasus, Mixonus caudalis* (TROJAN 1906). Die letztgenannten 3 Formen sind *Tiefseetiere.*

Ophidiidae: *Ophidium barbatum* hat einen Saccus (MALME 1891).

Trachinidae: Ein Saccus ist nachgewiesen bei *Sillago ciliata, Uranoscopus scaber* (MALME 1891), *Trachinus draco,* T. *radiatus* (eigene Befunde).

Cepolidae: *Cepola rubescens* (MALME 1891) hat einen Saccus.

Lophiidae: *Lophius piscatorius* hat einen Saccus (CAMPER 1768, DAMMERMAN 1910, GREEN 1951, BARGMANN 1954).

Von den folgenden Tiefseeformen ist jeder der Vertreter einer eigenen Familie. Sie sind jedoch alle an die Lophiidae anzuschließen. Bei allen kommt ein Saccus vor: *Oneirodes niger* (2000 m Tiefe), *Gigantactis Vanhoeffeni* (1900 m Tiefe), *Aceratias macrorhinus indicus* (1900 m Tiefe), *Halicmetus ruber* (823 m Tiefe) (HOEFKE, im Druck).

Gobiidae: Der Saccus vasculosus ist bekannt bei *Callionymus lyra, C. maculatus, Periophthalmus koelreuteri, Gobius niger, G. marmoratus, G. cruentatus* (MALME 1891), *Gobius minutus* (DAMMERMAN 1910), *Gobius paganellus, G. jozo, G. capito* (eigene Befunde).

Gobiesocidae: Einen Saccus haben *Lepadogaster lineatus* (MALME 1891), *Lepadogaster Candollei* (MALME 1891, BARGMANN 1954), *Lepadogaster gouani* (BARGMANN 1954).

Carangidae: Einen Saccus haben *Caranx trachurus, Lichia glauca, Argyreiosus setipennis* (MALME 1891).

Scorpaenidae: Ein Saccus ist vorhanden bei *Sebastes viviparus, Scorpaena porcus, Pterois lunulata, Agripus leucopoecilus, Prosopodasys trachinoides, Minous monodactylus* (MALME 1891), *Scorpaena scrofa, S. ustulata* (eigene Befunde).

Cottidae: Einen Saccus haben *Cottus spec.* (GOTTSCHE 1835), *Cottus gobio, C. scorpius, C. bubalis, Platycephalus neglectus* (MALME 1891), *Cottus bairdii* (GREEN 1951).

Triglidae: *Trigla gurnardus* (MALME 1891), *Prionotus evolans* (MALME 1891, GREEN 1951), *Prionotus triacanthus, P. carolinus* (GREEN 1951), *Trigla corax* (eigener Befund) haben einen Saccus.

Cataphracti: Ein Saccus ist vorhanden bei *Agonus cataphractus, Peristethus cataphractum, Dactylopterus volitans* (MALME 1891).

Labridae: Einen Saccus haben *Labrus berggylta, L. merula, L. melops, L. rostratus, L. mediterraneus, L. rupestris, L. exoletus, Julis pavo, Coris julis, C. giofredii, Labrichthys celidota* (MALME 1891), *Coris communis* (eigener Befund).

Pleuronectidae: Ein Saccus ist nachgewiesen bei *Hippoglossus vulgaris, Pleuronectes limanda, Pleuronectes microcephalus, Solea vulgaris* (MALME 1891, EVANS 1937), *Pleuronectes platessa* (MALME 1891, EVANS 1937, BARGMANN 1954, *Pleuronectes flesus* (DAMMERMAN 1910, BARGMANN 1954), *Hippoglossoides limandoides, Rhombus punctatus* (MALME 1891), *Pleuronectes cynoglossus, Rhombus maximus, R. laevis, Arnoglossus megastoma* (EVANS 1937), *Pseudopleuronectes americana* (GREEN 1951).

Percidae: Einen Saccus haben *Perca fluviatilis* (MALME 1891, DAMMERMAN 1910), *Lates colonorum, Acerina cernua* (KLAATSCH 1850), *Lucioperca sandra, Anthias sacer, Apogon carinatus* (MALME 1891).

Centrarchidae: *Enneacanthus obesus* hat einen Saccus (eigener Befund).

Cichlidae: Bei einem nichtbestimmbaren Vertreter der Familie wurde kein Saccus gefunden (eigener Befund).

Pomacentridae: Das Vorhandensein eines Saccus ist fraglich bei *Heliastes chromis* und *Dascyllus arnanus* (MALME 1891).

Sparidae: Einen Saccus haben *Dentex vulgaris, Moena vulgaris, Smaris vulgaris, Cantharus linearis, Box boops, Sargus annularis, Pagrus vulgaris* (MALME 1891), *Chrysophrys aurata* (GENTES 1907), *Pagellus erythrinus, Pagrus mormyrus, Smaris alcedo, Charax puntazzo* (eigene Befunde).

Sciaenidae: *Corvina nigra* hat einen Saccus (MALME 1891).

Serranidae: Ein Saccus ist vorhanden bei *Serranus scriba, S. cabrilla* (MALME 1891) *Centropristis hepatus* (eigener Befund).

Scombridae: Einen Saccus haben *Echeneis remora, Elacate nigra* (MALME 1891), SCOMBER *scombrus* (DORN 1954).

Coryphaenidae: Nach MALME (1891) ist es unsicher, ob *Coryphaena punctata* einen Saccus hat.

Acronuridae: *Acanthurus triostegus* hat keinen Saccus (MALME 1891).

Gymnodontes: *Tetrodon lunaris* hat einen Saccus (MALME 1891).

Fossile Fische.

Die Beurteilung fossiler Gehirne ist deshalb schwierig, weil nur Schädelhöhlen oder Ausgüsse des Schädels zur Verfügung stehen. Immerhin finde ich bei zwei *Panzerfischen (Placodermen)* einen Saccus erwähnt. Beide Vertreter gehören der Familie der Arthrodiren an und stammen aus dem Mitteldevon. (Die Placodermen kommen ausschließlich im Devon vor.)

Der eine Panzerfisch ist *Coccosteus osseus*, von dem HILLS (1936) berichtet, daß sich an der Schädelbasis eine Grube befinde, die an die Hypophysengrube von Elasmobranchiern erinnert. „The shallow depressions occupying the posterior two-thirds of the floor of the fossa clearly supported a pair of sac-like structures dependant from the ventral surface of the brain. These may have been the right and left halves of the saccus vasculosum ...“ Bei *Macropetalichthys*, dem anderen Vertreter, soll nach STENSIÖ (1925) an der Grube in der Schädelbasis die Lage von Hypophyse und Saccus vasculosus zu erkennen sein.

10*

Bei dem triassischen *Ganoiden Saurichthys* fand Stensiö (1924), daß das Gehirn einen ähnlichen Bau wie bei den rezenten Stören aufweist. Das senkrecht in die Schädelbasis eingesenkte Infundibulum mit Saccus vasculosus und Hypophyse muß ziemlich lang gewesen sein.

IV. Organentwicklung und Histogenese des Saccus vasculosus.

Die Entwicklung des Saccus vasculosus nimmt bei allen Fischen ihren Ausgang von der caudalen Wand des Infundibulums; ihr weiterer Verlauf zeigt jedoch in den verschiedenen Fischordnungen gewisse Unterschiede.

1. Selachier.

Wie van de Kamer und Schuurmans (1953) bei *Scylliorhinus catulus* beobachteten, ist die Anlage des Saccus bei 2,5 cm langen Embryonen als Evagination der Infundibulumwand vor dem Vorderende der Chorda, etwa in der Mitte zwischen dem Chiasma opticum und dem Recessus posterior gelegen. Ihr Epithel ist, wie das der übrigen Infundibulumwand, 3—4schichtig. Die Rathkesche Tasche, die zu dieser Zeit noch mit der Mundhöhle in Verbindung steht, erstreckt sich vom Chiasma bis zur Ventralseite der Saccusevagination. An dieser Stelle gehen die Gewebe der Hypophyse und der Saccusanlage ineinander über, wobei aber die einzelnen Anteile unterscheidbar bleiben, während an den übrigen Stellen zwischen Infundibulum und Rathkescher Tasche ein Streifen von Bindegewebe liegt. Bei Embryonen von 3,3 cm Länge hat sich die Saccusanlage vertieft. Zellteilungen sind in der noch immer mehrschichtigen Wandung selten. Die Hypophysenanlage hat ihre Verbindung mit der Mundhöhle verloren. An der Stelle des Kontaktes zwischen Rathkescher Tasche und dem Ende der Saccusanlage durchdringen sich die Gewebe so stark, daß die einzelnen Anteile nicht zu unterscheiden sind. In der dorsalen Saccuswand sind in dem myelencephalonwärtigen Abschnitt runde Zellkerne als erstes Zeichen einer Differenzierung zu erkennen. Capillaren liegen zu beiden Seiten des Saccus. Wenn die Embryonen eine Körperlänge von 4 cm erreicht haben, streckt sich das Gehirn, wodurch der Saccus eine mehr caudal gerichtete Lage erhält; die Saccusevagination ist länger geworden. In ihrer ventralen Wand werden Fasern angelegt.

4,7 cm lange Embryonen zeigen eine noch längere Saccusevagination, die 2 seitliche Aussackungen entwickelt hat. Die Zone des engsten Kontaktes zwischen Rathkescher Tasche und Saccusevagination liegt zu beiden Seiten der Mittellinie, während in der Mitte eine Trennung der beiden Gewebe durch Ausbildung von Capillaren und Fasern beginnt. Klare histologische Unterschiede zwischen dorsaler und ventraler Saccuswand lassen sich erkennen; die ventrale Wandung entspricht in ihrem Aufbau der normalen Infundibulumwand. Die dorsale Wand indessen zeigt eine Reihe von Besonderheiten: sie ist dünner, an der Basis der Epithelzellen liegen zahlreiche runde Zellkerne. Die Umgebung der dorsalen Saccuswand ist besonders reich capillarisiert. Bei 5,5 cm langen Embryonen ist an der Saccusevagination eine weitere Längenzunahme zugleich mit einer Verengerung des Lumens festzustellen. Der Saccus hat jetzt die Form eines breiten flachen Sackes mit 2 weiten seitlichen Divertikeln, während die Rathkesche Tasche kompakter geworden ist. Ihre seitlichen Teile sind völlig solide; nur hier gehen ihr Gewebe und das der Saccusevagination ineinander über. In dem mittleren Teil der Berührungszone zwischen Saccus und Rathkescher Tasche ist die Faserbildung weiter vorangeschritten. Das Epithel der ventralen Wand ist nur noch 1—2schichtig, offenbar infolge einer Abnahme der Zellzahl, und gefaltet. Die dorsale Wand hingegen ist glatt. An der Außenseite enthalten die Zellen runde Kerne, zentral finden sich längliche Zellen mit ovoiden, basal gelegenen Kernen. Außerdem treten am Rande des Lumens schlanke Zellen mit dreieckigen Kernen auf. Alles dies sind Charakteristika des Saccusepithels. Die Blutgefäßversorgung von Hypophyse und Saccus ist stark; unmittelbar unter dem Saccusepithel ist die Anzahl der Capillaren besonders groß, ebenso an den Stellen, die rostral und caudal zwischen RATHKEscher Tasche und Neurohypophysengewebe gelegen sind.

Beim erwachsenen Tier (38 cm Länge) schließlich stellt der Saccus vasculosus einen weiten, mit 2 seitlichen Ausbuchtungen versehenen Sack dar, dessen Höhlung mit dem 3. Ventrikel in Verbindung steht. Der Hypophysenvorderlappen ist lang und flach, unmittelbar unter dem Infundibulum gelegen, während der Zwischenlappen eng mit der ventralen Saccuswand verbunden ist. Die dorsale Saccuswand hat ein charakteristisches, 3- bis 5schichtiges Epithel, dessen Hauptelemente die Krönchenzellen sind. Darunter liegt eine dicke Schicht von Capillaren, Blutsinus und Bindegewebe. Diesen Aufbau zeigt die Saccuswandung überall, außer an der Stelle des Kontaktes mit der Hypophyse. Dort ist das Epithel einschichtig und stellenweise leicht gefaltet, wohlgeschieden von dem Hypophysengewebe durch eine Schicht von Fasern, von denen einige

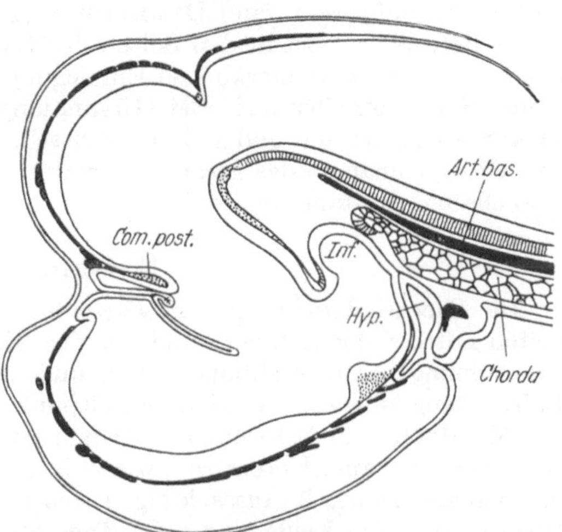

Abb. 4. Sagittalschnitt durch das Gehirn eines 3 cm langen Embryo von *Squalus acanthias*. Am Infundibulum ist noch keine Saccusanlage zu sehen. (Vergr. 17fach). Aus DAMMERMAN 1910.

zu Bündeln vereinigt in das Gewebe des Lobus intermedius eindringen.

Nach TILNEY (1925) sind bei 10 cm langen Exemplaren von *Mustelus* in der Saccuswandung noch keine Falten und Blutgefäße zu sehen. Bei einer Körperlänge von 20 cm treten die ersten Falten und Blutgefäße auf. Bei 30 cm langen Tieren finden sich komplizierte Falten und eine reiche Vascularisation.

v. KUPFFER (1903) sah bei 25 mm langen Embryonen von *Acanthias* den Saccus sich schon ausbuchten, bei solchen von 70 mm Länge bereits Blutgefäße in seiner Umgebung, während DAMMERMAN (1910) bei Stadien von 30 und 70 mm Länge noch keine Spur eines Saccus entdecken konnte, was er mit dem langen Verbleiben der Embryonen im mütterlichen Körper zu erklären versuchte (Abb. 4).

Die Saccusentwicklung von *Torpedo* vollzieht sich nach GENTES (1908) auf folgende Weise: Auch hier erscheint die erste Saccusanlage als seichte Ausbuchtung der unteren hinteren, gleichmäßig dicken Infundibulumwand, wie sich schon bei 15 mm langen Embryonen erkennen läßt. Bei 22 mm langen Embryonen ist der Recessus posterior in 2 übereinanderliegende Hohlräume geteilt, aus derem unterem der Saccus vasculosus wird, der sich unter Erweiterung nach allen Seiten ausbreitet. Dabei erfährt die Wand, die zunächst glatt und einheitlich wie die Umgebung ist, bedeutende Umbildungen. Durch Einwucherung von Sprossen, bestehend aus Bindegewebe mit Arteriolen, die der A. basilaris entstammen, wird die Wand in Falten gelegt, die sich im Laufe der Entwicklung stark verzweigen und so das Lumen des Recessus saccularis weitgehend ausfüllen. Diese Wucherungen fehlen an der ventralen Wand, die unmittelbar der Hypophyse aufliegt. Während in den ersten Entwicklungsstadien die Wandung des Saccus vasculosus noch mehrschichtig ist und die Wand des Recessus infundibuli sich fortschreitend verdickt, nimmt die Wanddicke im Saccus vasculosus im Zusammenhang mit der Faltenbildung ab. Die zunächst in mehreren Schichten angeordneten Zellen rücken auseinander und bilden schließlich ein einschichtiges Epithel um die Falten, ein Vorgang, der erst nach der Geburt seinen Abschluß findet.

Bei Embryonen von *Raja clavata*, die mit 80 mm Länge noch einen großen Dottersack aufweisen, fand Dammerman (1910) am Saccus „2 große, aber noch ungefaltete Säcke" zu beiden Seiten der Hypophyse. In beiden Säcken und an einer „kleinen, kaum merklichen Einbiegung der Wandung über der Hypophyse" treten Krönchenzellen auf. Bei 110 mm langen Embryonen sind die beiden Aussackungen gewachsen und weisen auch schon ins Lumen vorragende Falten auf. Die Größenzunahme des gesamten Organs und Faltenbildung schreiten bis zum erwachsenen Zustand weiter fort.

2. Ganoiden.

Die Saccusentwicklung von *Acipenser* (v. Kupffer 1875) zeigt Gemeinsamkeiten mit der der *Selachier* und der der *Teleosteer*. Auch sie beginnt mit einer Ausstülpung der Infundibularregion, und zwar ist der Anfang 70 Std nach der Befruchtung zu erkennen, zu dem Zeitpunkt, wo die Verbindung der Hypophyse zur Mundhöhle im Schwinden begriffen ist. Wenn die Larven am 4. Tag ausschlüpfen, sind am „Unterhirn", wie v. Kupffer den gesamten unteren Zwischenhirnbereich nennt, 2 Aussackungen ausgebildet: ein Saccus dorsalis und ein Saccus ventralis. Beide sind bei 3 Tage alten Larven noch schärfer ausgeprägt. Der ventrale Sack bleibt dünnwandig, entwickelt paarige Ausstülpungen und wird damit zum Saccus vasculosus. Die paarigen Ausstülpungen des dorsalen Sackes werden zu den dickwandigen Lobi inferiores.

3. Teleosteer.

Lundborg (1894) berichtet über die Entwicklung von Saccus und Hypophyse bei *Salmoniden*. Bei *Salmo salar* erscheint die erste Anlage des Saccus vasculosus am 65. Tage nach der Befruchtung, während die Hypophyseneinstülpung schon bei 53 Tage alten Embryonen zu erkennen ist. Es zeigt sich am caudalen Ende des sonst von einem mehrschichtigen Zellager begrenzten Infundibulums ein Abschnitt, der nur 1—2schichtig ist. Der dorsale Bereich dieser Saccusanlage entwickelt sich unter starker Zellvermehrung zu den Lobi infundibuli (inferiores?). Bei 17 mm langen Larven (93 Tage alt) grenzt sich der hintere Abschnitt des Infundibulums von den übrigen Teilen ab (Abb. 5). Durch die stärkere Ausbildung der Lobi infundibuli bleibt zwischen der sackartigen Anlage des Saccus und dem eigentlichen Infundibulum nur eine schmale Verbindung in Form eines vertikalen Spaltes bestehen. Weiter caudalwärts dehnt sich der Saccus mehr aus. Sein Querschnitt erscheint zunächst umgekehrt T-förmig, noch weiter caudal schließlich flach spaltförmig. Nun erfolgt auch die histologische Differenzierung gegenüber dem übrigen Gehirn: die Zellen der Saccuswand werden kegelförmig, in der breiten Basis liegt der runde Kern, zwischen den lumenwärts gerichteten Spitzen treten dreieckige Zellen auf. „Es hat den Anschein, als ob diese Zellen ausschließlich aus Kernsubstanz bestünden." Bei älteren Larven von 26—28 mm

Länge beobachtet LUNDBORG „hier und da im Lumen des Organs einen geronnenen Inhalt mit körnigen Körperchen …" (Abb. 6). Die Entwicklung von
Salmo alpinus verläuft rascher; die erste Anlage der Hypophyse ist schon nach
40 Tagen zu erkennen, die des Saccus
am 50. Tag.

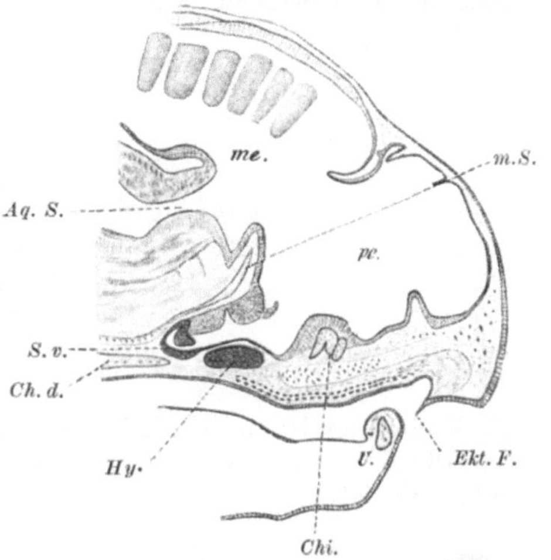

DAMMERMAN (1910) sieht bei 1 Tag
alten Exemplaren von *Salmo fario* den
Saccus als kleine Aussackung des Infundibularraumes, mit engem Lumen und ohne
Falten. Im Epithel sind schon Unterschiede der Zellen zu erkennen: neben
„Stützzellen" sind größere Zellen vorhanden, die runde Kerne enthalten und
an ihrer Oberfläche zahlreiche Härchen
tragen. Bei 22 mm langen Tieren tritt die
erste Falte im Saccus auf. An dessen
rostraler Seite drängt ein Blutgefäß die
Wandung lumenwärts vor. Infolgedessen
erscheint das Organ im Sagittalschnitt
etwa herzförmig, wobei die Spitze des
Herzens caudalwärts gerichtet ist. Die
histologische Differenzierung im Epithel
ist weiter fortgeschritten: die größeren
Zellen haben einen köpfchenartigen Fortsatz, der mehr oder weniger deutlich

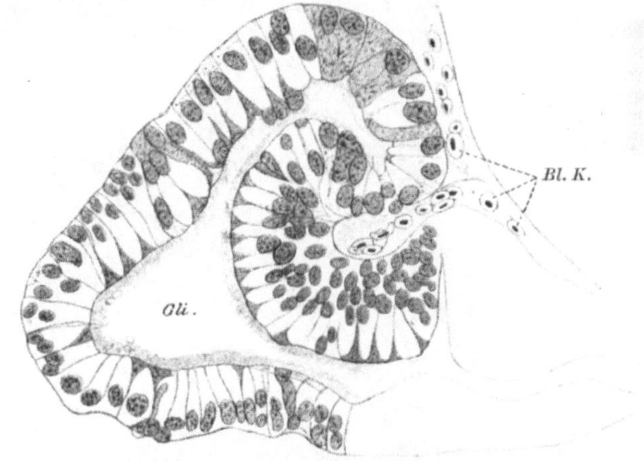

Abb. 5. Medianer Sagittalschnitt durch den Kopf
einer 17 mm langen Larve des *Lachses (Salmo
salar)*. *Aq. S.* Aquaeductus Sylvii, *S. v.* Saccus
vasculosus, *Ch. d.* Chorda dorsalis, *Hy.* Hypophyse, *Chi.* Chiasma, *Ekt. F.* Ektodermfalte, *m.S.*
mittlerer Schädelbalken. Aus LUNDBORG 1894.

über die Epitheloberfläche hervorragt. Die Haare sind teils glatt, teils zeigen sie
Anfänge von Verdickungen ihrer Enden, teils deutliche Knöpfchen. Bei 25 bis
30 mm langen Tieren ist die Faltenbildung im Gange. An den Außenenden der
Falten, wo sich die Epithelzellen stark teilen,
tragen die Köpfchen der
Zellen, ebenso wie am
Hinterende des Organs,
lange Haare, die keulenförmig angeschwollen
sind, während in den
übrigen Saccusbezirken
die „Krönchenzellen"
schon ausgebildet sind.

4 Tage alte Exemplare von *Coregonus oxyrhynchus* haben einen
Saccus, der zu dieser
Zeit, wie alle Hirnventrikel und das Infundibulum, ein enges Lumen
aufweist. In der Wan

Abb. 6. Sagittalschnitt durch den Saccus einer 28 mm langen *Lachs*larve.
2 Zellarten im Epithel sind zu erkennen, außerdem verschwommen der
Krönchensaum am Innenrand des Epithels. *Bl. K.* Blutkörperchen.
Aus LUNDBORG 1894.

dung sind die ersten Falten und Zellen mit keulenförmigen Haaren zu erkennen.

Über die Saccusentwicklung von *Muraenoiden* berichtete zuerst BOEKE
(1902) und später DAMMERMAN (1910): Am Anfang des 3. Tages nach der Befruchtung, wenn das Gehirn noch keine Kopfbeuge aufweist und auch von der
Hypophyse noch keine Spur zu erkennen ist, beginnt in einem bestimmten

Abschnitt der ventralen Hirnwand die Differenzierung in große rundkernige, mit Haaren versehene Zellen und kleine Elemente (Abb. 7). Dann erfolgt die Einsenkung des Infundibulums. Das Cytoplasma der Epithelelemente erhebt sich über die Zelloberfläche. Im Laufe des 3. Tages und am Anfang des 4. Tages zeigen

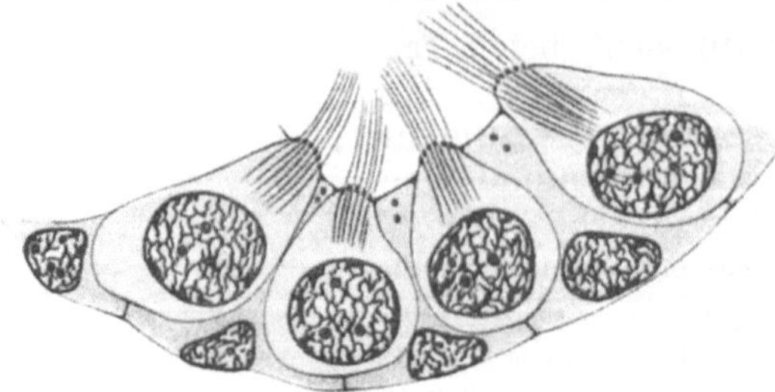

Abb. 7. 4 junge Krönchenzellen aus dem Saccus einer *Muraenoiden*larve am Anfang des 3. Entwicklungstages. Noch unverdickte Krönchenhaare. In den Zwischenzellen je 2 Centrosomen. Aus Dammerman 1910.

die Enden der Haare Verdickungen. Am 4. Tage, beim Ausschlüpfen der Tiere, sind die Krönchenzellen in der Tiefe des Organs fertig ausgebildet. Das Infundibulum ist jetzt ein langer Schlauch, dessen unteres, mit Krönchenzellen ausge-

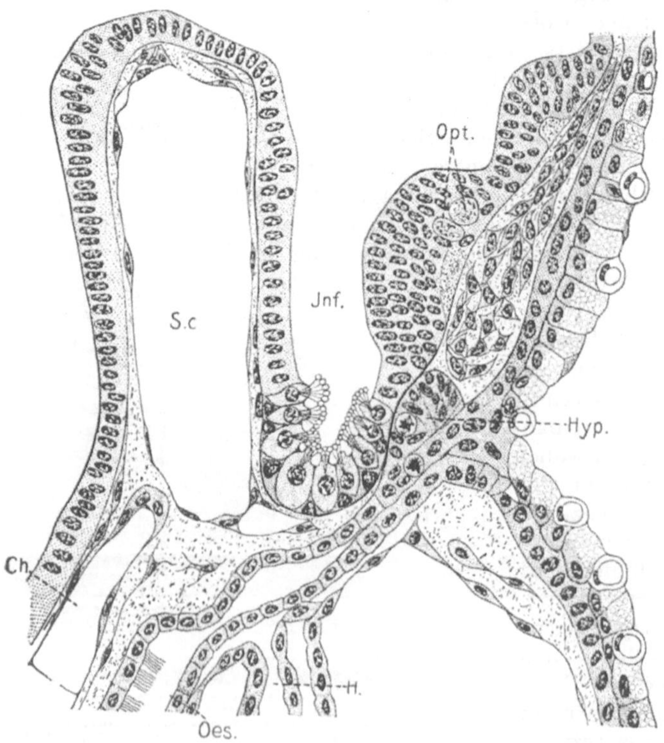

Abb. 8. Anlage des Saccus vasculosus bei einem *Muraenoiden*embryo. Fertig ausgebildete Krönchenzellen im hinteren Abschnitt des Infundibulums. *S. c.* Sinus cephalicus. Aus Boeke 1902.

stattetes Ende den Saccus vasculosus darstellt. Der Sinus cephalicus legt sich dicht an das Infundibulum (Abb. 8). Sobald sich die Embryonen nach dem Ausschlüpfen gestreckt haben, läßt sich auch die Hypophyse klar erkennen; das Infundibulum ist deutlich abgesetzt. Wie Dammerman meint, ist das Organ funktionsfähig, ehe seine Form makroskopisch fertig ausgebildet ist.

3 cm lange Embryonen von *Zoarces*, die sich noch im Muttertier befinden, haben schon einen wohlausgebildeten Saccus. Die zahlreichen Epithelfalten, in die große Blutgefäße eindringen, sind allerdings noch nicht so stark verästelt wie bei erwachsenen Tieren (DAMMERMAN 1910).

Demgegenüber setzt die Saccusentwicklung von *Cyprinus carpio* sehr viel später und langsamer ein (DAMMERMAN 1910). In den ersten 3 Entwicklungstagen ist noch keine Spur eines Saccus zu beobachten. Erst eine 5,5 cm lange Larve zeigt als erste Anlage des Organs einen kleinen runden Sack, dessen Epithel noch ohne Falten ist (Abb. 9). Die Größe ändert sich nicht mehr. Ein 44 cm langes erwachsenes Tier hat einen ebenso großen Saccus wie die Larve, der sich von dem der Larve nur durch die Ausbildung von Falten im Epithel unterscheidet.

Bei *Anguilliden* fand DAMMERMAN (1910) bei einem 7 cm langen *Leptocephalus* schon einen ganz ausgebildeten Saccus mit Krönchenzellen im stark gefalteten Epithel. Der Saccus eines *Glasaals* von 7 cm Länge weist bei einem Gehirn, das an Größe das des *Leptocephalus* um $^1/_4$ übertrifft, die gleiche Größe auf. Das Organ unterscheidet sich von dem Saccus des *Leptocephalus* durch eine stärkere Ausbildung der Epithelfalten.

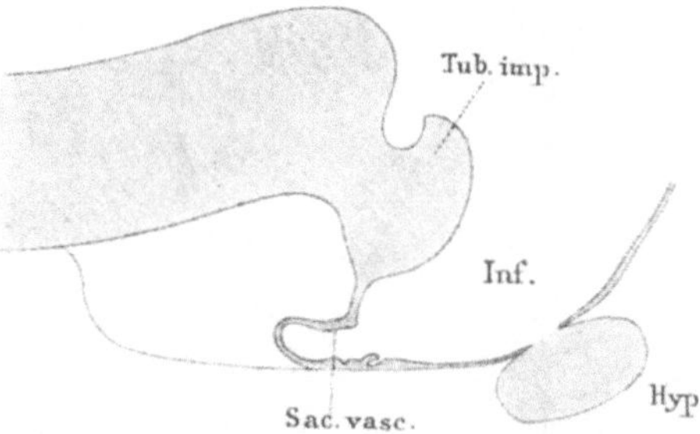

Abb. 9. Sagittalschnitt durch den Hypothalamus eines *Karpfens (Cyprinus carpio)* von 9 cm Länge. *Tub. imp.* Tuberculum impar. Aus DAMMERMAN 1910.

V. Form und Lagebeziehungen des Saccus vasculosus.

Der Saccus vasculosus liegt am Boden des Zwischenhirns. In den meisten Fällen ist er schon äußerlich sichtbar und fällt, besonders am frischen Gehirn, infolge seines Blutreichtums als rötliches Säckchen auf. Seine Lagebeziehungen zu den übrigen Teilen des Gehirns sind in den einzelnen Ordnungen der Fische verschieden.

Bei den *Selachiern* liegt der Saccus dorsal der Hypophyse zwischen dieser und der Basis des Gehirns. Seine Ventralfläche ist, soweit sie von der Hypophyse unterlagert wird, mit deren Dorsalfläche fest verwachsen. Der mittlere Abschnitt der Dorsalfläche des Saccus ist mit der Ventralfläche des Zwischenhirns verlötet. Nur die seitlichen, sackartig ausgebildeten Abschnitte ragen frei hervor (Abb. 10). Bei den *Haien* ist die seitliche Ausdehnung nicht sehr groß. Eine Ventralansicht des Gehirns zeigt in den meisten Fällen nur wenig vom Saccus. Er schließt lateral mit den Seitenrändern der Lobi inferiores und der Hypophyse ab und ist nur in dem Zwischenraum zwischen dieser und den Lobi inferiores sichtbar. Beim *Heringshai* z. B. wird der Saccus ventral völlig von der Hypophyse verdeckt. Er liegt verborgen zwischen der Hypophyse und der Gehirnbasis. Die Abbildung eines *Heringshai*gehirns von KAPPERS (1947) ist infolgedessen nicht zutreffend bezeichnet. Der dort als Saccus vasculosus angegebene, etwas dunkler als das übrige Gehirn gefärbte, ventrale Anhang ist die Pars intermedia der Hypophyse.

Bei den *Rochen* ist der Saccus der voluminöseste Anteil des Zwischenhirns überhaupt. In Form von 2 mehr oder weniger kugeligen dünnhäutigen Blasen quillt er zwischen der Hypophyse und den Lobi inferiores nach den Seiten vor.

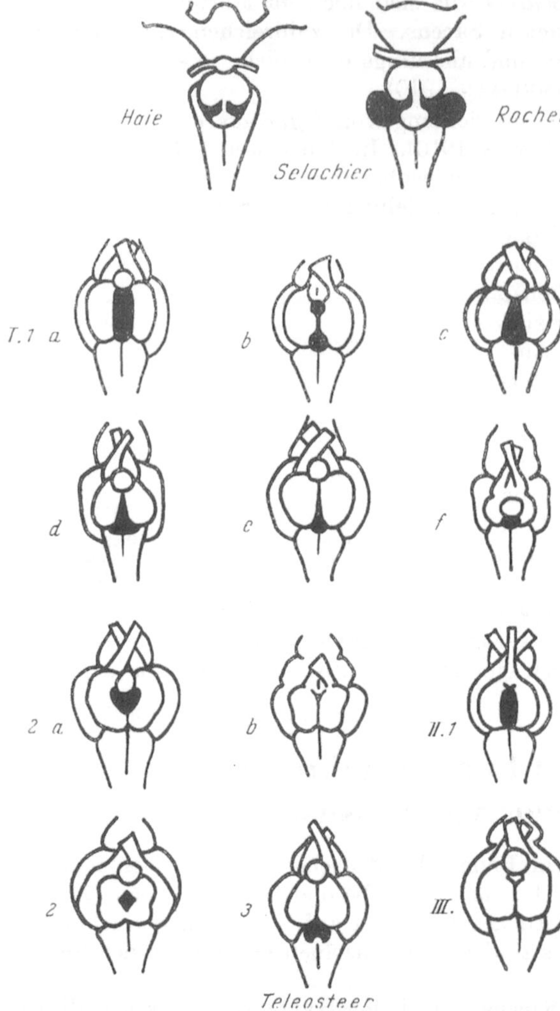

Abb. 10. Lage des Saccus vasculosus, Schema. (Saccus schwarz.)

Der Hinterrand dieser Blasen schließt meist mit dem Hinterrand der Hypophyse ab. Ihr seitlicher Rand überragt oft den der Lobi inferiores. In frischem Zustand erscheint er mit einer durchscheinenden Flüssigkeit prall gefüllt; es werden aber auch geringere Grade der Füllung angetroffen (Abb. 11). Seine Wand erhält durch die in ihr verlaufenden Blutgefäße eine rötliche Färbung und ein gebuckeltes Oberflächenrelief (s. bei Bargmann 1954, Abb. 12).

Bei den *Dipnoern* ist das Vorhandensein eines Saccus unsicher — *Protopterus* fehlt angeblich ein Saccus (Dawson 1940), wohingegen bei *Lepidosiren* die Saccussinus in die Pars nervosa der Hypophyse eingelagert sein sollen (de Beer 1928, Kerr 1933, Abb. 13, 14). Vielleicht ist die Angabe von Griffiths (1938) über die Hypophyse von *Epiceratodus* im gleichen Sinne zu verstehen. Es sollen sich da in die Pars intermedia Ausläufer des Infundibulum erstrecken, die auf Schnittpräparaten als offene, mit Ependym ausgekleidete Sinus erscheinen.

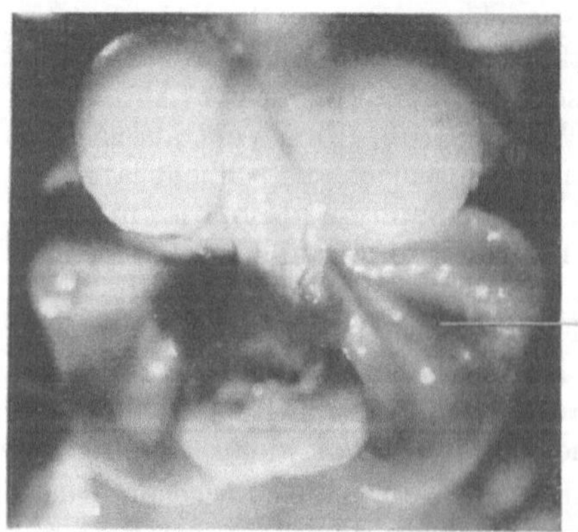

Abb. 11. Ventralansicht des Zwischenhirns von *Raja radiata*. Saccus (+) kollabiert. (Vergr. etwa 4fach). Aus Bargmann 1954.

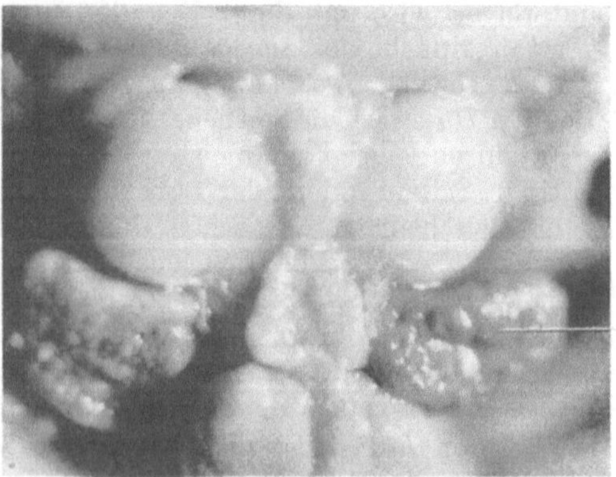

Abb. 12. Ventralansicht des Zwischenhirns von *Raja batis*. Oberfläche des Saccus (+) durch Blutgefäße gebuckelt. (Vergr. etwa 4fach). Aus Bargmann 1954.

Bei allen *Ganoiden* schließt sich der Saccus vasculosus caudal der Hypophyse an. Er ist bei *Acipenser* (Abb. 15), *Polypterus* (Abb. 16), *Amia* und *Lepidosteus* größer als die Hypophyse.

Bei *Teleosteern* sind Saccus und Hypophyse stets getrennt, auch dann, wenn sie dicht aneinander stoßen. Der Saccus vasculosus liegt immer caudal der Hypophyse zwischen den Lobi inferiores. Größe, Form und Entfernung von der Hypophyse zeigen Unterschiede in den verschiedenen Teleosteerfamilien (Abb. 10).

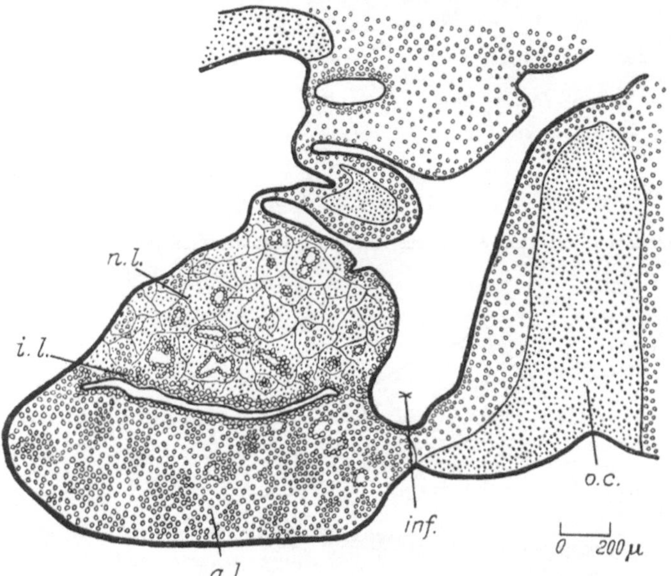

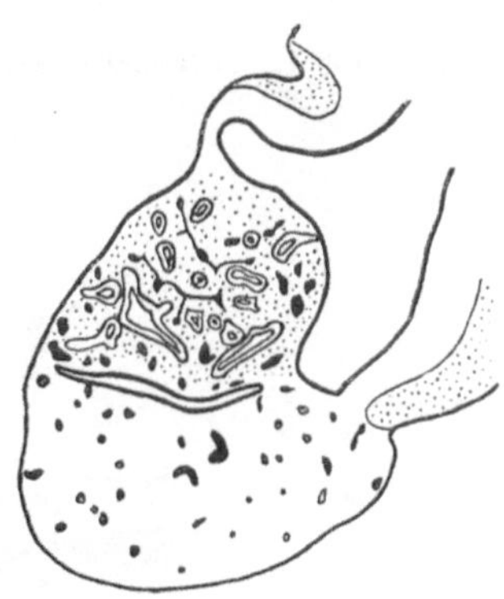

Abb. 13.
Sagittalschnitt durch Infundibulum und Hypophyse von *Lepidosiren*. *n.l.* pars nervosa; *i.l.* pars intermedia; *a.l.* pars anterior der Hypophyse; *inf.* Infundibulum; *o.c.* Chiasma opticum. Aus KERR 1933.

Abb. 14.
Vascularisation der Hypophyse von *Lepidosiren* (Blut schwarz gezeichnet). Aus KERR 1933.

Schematisch lassen sich folgende, freilich nicht streng gegeneinander abgegrenzte Typen von Lage und Form des Saccus unterscheiden:

I. Der Saccus schließt unmittelbar an die Hypophyse an. (Dabei kann der vordere Saccusrand durch die Hypophyse eingedellt sein.)

    1. Der Saccus erstreckt sich bis zum Hinterrand der Lobi inferiores, mit dem er abschließt oder den er etwas überragt.

        a) Der Saccus erscheint gleichmäßig breit.
        (Pleuronectidae, Balistidae.)

        b) Durch eine Einschnürung wird der Saccus in ein kleineres vorderes und ein größeres hinteres Säckchen unterteilt, die beide mit einem Stiel zusammenhängen.
        (Perca [Abb. 17].)

        c) Der Saccus verbreitert sich gegen den Hinterrand, der etwas den der Lobi inferiores überragt.
        (Sorpaenidae.)

        d) Der Saccus ist keil- oder tropfenförmig, er stößt nur mit einer Spitze an die Hypophyse. Sein breiter Hinterrand schließt mit den Lobi inferiores ab oder überragt sie nur wenig.
        (Trachinidae, Syngnathidae.)

        e) Der rostrale Teil des Saccus ist zwischen die Lobi inferiores eingesenkt, so daß äußerlich nur der caudale Abschnitt sichtbar ist.
        (Box.)

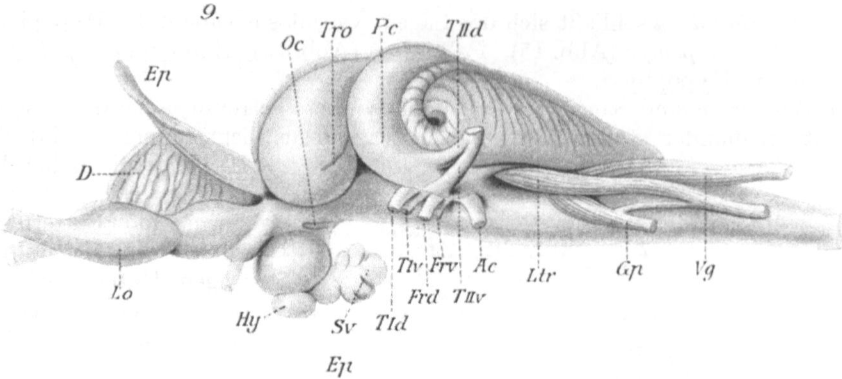

Abb. 15. Seitenansicht des Gehirns von *Acipenser*. *S.v* Saccus vasc. Aus GORONOWITSCH 1888.

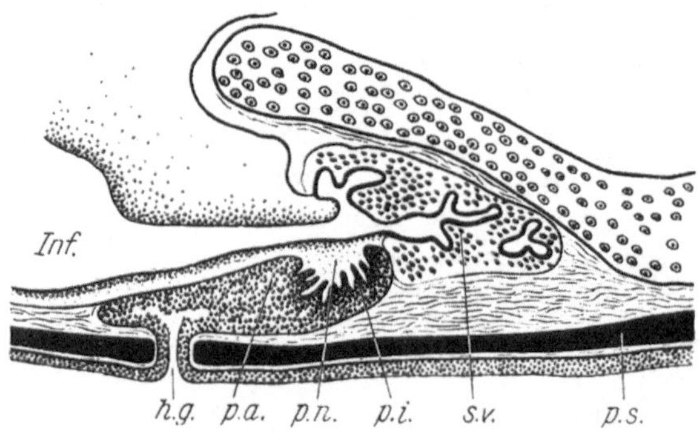

Abb. 16. Sagittalschnitt durch die Infundibularregion von *Polypterus*. *Inf.* Infundibulum; *h.g.* Hypophysen-gang; *p.a.* pars anterior; *p.n. pars nervosa*; *p.i.* pars intermedia der Hypophyse; *s.v.* Saccus vasculosus; *p.s.* Parasphenoid. Aus DE BEER 1926.

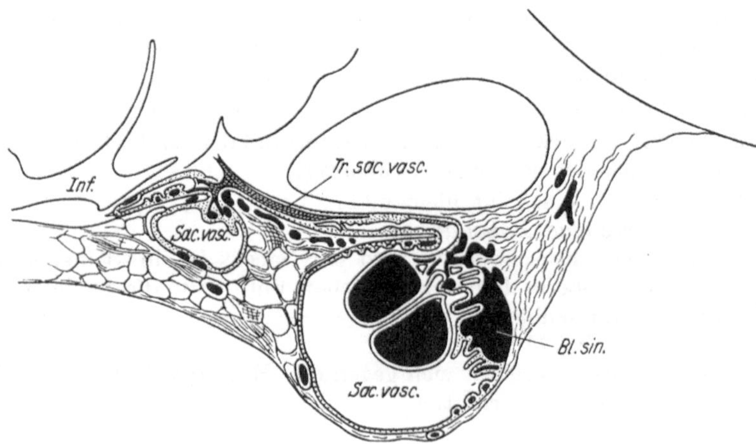

Abb. 17. Sagittalschnitt durch den Saccus des *Flußbarsches (Perca fluviatilis)*, Blutsinus (*Bl.sin.*) schwarz gezeichnet. *Tr.sac.vasc.* Tractus sacci vasculosi. Aus DAMMERMAN 1910.

f) Der Saccus hat eine kugelige Form. Er schließt mit dem Hinterrand der Lobi inferiores ab. Die Hypophyse liegt verhältnismäßig weit caudal.

(*Anguilla, Conger* [Abb. 18].)

2. Der Saccus erreicht den Hinterrand der Lobi inferiores *nicht.*

    a) Er ist von ovoider, rundlicher oder stumpf konischer Form, wobei die Spitze nach hinten gerichtet ist.
    (Gadidae, Sphyraena.)

    b) Der Saccus ist so klein, daß er von der Hypophyse fast oder ganz bedeckt wird und von ventral her nicht oder kaum sichtbar ist.
    (Clupeidae, Siluridae.)

II. Der Saccus ist von der Hypophyse durch einen Zwischenraum getrennt.

1. Er ist so lang wie die Lobi inferiores.
Die Hypophyse hängt an einem langen Stiel und ist weit rostrad verlagert.
(Lophiidae.)

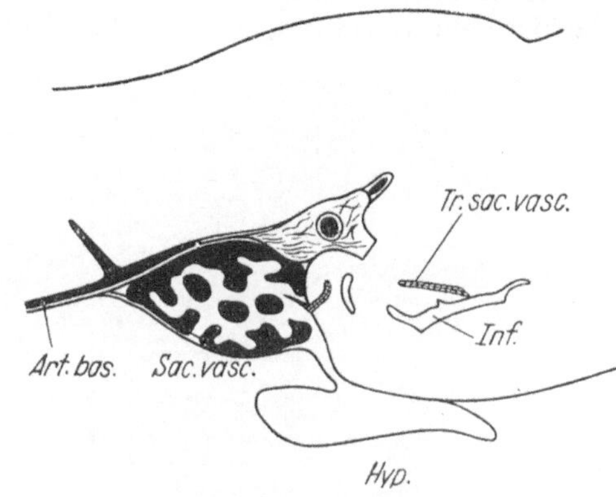

Abb. 18. Sagittalschnitt durch den Saccus eines *Aals (Anguilla anguilla).* Blut schwarz gezeichnet. *Art. bas.* Arteria basilaris. Aus DAMMERMAN 1910.

2. Er hat einen etwa rhombischen Umriß und liegt mitten zwischen den Lobi inferiores, etwa das mittlere Drittel ihrer Länge einnehmend.
(Caranx.)

3. Er liegt als herzförmiges Gebilde caudal der Lobi inferiores, die Spitze steckt zwischen den in der Mitte aneinanderstoßenden Hinterrändern der Lobi inferiores.
(Gobiidae, Blenniidae.)

III. Der Saccus ist äußerlich nicht sichtbar; er ist mitten zwischen den Lobi inferiores verborgen.
(Cyprinidae, Scomber, Mugil cephalus.)

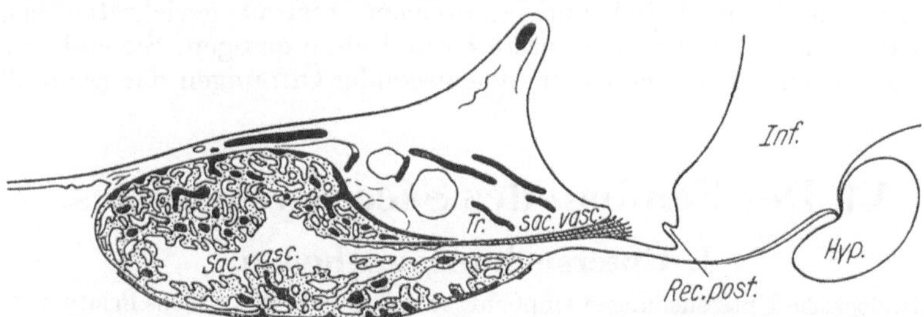

Abb. 19. Sagittalschnitt durch den Saccus einer *Regenbogenforelle* (*Trutta iridea*) mit Tractus thalamo-saccularis (*Tr. sac. vasc.*) (Schnittdicke 125, Golgi-Cajal). Aus DAMMERMAN 1910.

Der Erwähnung bedürfen noch die Beziehungen der Saccus*höhle,* des *Recessus saccularis,* zu dem Hohlraumsystem des Zwischenhirns, da der Saccus vasculosus nicht die einzige Aussackung des Infundibulums darstellt. Es sind außer ihm noch zwei paarige und eine unpaare Ausbuchtung der Hypothalamushöhle ausgebildet.

Das erste Paar dieser Aussackungen liegt caudal der Hypophysenhöhle: es sind die Hohlräume der Lobi inferiores (Lobi laterales), die als Recessus laterales bezeichnet werden, und bei Selachiern und Teleosteern recht umfangreich sind. Weiter caudal, an der hinteren Infundibulumwand, zu beiden Seiten des Eingangs in den Saccus vasculosus finden sich als zweites Paar von Ausbuchtungen die Höhlen der Corpora mammillaria, die Recessus mammillares, die bei Teleosteern gut ausgebildet sind, bei Selachiern dagegen nur unbedeutende, mehr ventrad als laterad gerichtete Vertiefungen des Infundibulums darstellen. Die unpaare Aussackung liegt dorsal des Saccus vasculosus. Es ist der Receesus posterior infundibuli, der allen Fischen eigen ist, aber verschiedene Grade der Ausbildung aufweist. Während er bei Teleosteern nur eine recht enge Vertiefung der Infundibulumwand über dem Saccuseingang darstellt (Abb. 19), ist er bei Selachiern ein weiträumiger Sack, dem EDINGER als einem besonderen Gehirnteil

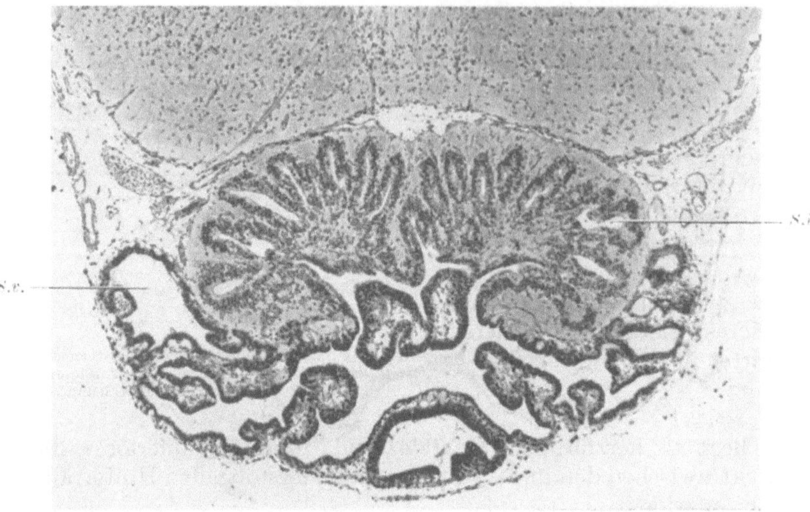

Abb. 20. Frontalschnitt durch den Zwischenhirnboden eines jungen *Torpedo*. Saccus infundibuli (*S.i.*) dorsal des Saccus vasculosus (*S.v.*). (Silberimprägnation nach BODIAN, Vergr. 40fach. Präparat Prof. BARGMANN.)

den Namen *Saccus infundibuli* gab. Der Saccus infundibuli besteht aus einem einheitlichen caudalen Anteil und zahlreichen rostrad gerichteten schlauchförmigen Fortsätzen, die parallel verlaufen und blind endigen. Sie stellen sich im Querschnitt als eine Reihe nebeneinanderliegender Öffnungen dar (Abb. 20).

VI. Der Feinbau des Saccus vasculosus.

1. Untersuchungsmethoden.

Für histologische Untersuchungen empfiehlt es sich immer, den Saccus in situ zu belassen, da er sehr zart ist und leicht verletzt werden kann. Man fixiert am besten — nach Entfernung von Dach und Seitenwänden des Schädels — das Gehirn in toto im Zusammenhang mit der Schädelbasis und präpariert es erst in fixiertem Zustand frei. Gehirne sehr kleiner Tiere können bei der Fixierung im Schädel belassen und auch so geschnitten werden. Eine Entkalkung erübrigt sich meist, besonders nach Fixierung mit BOUINschem Gemisch.

Die Wahl des *Fixierungsmittels* richtet sich danach, welche Strukturen man darzustellen wünscht. Für Übersichtsbilder geeignet sind Bouin, Susa (die aber auch Feinstrukturen und Kolloid gut erhalten), und Formol 1:4. Vor *Silberimprägnation der Nerven* ist die Fixierung mit Formol-Eisessig-Alkohol anzuwenden. Nach diesen Fixierungen kann Paraffineinbettung erfolgen.

Für die Darstellung der *Glia* empfiehlt sich Fixierung in Brom-Formol, danach Anfertigung von Gefrierschnitten und Imprägnation mit Goldsublimat nach CAJAL.

Zur *Färbung* der Paraffinschnitte eignen sich Hämatoxylin-Eosin (Übersichtsbilder), ferner, zur Darstellung des Bindegewebes, die MASSON-Färbung und die Azan-Färbung, mit der sich auch der Saccusinhalt gut darstellen läßt. Die Chromalaunhämatoxylin-Phloxin-

Färbung nach GOMORI ergibt nicht nur gute Übersichtsbilder, sondern färbt auch Kolloid (BARGMANN 1954).

Die *Krönchenstrukturen* lassen sich gut mit Eisenhämatolxylin nach HEIDENHAIN darstellen; besonders schöne Bilder der Krönchenzellen mit Krönchen und Neurofibrillen und der Saccusnerven erhält man mit der BODIANschen Nervenimprägnationsmethode. *Gitterfasern* werden nach der Imprägnationsmethode von PAP dargestellt.

BROUSSY empfiehlt zur Färbung von *Mitochondrien* die Methode von DIETRICH-PARAT, für die GOLGI-Substanz die CAJALsche Urannitratmethode.

DAMMERMAN *isoliert* Krönchenzellen durch Maceration des Saccus in Drittelalkohol.

Zur Beobachtung unfixierter Saccuszellen wird das Organ auf dem Objektträger zerzupft und rasch ohne Zusatz fremder Flüssigkeiten mit dem Deckglas bedeckt. Mit der *Phasenkontrastoptik* lassen sich alle Einzelheiten der Krönchenzellen beobachten (DORN 1954).

Für *operative Eingriffe* am Saccus dürften sich *Selachier* besonders eignen, da sich der Knorpelschädel nach der von HOGBEN (1923) für Hypophysenexstirpationen angegebenen Methode leicht eröffnen läßt. Es werden dabei 2 Schnitte so angebracht, daß ein dreieckiges Stück der Schädelbasis zurückgeklappt werden kann, das sich nach beendeter Operation wieder in den Schädel einfügen läßt, so daß keine große Wunde resultiert. Zu bedenken ist, daß der Saccus bei *Selachiern* niemals ohne Verletzung der Hypophyse entfernt werden kann. Bei *Teleosteern* gestaltet sich der Eingriff insofern schwieriger, als hier nach Durchtrennung der Mundschleimhaut Stücke der knöchernen Schädelbasis entfernt werden müssen.

2. Die Umhüllung des Saccus vasculosus.

Der Saccus vasculosus wird überall von einer *leptomeningealen Hülle* umgeben, die aus einem lockeren Bindegewebe besteht. Es enthält elastische Fasern und Blutgefäße. Auch in den Falten der

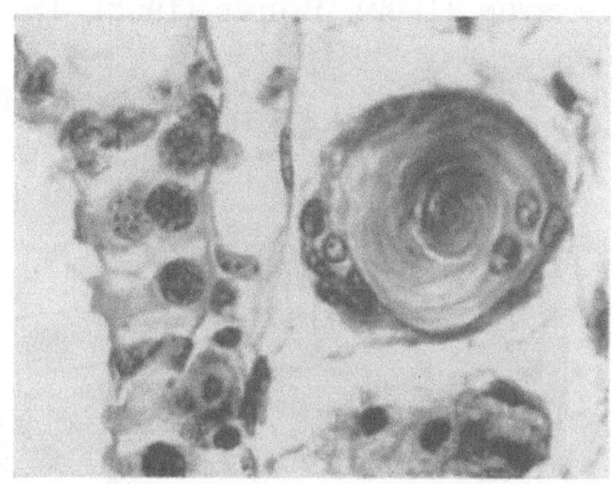

Abb. 21. Turbanorgan in der Meninxhülle des Saccus von *Dasyatis marinus*. (Chromalaunhämatoxylin-Phloxinfärbung, Vergr. 530fach). Aus BARGMANN 1954.

Wandung und zwischen den dort verlaufenden Blutgefäßen wird es angetroffen. In seinen Maschen finden sich gelegentlich Ansammlungen *pigmentbeladener Makrophagen (Pleuronectiden)*. Bei *Raja* werden Saccusepithel und Bindegewebshülle durch eine Membran getrennt, die sich mit Chromalaunhämatoxylin scharf dunkelblau anfärbt; sie enthält eine Lage von Gitterfasern. Besonders deutlich ausgebildet ist das Bindegewebe an den Stellen der Saccuswand, die an andere Gewebe angrenzen. Zwischen der ventralen Saccuswand und der dorsalen Fläche der Adenohypophyse liegt eine locker gebaute, blutgefäßhaltige Bindegewebsschicht. Auch zwischen der dorsalen Saccuswand und der Gehirnbasis findet sich eine breite Bindegewebsschicht, die nur enge Blutgefäße enthält. Die *elastischen* Fasern, die in dieser Meninxschicht vorkommen, stehen mit den elastischen Faserstrukturen, welche die Blutgefäße des Saccus begleiten, in Verbindung und sind vielleicht von Bedeutung für den Füllungsgrad der Blutgefäße.

An den *Capillaren* der meningealen Saccushülle des *Rochen Dasyatis marinus* finden sich nach BARGMANN 1954 (Abb. 21) besondere Bildungen, nämlich die merkwürdigen, nur bei Selachiern bekannten „Turbanorgane", welche Gefäßregulatoren darstellen. Sie bestehen aus Paketen von glatten Muskelzellen, die um eine Capillare als Achse spiralig aufgewunden sind. Diese „Turbanorgane" kommen in bestimmten Abständen an den Capillaren vor und können vermutlich durch Abschnürung bestimmter Strecken der Capillaren auf die Durchblutung einwirken. Sie kommen übrigens in der gesamten Meninx vor und vereinzelt im Bindegewebe der Saccusfalten.

Die Saccusumhüllung des *Teleosteers Lophius piscatorius* besteht von innen nach außen aus folgenden Gewebselementen: Zuinnerst umspannt ein Netzwerk von elastischen Fasern das ganze Organ; es begleitet auch die Blutgefäße ins Innere der Saccusfalten. Darauf folgt eine Schicht locker strukturierten, reticulären Bindegewebes und schließlich außen die Leptomeninx, die im ganzen aus einer relativ dicken, mesothelartig ausgebildeten Zellschicht (vgl. Bargmann 1954) besteht. Sie enthält im ventralen Bereich der Saccuswand zahlreiche elastische Fasern.

3. Das Epithel des Saccus vasculosus.

Der Aufbau des Saccusepithels aus verschiedenen Zellelementen wurde zum ersten Male von Lundborg (1894) beschrieben, später von Studnička (1900), Johnston (1902), Boeke (1902), Dammerman (1910).

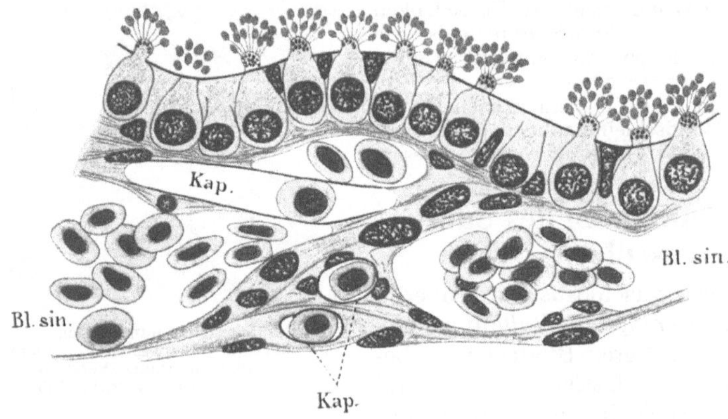

Abb. 22. Ausschnitt aus der Saccuswand der *Flunder (Limanda flesus)*. Krönchenzellen und Zwischenzellen im Epithel, Capillaren (*Kap.*) und Blutsinus (*Bl.sin.*) unter dem Epithel. Aus Dammerman 1910.

Die Auskleidung der Saccuswand besteht aus einem mehrreihigen Epithel, in dem sich verschieden gestaltete Zellen unterscheiden lassen. Außer den für den Saccus bezeichnenden „*Krönchenzellen*" und den dazwischen gelegenen „*Stützzellen*" (Abb. 22) treten noch sehr vereinzelt Zellen von anderer Form auf.

Vorherrschend im Saccusepithel sind die „Krönchenzellen", deren erste genauere Beschreibung wir Boeke verdanken (1902), während Dammerman (1910) den sehr treffenden Namen prägte.

Die *Krönchenzellen* sind die voluminösesten unter den Epithelzellen. Es sind meist hohe Zellen — bei *Raja* sind sie „außerordentlich lang" (Dammerman (1910) — von bauchiger, konischer oder birnförmiger Gestalt, wobei der breiteste Abschnitt der Zelle meist der Basis des Epithels zugekehrt ist. Der apikale Zellabschnitt ist gegen das Lumen des Saccus hin vorgewölbt. Die Vorwölbung kann flach sein, wie z. B. bei *Gadus callarias* oder *Scomber*, oder sich als kopfartiger Fortsatz auf einer schmäleren Halspartie deutlich gegen die übrige Zelle absetzen (*Zoarces viviparus, Gadus morrhua*). Sie trägt das „Krönchen", ein Büschel von Haaren, dem die Zellen ihren Namen verdanken (Abb. 23). Die *Größe der Krönchenzellen* ist bei den einzelnen Fischarten verschieden. Messungen von Dammerman zufolge beträgt ihre Höhe bei *Trutta fario* 27 µ, *Coregonus oxyrhynchus* bis 30 µ, *Cyprinus carpio* 19 µ, *Anguilla anguilla* bis 15 µ, *Gasterosteus spinachius* bis 16 µ, *Gasterosteus aculeatus* bis 13 µ, *Raja* bis 50 µ, *Acanthias* bis 20 µ. Nach

BROUSSY (1933) haben die Krönchenzellen bei *Scylliorhinus canicula* eine Höhe von 15—18 μ. Bei *Acipenser* sind sie 12—24 μ hoch und 8—10 μ dick (JOHNSTON 1902). Aber auch innerhalb eines Organs wechselt die Höhe der Krönchenzellen. Besonders deutlich fand dies BARGMANN (1954) bei den Rochen *Torpedo* und *Dasyatis*; bei letzterem waren die Krönchenzellen überdies noch in der Form sehr unterschiedlich, bald rundlich, bald langgestreckt. DAMMERMAN (1910) indessen berichtet, daß die Krönchenzellen „eine ganz bestimmte Form haben, welche sie lebend oder fixiert immer beibehalten" und selbst bei Maceration mit 30%igem Alkohol nicht verlieren. Der *Kern* der Krönchenzellen liegt meist im basalen Abschnitt der Zelle. Er ist ovoid oder kugelig und locker strukturiert,

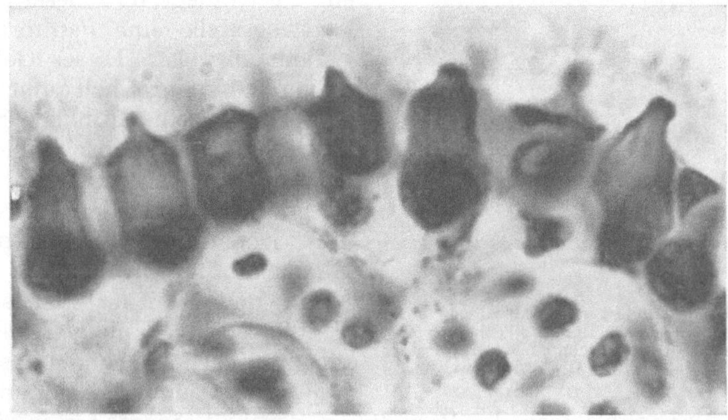

Abb. 23. Krönchenzellen im Saccus von *Pleuronectes platessa*. (Silberimprägnation nach BODIAN, Vergr. 1600fach). Aus BARGMANN 1954.

bei *Scylliorhinus canicula* ovoid, hell und mit einem großen, zentral gelegenen Kernkörperchen ausgestattet, das dem Kern das Aussehen eines Ganglienzellkerns verleiht (BROUSSY 1933). Nach DAMMERMAN läßt sich der Kern der Krönchenzellen mit Methylenblau schwerer anfärben als der der Stützzellen. Das *Cytoplasma* ist im allgemeinen acidophil und weist eine feine Längsstreifung auf, über die später zu sprechen sein wird. Das Strukturbild des Cytoplasmas ist bis zu einem gewissen Grade von der Fixierung abhängig. So sah ich besonders nach Fixierung mit Formol-Eisessig-Alkohol häufig ein homogen erscheinendes Cytoplasma. Bei *Lepadogaster* fand BARGMANN (1954) im MASSON-Präparat das kernnahe Cytoplasma rot, das apikal gelegene blau gefärbt.

Über *Mitochondrien* und GOLGI-Apparat ist wenig bekannt (BROUSSY 1933, *Scylliorhinus canicula*). In den Krönchenzellen sind die *Mitochondrien* stäbchenförmig, fuchsinophil und in 2—3 unregelmäßigen Kreisen um den Kern herum angeordnet. Der GOLGI-Apparat sitzt als lockeres, feinfädiges Netz dem apikalen Pol des Kerns auf.

BROUSSY konnte ferner mit Polychromblau vereinzelte *basophile Einschlüsse* im Cytoplasma darstellen, die an NISSL-Schollen erinnern. Es ist fraglich, ob sie den scholligen Einschlüssen entsprechen, die BARGMANN (1954) in den Krönchenzellen von *Gadus callarias* fand, wo sie — in Perjodsäure-SCHIFF-Präparaten blaßviolett gefärbt — vereinzelt auftraten. KAPPERS (1947) verneint übrigens das Vorkommen von Tigroidsubstanz in den Krönchenzellen.

Bei *Gadus callarias* (BARGMANN 1954) wurden im supranucleären Bereich der Krönchenzellen rundliche, gelegentlich *acidophile Einschlüsse* angetroffen. Viel häufiger sind Zelleinschlüsse bei *Selachiern*, wo sie BARGMANN (1954) bei *Raja* und *Torpedo* beobachtete. Bei *Raja* liegen vielfach im basalen Zellabschnitt große rundliche oder langgestreckte Einschlüsse, die sich mit Phloxinrot zart anfärben lassen. Für die Krönchenzellen von Torpedo sind solche „Einschlußkörper", die mit Regelmäßigkeit vorkommen, viel charakteristischer als das

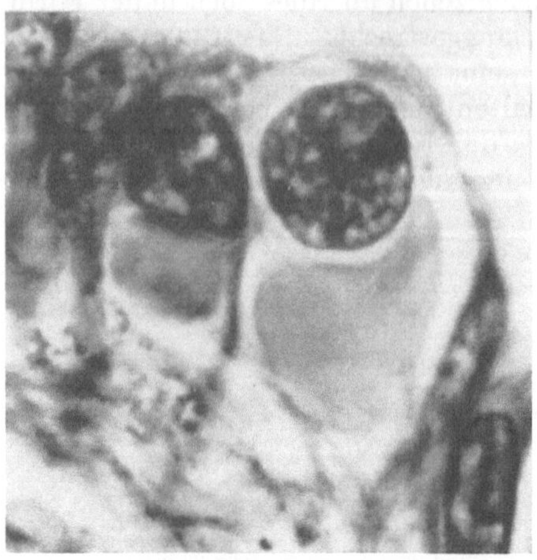

„Krönchen", das keineswegs immer vorhanden ist (Abb. 24). Der Zelleinschluß ist ein umfangreicher, „kugelig, eiförmig oder unregelmäßig gestalteter glattkonturierter Körper, der sich in der Regel dem großen runden Zellkern so eng anschmiegt, daß dieser an der Anlagerungsstelle eine napfförmige Vertiefung aufweist. Dieses Gebilde, das sich mit Phloxinrot hell anfärbt, scheint homogen zu sein. In hohen Krönchenzellen liegt der „Einschlußkörper" im basalen Zellabschnitt, in niedrigen pflegt er sich neben dem Kern unter der die Schichtoberfläche begrenzenden Gliamembran zu befinden. — Über Natur und Schicksal der sog. „Einschlußkörper" kann ich nichts aussagen. Vielleicht handelt es sich um eine mikrotechnisch bedingte Homo-

Abb. 24. Sog. Krönchenzellen aus dem Saccus von *Torpedo ocellata* mit „Einschlußkörper" (homogenisiertes Cytoplasma). (Chromalaunhämatoxylin-Phloxinfärbung, Vergr. 1500fach). Aus Bargmann 1954.

genisierung des Cytoplasmas. Im Perjodsäure-Schiff-Präparat treten die Gebilde nur gelegentlich dunkler violett getönt hervor" (Bargmann 1954).

Selten trifft man *Vacuolen* im Plasma der Krönchenzellen, z. B. bei *Cyclopterus lumpus*. Van de Kamer und Verhagen (1954) beobachteten in den Krönchen-

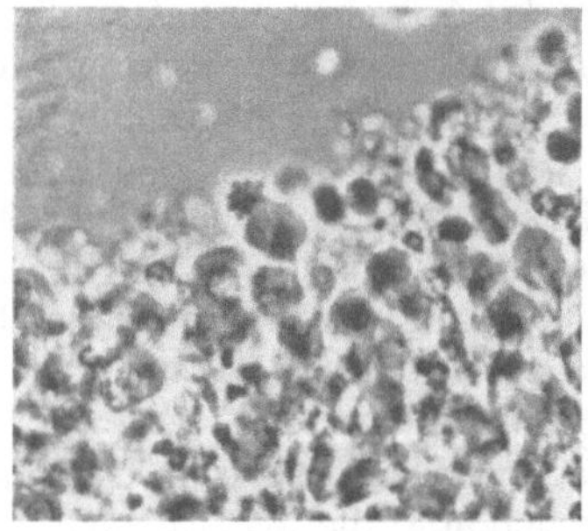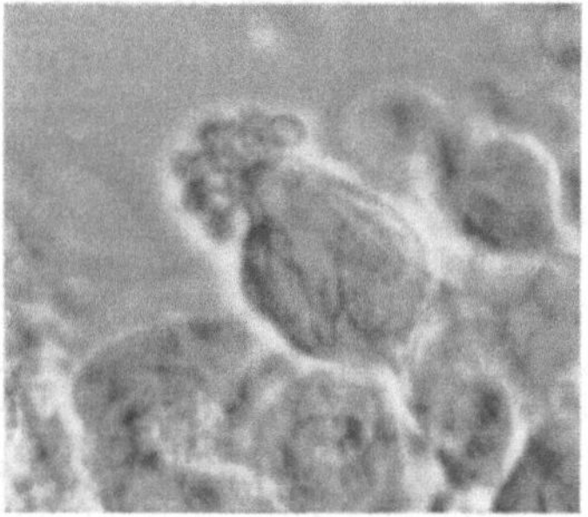

Abb. 25. Krönchenzelle aus dem Saccus von *Gadus morrhua*. (Zupfpräparat, unfixiert, Phasenkontrast).
Aus Dorn 1954.

zellen von *Scylliorhinus* mehrfach Vacuolen, die eine unterschiedliche Lage aufwiesen: dem Kern anhaftend, zwischen Kern und oberem Zellende und in dem apicalen Zellfortsatz unmittelbar unter den Basalkörperchen des Krönchens. Sie schließen daraus auf Entstehung der Vacuolen im Kern und Wanderung zum freien Zellende.

Welche Bedeutung den dunkelgefärbten Körnchen, die bei *Scomber* beobachtet wurden, zukommt, ist nicht bekannt.

Wie oben schon erwähnt, weist das *Cytoplasma* der Krönchenzellen eine *feinstreifige Struktur* auf, die Studnička (1900) zum erstenmal bemerkte. Sie ist schon an der unfixierten Zelle zu beobachten (Dorn 1954, Abb. 25). Auch nach den gebräuchlichsten Färbungen ist sie auf Schnittpräparaten sichtbar. Besonders schön und klar läßt sie sich mit Nervendarstellungsmethoden, z. B. nach BODIAN, hervorheben. Diese Streifung beruht auf der Anwesenheit intracellulärer Fibrillen.

Die *Fibrillen* — es handelt sich um *Neurofibrillen* — verlaufen annähernd parallel in Längsrichtung der Zelle. Bei den *Teleosteern* biegen sie um den Kern herum aus (DAMMERMAN 1910) und konvergieren zum spitzen Abschnitt der Zelle hin (Abb. 26), wie dies BARGMANN (1954) bei *Pleuronectes platessa* sah, wo übrigens der apikale Fibrillenabschnitt oft dicker ist als der basal gelegene (Abb. 27). Bei *Raja* dagegen ziehen nach DAMMERMANS Beobachtung (1910) die Fibrillen gerade durch das Cytoplasma, nur an einer bestimmten Seite der Zelle verlaufend (Abb. 28). An der Basis der Krönchenzelle vereinigen sie sich zu einem einzigen Fortsatz (Abb. 29) und verlassen die Zelle, um gemeinsam mit den Fortsätzen der anderen Krönchenzellen den *Tractus sacci vasculosi* zu bilden (Abb. 30). Im apikalen Zellbereich treten die Fibrillen in Beziehung zu den Krönchen.

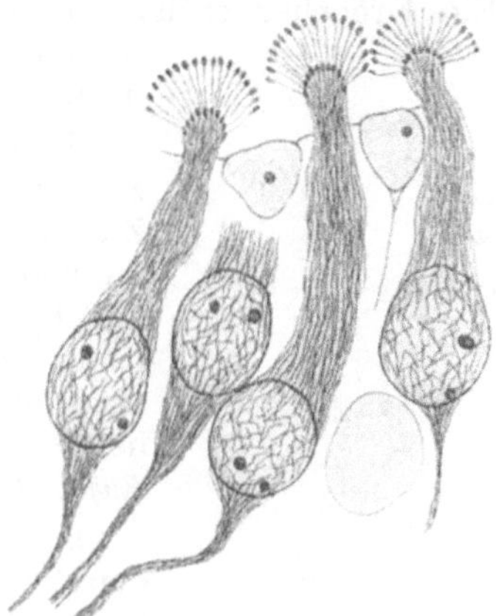

Abb. 26. Krönchenzellen aus dem Saccus vasculosus einer 1jährigen *Regenbogenforelle (Trutta iridea)*. Aus DAMMERMAN 1910.

Die *Krönchen* bestehen, wie bereits erwähnt, aus einem Büschel divergierender Härchen, die auf dem vorgewölbten Zellabschnitt entspringen. Ihr Bild hat BOEKE (1902) mit dem Fruchtstand von *Taraxacum* verglichen, GREEN (1951) mit dem einer kleinen Himbeere und BARGMANN (1954) mit Stecknadeln auf einem kugeligen Nadelkissen, ein sehr treffender Vergleich, weil damit auch gleich das auffallendste Merkmal der Krönchenhaare, ihre Verdickung am freien Ende, erwähnt ist.

Diese Verdickungen sind meist kugelig, gelegentlich auch eiförmig *(Raja, Zoarces)* und treten in dieser Form an den Haaren fertig ausgebildeter Krönchenzellen auf, während jüngere Krönchen keulenförmige Härchen haben. Das Knöpfchen kommt dann

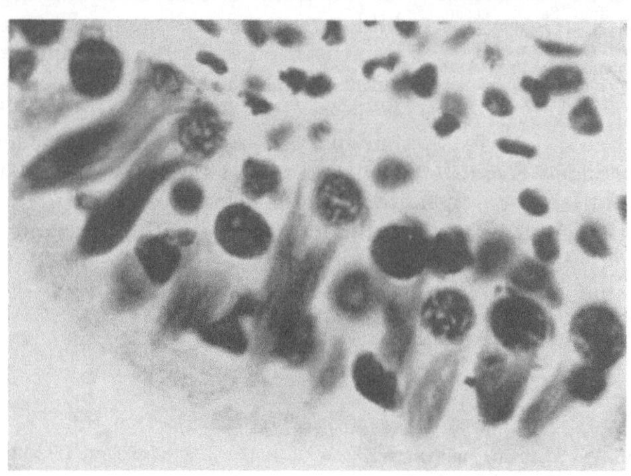

Abb. 27. Krönchenzellen im Saccus von *Pleuronectes platessa*. (Silberimprägnation nach BODIAN, Vergr. 1600fach). Aus BARGMANN 1954.

wohl durch eine Konzentration des Cytoplasmas am Ende zustande (BOEKE 1902). Das Volumen der Verdickungen kann von Zelle zu Zelle, aber auch innerhalb eines einzigen Krönchens stark schwanken (VAN DE KAMER und VERHAGEN 1954, *Scylliorhinus*).

Die Krönchen zeigen im allgemeinen die gleiche Färbbarkeit wie das übrige Cytoplasma. Nach DAMMERMAN (1910) lassen sich die Krönchen bei *Trutta fario* nicht mit Methylenblau anfärben; bei *Zoarces* erscheinen die Knöpfchen nach

Färbung mit Molybdänhämatoxylin (Held) nicht gleichmäßig blau, sondern mehr oder weniger durchsichtig und blasig.

Nur wenige Angaben liegen vor über die *Zahl der Haare* in einem Krönchen. Ein Krönchen enthält nach Dammerman bei *Trutta fario* 25—30 Haare, bei *Gasterosteus spinachius* 25, bei *Anguilla* 20, bei *Raja* 20 oder mehr, nach Broussy bei *Scylliorhinus canicula* 12—15.

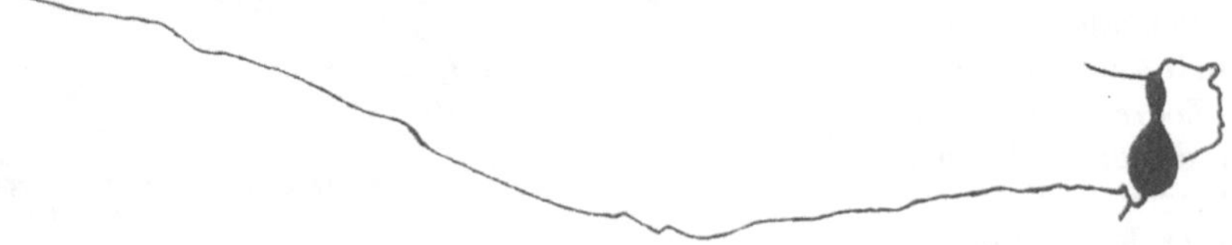

Jedes Härchen beginnt im Cytoplasma der Krönchenzelle mit einem *Basalkörperchen*, das schon im unfixierten Zustand sichtbar ist. Es läßt sich mit Nervenimprägnationsmethoden, mit Eisenhämatoxylin, aber auch mit Azocarmin und Phloxinrot darstellen. Der Vermehrung der Krönchenhaare bei der Reifung der Zellen geht eine Teilung der Basalkörperchen voraus. An den Basalapparat der Krönchenhaare treten die Neurofibrillen heran (Dammerman 1910: *Raja, Trutta fario*).

Boeke (1902) sah bei *Muraenoiden*embryonen in vivo an den Krönchenzellen die Krönchen ganz ausgebildet und stets in der gleichen Gestalt. Auch bei stundenlanger Beobachtung stellte er nie eine Loslösung der Knöpfchen vom Zelleib fest. Boeke beobachtete lediglich ein leichtes Zusammenziehen und eine Wiederausdehnung der Zellköpfchen mit ihrem Besatz, aber nicht ein Flimmern der gestielten Knöpfchen (vgl. Dammerman). Obgleich die Krönchen nach Dammerman sehr beständig sind und auch einer Maceration in 30%igem Alkohol widerstehen, scheinen sie doch im Leben Schwankungen ihrer Größe und Ausbildung zu unterliegen. Ebenso wie die Krönchen*zellen* innerhalb eines Organes keine konstante Größe aufweisen, zeigt auch der krönchentragende *Zellfortsatz* Größenunterschiede. Bei *Torpedo* kann das Krönchen sogar an Zellen fehlen, die sonst keine baulichen Unterschiede gegenüber normalen Krönchenzellen aufweisen und wie diese den charakteristischen „Einschlußkörper" enthalten. Bei *Dasyatis* verdienen die „Krönchenzellen" kaum mehr ihren Namen, denn als apikale Differenzierung der Zelle finden sich nach

Abb. 28. Krönchenzelle aus dem Saccus vasculosus von *Raja clavata*. Fibrillen verlaufen überwiegend an einer Seite der Zelle. (Sublimat-Salpetersäure, Goldchlorid). Aus Dammerman 1910.

Abb. 29. Saccuszelle mit langem Nervenfortsatz von *Trutta iridea*. (Schnittdicke 150 µ). Aus Dammerman 1910.

Bargmann (1954) lediglich unregelmäßig gestaltete zipfelige Cytoplasmafortsätze. Ähnliche Fortsätze oder blasige Bildungen bildet übrigens auch Studnička (1900) ab.

Die Krönchenzellen kommen bei *Teleosteern* überall im Epithel des Saccus vor. Bei den *Selachiern* sind sie nicht gleichmäßig in der Saccuswand angeordnet. An den Stellen der Saccuswand, die mit den übrigen Gehirnteilen fest verbunden sind — dem mittleren Bereich der dorsalen Wand, die der Gehirnbasis anliegt, und dem ventralen mittleren Bereich, der mit der Adenohypophyse fest verbunden ist —, treten die Krönchenzellen zurück zugunsten der übrigen Eptihelzellen.

Krönchenzellen treten aber auch außerhalb des Saccus auf: bei *Torpedo* im und vereinzelt unmittelbar unter dem Ependym des 3. Ventrikels rostro-dorsal von dem Eingang in die Saccuswand (BARGMANN 1954) und vereinzelt in der Pars intermedia der Hypophyse (HORSTMANN 1954). Bei *Polypterus* fanden GERARD u. CORDIER (1936) Krönchenzellen in Infundibulum und Pars nervosa der Hypophyse. Auch bei *Scylliorhinus* wurden Krönchenzellen im Hypophysengewebe beobachtet, in der Tiefe unterhalb der Verwachsungszone von Saccus vasculosus und Hypophyse, und zwar immer in der Nachbarschaft von Capillaren (VAN DE KAMER u. VERHAGEN 1954).

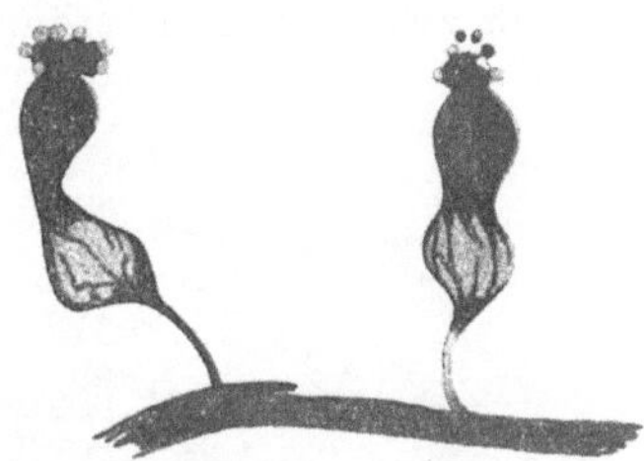

Abb. 30. Krönchenzellen aus dem Saccus einer 1jährigen *Regenbogenforelle (Trutta iridea)*. (Schnittdicke 125 μ, Golgi-Cajal). Aus DAMMERMAN 1910.

Zwischen den Krönchenzellen liegen in verschieden weiten Abständen auffallend anders gestaltete Zellen, die DAMMERMAN (1910), wie auch schon vor ihm JOHNSTON (1902), *Stützzellen* nannte, die aber vielleicht besser als „Zwischenzellen" zu bezeichnen wären. Es sind cytoplasmaarme Zellen, die sehr viel schmäler und gelegentlich auch niedriger als die Krönchenzellen sind, z. B. bei *Scylliorhinus canicula* 10—12 μ hoch sind gegenüber 15—18 μ hohen Krönchenzellen (BROUSSY 1936). STUDNIČKA (1900) nennt sie „kleine Zellen, deren Körper kaum zu bemerken sind". Sie wirken wie zwischen die Krönchenzellen eingekeilt und von ihnen „bis auf einen feinen Plasmafaden" zusammengedrückt (DAMMERMAN 1910). Im Querschnitt erscheinen sie polygonal. Ihre größte Ausdehnung haben die Zwischenzellen meist nahe der Epitheloberfläche, seltener auch an der Epithelbasis. Dieser Abschnitt wird von dem Kern eingenommen, so daß es den Anschein hat, „als ob diese Zellen ausschließlich aus Kernsubstanz beständen" (LUNDBORG 1894).

Der Kern, der dichter wirkt als derjenige der Krönchenzellen, hat eine meist dreikantige, gelegentlich auch ovoide, bisweilen durch Einschnürungen hantelförmige Gestalt (letzteres bei *Trutta fario*, DAMMERMAN 1910, BARGMANN 1954). Eine „ungewöhnliche, bis zur Zerklüftung sich steigernde Vielgestaltigkeit ihrer Kerne" weisen die Zwischenzellen von *Lophius piscatorius* auf (BARGMANN 1954).

Bei *Scylliorhinus canicula* sind die Kerne der Zwischenzellen kleiner, aber chromatinreicher als die der Krönchenzellen und enthalten einen parazentral gelegenen oxyphilen *Nucleolus* (BROUSSY 1933). Rotgefärbte Nucleolen (MASSON-Präparat) sah BARGMANN (1954) in den Stützzellkernen von *Lepadogaster*.

Das *Cytoplasma der Zwischenzellen* erscheint bei *Raja* heller als das der Krönchenzellen (BARGMANN 1954). Bei *Scylliorhinus canicula* ist es schwach oxyphil und vacuolisiert, außer im unteren Abschnitt, oder auch schwach basophil und gestreift (BROUSSY 1933).

Die Stützzellen der *Muraenoiden*embryonen zeigen bei einer basalen Lage des Kerns im oberen Zellabschnitt die beiden *Zentralkörperchen* (Abb. 7). Unsere Kenntnis von *Mitochondrien* und GOLGI-Apparat beschränkt sich auf die Verhältnisse bei *Scylliorhinus canciula* (BROUSSY 1933). Hier scheinen die beiden Organzellen sehr stark wandelbar und in ihrer Konfiguration weitgehend von der Todesart des Tieres abhängig zu sein. Nach Erstickung besteht das Chondriom aus basal liegenden „Chondriokonten", die in apikal gelegene Mitochondrien ausfasern, von denen manche vacuolisiert erscheinen. Der GOLGI-Apparat sitzt als massives, grobfädiges Netzwerk dem apikalen Kernpol auf. Nach Verblutung dagegen sind in den durchweg vacuolisierten Zwischenzellen nur wenige zerstreute Mitochondrien auszumachen. Der GOLGI-Apparat liegt zwar noch immer apikal, ist aber nicht netzförmig; nur einige kurze Fäden liegen vereinzelt im Cytoplasma.

Im Cytoplasma der Zwischenzellen kommen nicht selten phloxinophile, meist rundliche homogene *Einschlüsse* vor (Bargmann 1954). Bei *Scylliorhinus canicula* traten nach intraperitonealer Injektion von Neutralrot nach einigen Stunden sehr zahlreiche gefärbte *Vacuolen* auf (Broussy 1933).

Apikale *Cytoplasmafortsätze*, wie sie die Krönchenzellen aufweisen, fehlen im allgemeinen den Zwischenzellen, nur die Stützzellen von *Acanthias* sollen je ein langes *Flimmerhaar* (15—20 μ) (Dammerman 1910) an ihrer Oberfläche tragen, das weit zwischen den Krönchen hervorragt. Dagegen sind oft an der Basis der

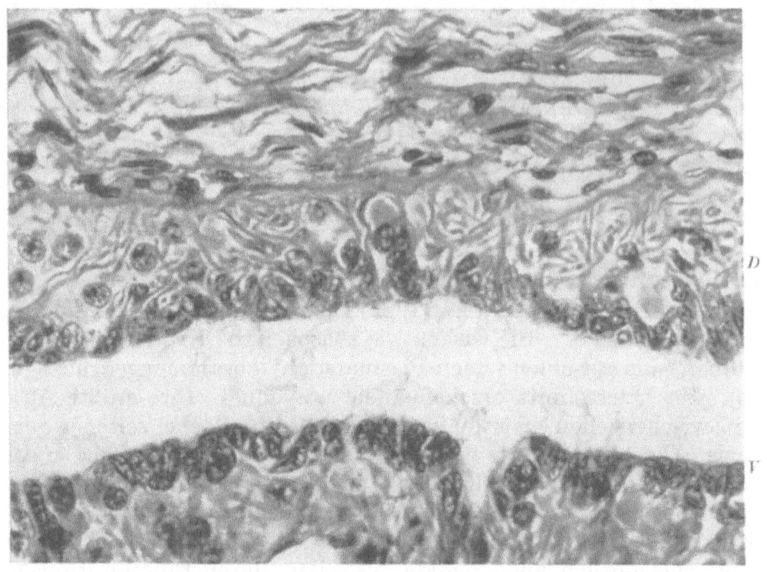

Abb. 31. Frontalschnitt durch den Saccus von *Torpedo ocellata*. Ventrale Wand *V*. Dorsale Wand *D* zeigt starke Ausbildung der gliösen Stützzellen und Verbindung mit sinusfreier Meninx. (Chromalaunhämatoxylin-Phloxin-färbung. Vergr. 400fach). Aus Bargmann 1954.

Zellen Cytoplasmafortsätze ausgebildet. Bei *Torpedo* geht der gesamte basale Zellabschnitt in fädige geschlängelte Fortsätze über, die sich mit Phloxinrot anfärben lassen (Bargmann 1954, Abb. 31).

Wie Horstmann (1954) bei *Torpedo* mit Imprägnierungsmethoden nachweisen konnte, stellen diese Zwischenzellen *Gliazellen* dar, worauf auch die Fortsätze hindeuten. Diese durchsetzen die gesamte Saccuswand und ziehen in Kurven um die Krönchenzellen herum zur Epitheloberfläche. Der Verlauf ist in den einzelnen Regionen des Saccus verschieden: In den Nischen und Falten verlaufen die Fasern annähernd parallel, an der dorsalen und ventralen Saccuswand dagegen bilden sie ein Gewirr. Sie sind oftmals lose gebündelt, wobei sich die einzelnen Bündel in spitzen Winkeln überkreuzen. An der Basis des Epithels splittern die Fasern oft auf und verlaufen dann zum Teil parallel zu seiner Unterfläche. An der Oberfläche des Epithels findet sich ein ähnliches Verhalten. Hier verlaufen einzelne Faserenden der Oberfläche parallel. Sie bilden dabei um die Köpfchen der Krönchenzellen herum Maschen. Diese Fasern, die sich auch mit anderen Färbemethoden stark hervorheben lassen, heben sich bei einer Schrumpfung des Epithels besonders deutlich ab. Es entsteht so der Eindruck, daß die lumenwärtige Seite des Epithels von einer zusammenhängenden, siebartig gebauten *Gliamembran* überzogen wird, durch deren Löcher die Krönchen in das Saccuslumen hineinragen, wie seit Dammerman immer wieder berichtet wird. An besonders stark imprägnierten Fasern kann man an den Enden kleine umgebogene Ösen erkennen, in denen die Spitzen der ausgezogenen Kerne liegen. Durch den kurvenartigen Verlauf der sich überkreuzenden Gliafaserbündel kommt ein dreidimensionales Maschenwerk zustande (Abb. 32), das in bestimmten Abständen Hohlräume enthält, in denen die Krönchenzellen einzeln oder in Gruppen liegen. Abstand und Weite der Maschen zeigen Unterschiede. Bei *Scylliorhinus* z. B. sind die Krönchenzellen in Gruppen von 4—5 angeordnet; selten liegen sie einzeln (BROUSSY 1933). Bei *Zoarces viviparus* folgt auf Schnittpräparaten meist auf je 3 Krönchenzellen

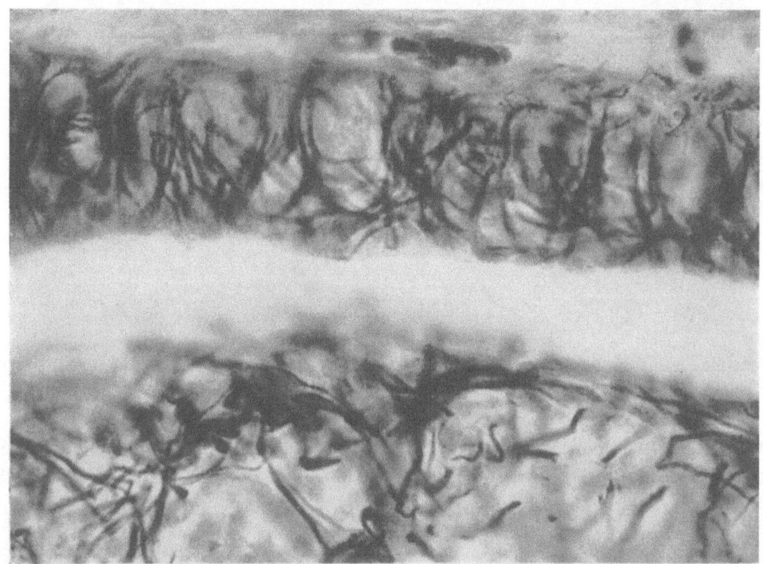

Abb. 32. Glia in der Saccuswand von *Torpedo*. Die über der Lichtung gelegene Wand einer dorsalen Falte läßt das Maschenwerk der Fasern erkennen, unter der Lichtung liegen ventrale Saccuswand und Pars intermedia der Hypophyse. (Goldsublimat, Vergr. 400fach). Aus HORSTMANN 1954.

eine Stützzelle. Bei anderen *Teleosteern* dagegen trifft man Epithelstrecken, in denen jeweils eine Krönchenzelle mit einer Zwischenzelle abwechselt.

An den von einem anderen Gewebe unterlagerten Stellen des Saccusepithels dringen die Ausläufer der Gliazellen tief in jenes hinein (Abb. 33). Die Bündel des *Tractus praeoptico-hypophyseus*, der unter dem Epithel verläuft, werden von Gliafasern umschlossen. An der Berührungsfläche von ventraler Saccuswand und Hypophysenzwischenlappen dringen die Fortsätze der Gliocyten tief in das Hypophysengewebe hinein — wie auch schon KRAUSE (1923) beobachtete — und umflechten als dicke Fasern die Intermediazellbalken.

Bei *Torpedo* ist der mediane ventrale Teil des Saccusepithels überwiegend aus Zwischenzellen zusammengesetzt, die hier zum Teil stark abgeplattet sind. Krönchenzellen und Stützzellen kommen nebeneinander vor in den Abschnitten der Wandung, in denen das Epithel hoch ist, besonders auf den ins Lumen vorspringenden Partien und in tiefen Einbuchtungen. Daneben gibt es aber Wandzonen, die nur eine flache, fast endothelartige Zelldecke aufweisen. Dort finden sich indifferente Zellelemente, die weder als Krönchenzellen noch als Stützzellen angesprochen werden können. BARGMANN (1954) sieht diese Erscheinung als eine Folge von *Zellabstoßungsvorgängen* an, denen hauptsächlich Krönchenzellen anheimfallen, und betrachtet die indifferenten Zellen als abgewandelte Stützzellen, die sich der neuen Situation angepaßt haben (Abb. 34). Vielleicht handelt es

sich hier aber um die gleichen Zellen, die Broussy (1933) als keilförmige Zellen
(cellules cunéiformes) im Saccusepithel von *Scylliorhinus canicula* beschreibt und

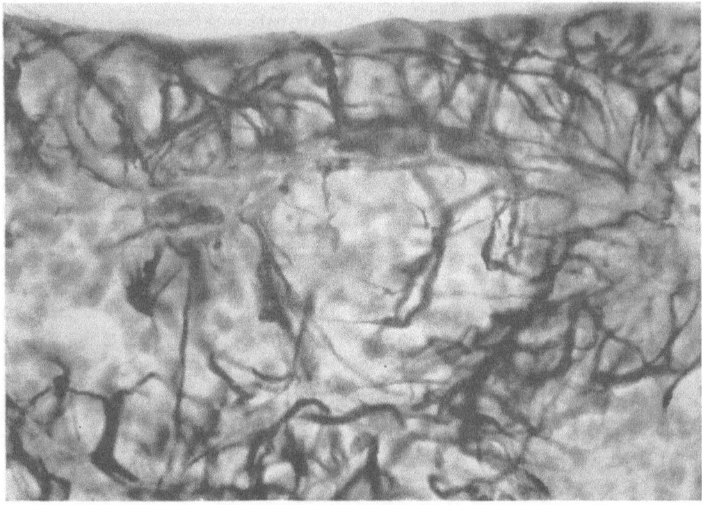

Abb. 33. Ventrale Saccuswand und Mittellappen von *Torpedo*. Unter der Oberfläche ist die ependymale Kern-
reihe sichtbar. Rechts Gliafasern der Saccuswand in Mittellappen der Hypophyse übergehend. (Goldsublimat,
Vergr. 400fach). Aus Horstmann 1954.

für Ersatzzellen hält. Sie liegen basal im Epithel, sind kleiner als die Zwischenzellen und enthalten in einem leicht acidophilen, amorphen Cytoplasma einen

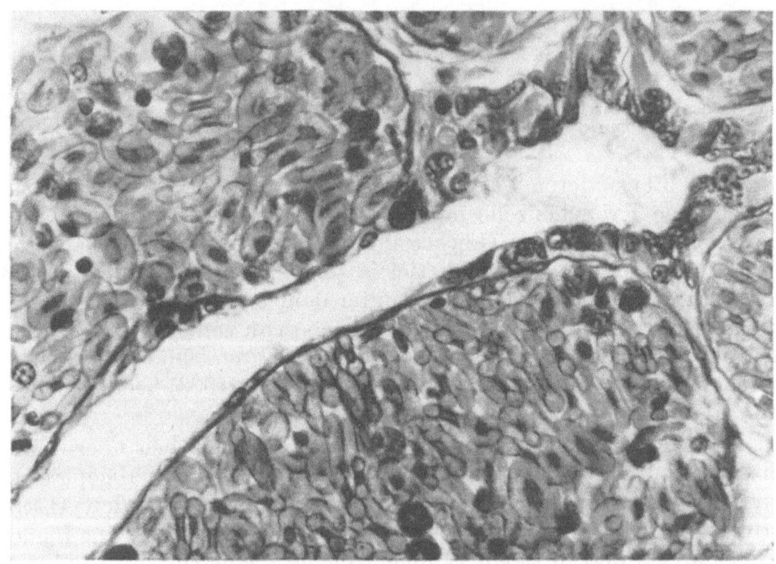

Abb. 34. Hohes und abgeflachtes Epithel nebeneinander im Saccus von *Torpedo ocellata*.
(Chromalaunhämatoxylin-Phloxinfärbung). Vergr. 400fach. Aus Bargmann 1954.

querliegenden chromatinreichen Kern. Mitochondrien und Golgi-Apparat sind
unbedeutend.

Dammerman (1910) beschreibt bei *Gadus* außer den Krönchen- und Stützzellen eigentümliche vieleckige Zellen, die hier und da zwischen oder unter dem

Epithel liegen und 3—4 meistens sich schlängelnde Ausläufer haben. Er erwägt, ob es sich hier vielleicht um *Ganglienzellen* handelt, die ein Assoziationssystem zwischen den „Sinneszellen" darstellen. BARGMANN (1954) hält es für möglich, daß großkernige, mit gut ausgebildeten Nucleolen versehene Zellen in der Basis des Saccusepithels von *Raja batis* Ganglienzellen verkörpern (Abb. 35).

Mitosen scheinen im Epithel des ausgebildeten Saccus selten zu sein. BARGMANN (1954) erwähnt vereinzelte Mitosen in der Basis des Epithels bei *Raja*, ferner Mitosen der Stützzellen von *Gadus callarias*.

Vorläufig vereinzelt dastehen dürfte die Beobachtung KRAUSES (1923), der in der Achse der Saccusfalten von *Torpedo* neben etwas Bindegewebe „außerordentlich zahlreiche *glatte Muskelfasern*" sah, die in der Faltenbasis umbiegen und in eine den ganzen Sack umgebende Muscularis übergehen. Diese Beobachtung hat sich in der Zwischenzeit nicht bestätigen lassen (BARGMANN 1954).

4. Der Inhalt des Saccuslumens.

Das Saccuslumen erscheint nur in seltenen Fällen leer. Auf Schnittpräparaten sieht man meist einen Inhalt, der sehr verschiedene Strukturen aufweisen kann, die zum Teil von der angewandten Fixierungsmethode bestimmt werden.

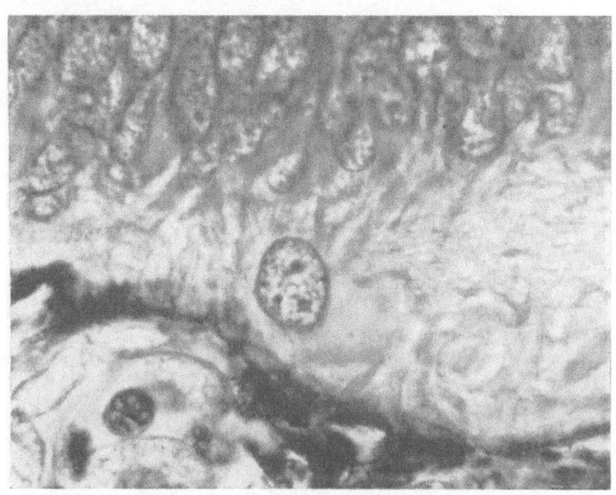

Abb. 35. Großkernige Zelle in der Basis des Saccusepithels von *Raja batis*. (Chromalaunhämatoxylin-Phloxin-Färbung, Vergr. 1000fach). Aus BARGMANN 1954.

Zum ersten Mal beschrieb LUNDBORG (1894) einen „geronnenen Inhalt mit körnigen Körperchen" im Saccuslumen der *Forelle*. DAMMERMAN fand nur in einem Fall *(Zoarces)* als Inhalt des Saccus „ein rot tingiertes Sekret, welches sehr feinkörnig ist, sich mit Eosin stark färbt und dasselbe Vorkommen hat wie die in den Gehirnhöhlen sich befindende Cerebrospinalflüssigkeit . . ." Die Übereinstimmung im Aussehen des Inhalts von Saccuslumen und Ventrikeln läßt sich öfter feststellen. So fand BARGMANN (1954) bei einigen *Selachiern* in Ventrikeln und Saccus ein Gerinnsel von netzigfädiger Struktur. Nur der Saccusinhalt von *Dasyatis* erinnerte in Konsistenz und Färbbarkeit an Schilddrüsenkolloid.

Bei *Teleosteern* zeigt der Saccusinhalt große Verschiedenheiten in bezug auf Menge, Struktur und Färbbarkeit. Es kommen homogene Massen von offenbar sehr zäher Konsistenz vor, die das Lumen ganz ausfüllen und sich mit Anilinblau oder Chromalaunhämatoxylin tief dunkelblau färben lassen, z. B. bei *Zoarces* (BARGMANN, Abb. 36). Das Kolloid kann aber auch, anscheinend unter dem Einfluß des Fixierungsmittels, eine wabige oder schaumige Struktur annehmen (*Zoarces*, BARGMANN, Abb. 37). Gelegentlich werden die Kolloidmassen von einem Saum von Randvacuolen begleitet, von denen je eine ein Krönchen umgibt. So können Bilder zustande kommen, die an Schilddrüsenfollikel erinnern. BARGMANN (1954) beschrieb solche von *Zoarces*, DORN (1954) von *Box boops*. Kolloidähnlicher Saccusinhalt wurde außerdem noch beobachtet bei *Trigla corax, Gobius paganellus, Ophididium barbatum, Blennius sanguinolentus, Syngnathiden, Trachinus radiatus, Scorpaena, Pagellus erythrinus, Centropristis hepatus* (eigene Befunde).

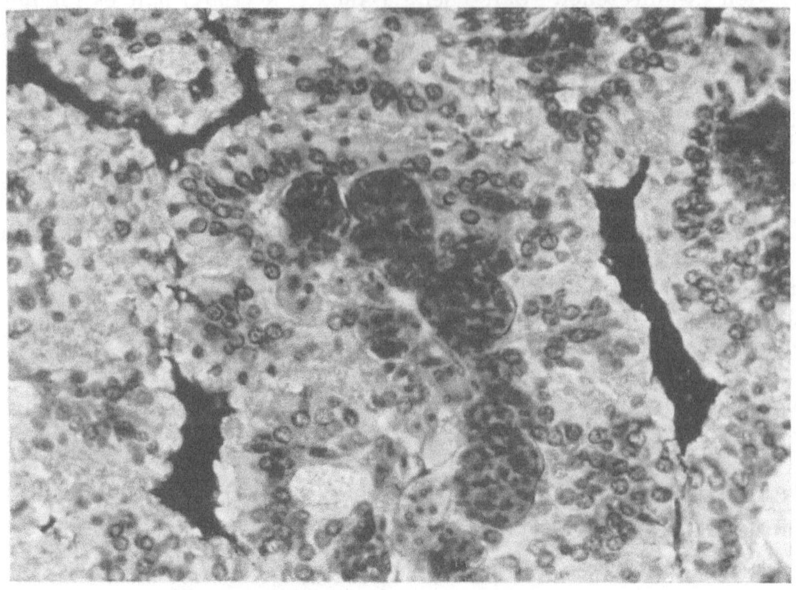

Abb. 36. Dichtes Kolloid im Saccus von *Zoarces viviparus*. (Chromalaunhämatoxylin-Phloxinfärbung, Schnittdicke 6 μ, Vergr. 450fach). Aus Bargmann 1954.

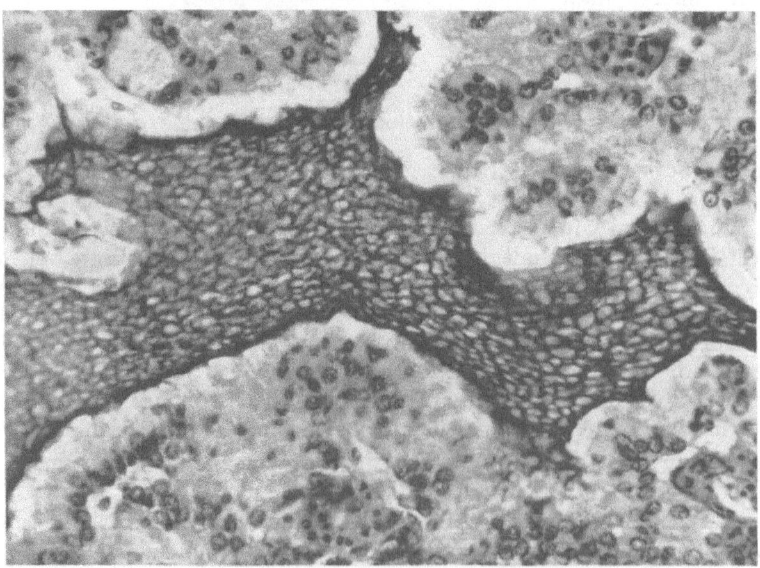

Abb. 37. Wabig strukturiertes Kolloid im Saccus von *Zoarces viviparus*. (Chromalaunhämatoxylin-Phloxinfärbung, Schnittdicke 6 μ, Vergr. 450fach). Aus Bargmann 1954.

Die *Konsistenz* des Inhalts ist innerhalb eines Organes keineswegs gleichbleibend, sondern kann in den verschiedenen Nischen verschieden sein. So fand Bargmann bei *Pleuronectes* im gleichen Saccus nebeneinander homogenes Kolloid und körnigen Inhalt.

Oft besteht der Inhalt der Saccuslichtung aus kugeligen Gebilden oder Körnchen (z. B. bei *Serranus cabrilla* und *Argentina syphraena*) von gelegentlich verschiedener Farbaffinität. Gelegentlich liegen Gruppen von acidophilen und basophilen Kügelchen nebeneinander.

Auch in unmittelbarer Umgebung der Krönchenbüschel kommen Körnchen und Kügelchen vor, die sich oft sehr intensiv färben und besonders mit Chromalaunhämatoxylin einen schwarzblauen Ton annehmen können. Sie wurden z.B. beobachtet bei *Salmo fario* (BARGMANN 1954), *Caranx trachurus, Sebastes norvegicus, Gadus esmarki* (DORN 1954). Ob diese Kügelchen an der Oberfläche der Krönchen in irgendeinem Zusammenhang mit den Kügelchen im Innern der

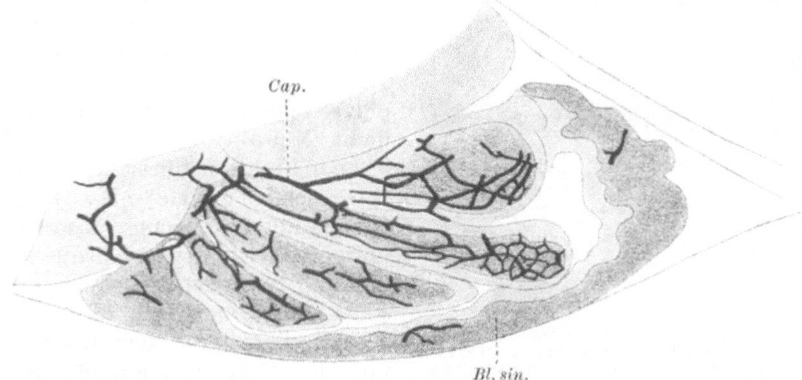

Abb. 38. Sagittalschnitt durch den Saccus einer *Forelle (Trutta fario)*. Capillaren (*Cap.*) schwarz, Blutsinus (*Bl.sin.*) grau. (Schnittdicke 150 μ, Golgi-Cajal. Vergr. 51fach). Aus DAMMERMAN 1910.

Saccuslichtung stehen, ist nicht ganz klar. Es wird vermutet, daß erstere eine Vorstufe dieser darstellen könnten, zumal die Kügelchen im Lumen ein größeres Volumen aufweisen, was auf einem Quellungsvorgang beruhen könnte.

Gelegentlich werden bei sonst leerem Saccuslumen an der Oberfläche des Epithels *tropfige* oder *blasige Gebilde* gefunden. Alle diese Befunde lassen sekretorische Vorgänge im Epithel des Saccus nicht unmöglich erscheinen. Über die *chemische Natur* des Saccusinhaltes ist nichts Näheres bekannt. Auf die Darstellbarkeit des Saccuskolloids mit der *Perjodsäure*-SCHIFF-Reaktion macht BARGMANN (1954) aufmerksam.

Außer Kolloid findet man bisweilen auch *zellige Elemente* im Saccuslumen. BARGMANN glaubt, daß es bei *Selachiern* sich um Krönchenzellen handelt, die durch einen Abschuppungsvorgang, wie er auch in der Schilddrüse vorkommt, in den Hohlraum gelangt sind.

5. Die Blutgefäßversorgung des Saccus vasculosus.

Der Basalmembran des Saccusepithels liegen die Blutgefäße an, die dem Organ seinen Namen eingetragen haben. Es handelt sich immer um dünnwandige Capillaren. Hinsichtlich ihrer Form, Größe, Anordnung und Verbindung mit dem übrigen Gefäßsystem bestehen jedoch je nach systematischer Stellung der Fische deutliche Unterschiede. Im Saccus der *Teleosteer* lassen sich *2 Typen von Blutgefäßen unterscheiden*, die anscheinend nicht miteinander in Verbindung stehen (Abb. 22 und 38).

1. Feine englumige Capillaren, die dicht unter dem Epithel verlaufen, nur durch die Basalmembran von den Epithelzellen getrennt, oft in das Epithel hineindringend — wie schon DAMMERMAN (1910) beobachtete —, oder es vorwölbend.

2. Sinusartige Gefäße von verschiedener Form und stets sehr viel weiterem Lumen als die Capillaren.

Man trifft beide Gefäßarten nicht immer gleichzeitig im gleichen Füllungszustand an. Bargmann (1954) sah bei *Pleuronectes* leere Capillaren neben gefüllten Sinus (Abb. 39). Umgekehrt findet man auch gelegentlich mit Blutkörperchen gefüllte Capillaren, während die Sinus nur ein zellfreies Gerinnsel enthalten (Dorn 1954). Bei Injektionen des Blutgefäßsystems machte Scharrer (1948) ähnliche Beobachtungen: Nach Durchspülung des Blutgefäßsystems mit Fixierungsflüssigkeit fand er die Capillaren leer und die Sinus gefüllt; bei Tuscheinjektionen drang nur in die Capillaren Tusche ein, in die Sinus dagegen nicht. Nur an Gehirnen, die durch Einlegen in Fixationsflüssigkeit fixiert wurden, erschienen beide Gefäßarten gefüllt. Die Capillaren scheinen also mit dem übrigen Kreislaufsystem in direkter Verbindung zu stehen, was auch mit Dammermans Beobachtung übereinstimmt, der Capillaren aus dem Infundibulum und den Corpora mammillaria in die Saccuscapillaren verfolgen konnte.

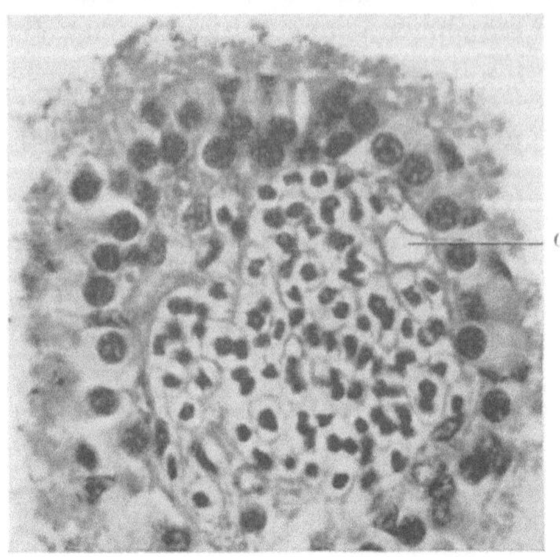

Abb. 39. Saccusfalte von *Pleuronectes flesus*. Capillare (*C*) leer, Sinus prall gefüllt. (Chromalaunhämatoxylin-Phloxinfärbung, Vergr. 750fach). Aus Bargmann 1954.

Der Zusammenhang zwischen den Sinus und dem übrigen Kreislaufsystem ist nicht bekannt. Bela Haller (1896) sah das Gefäßnetz des Saccus als ein

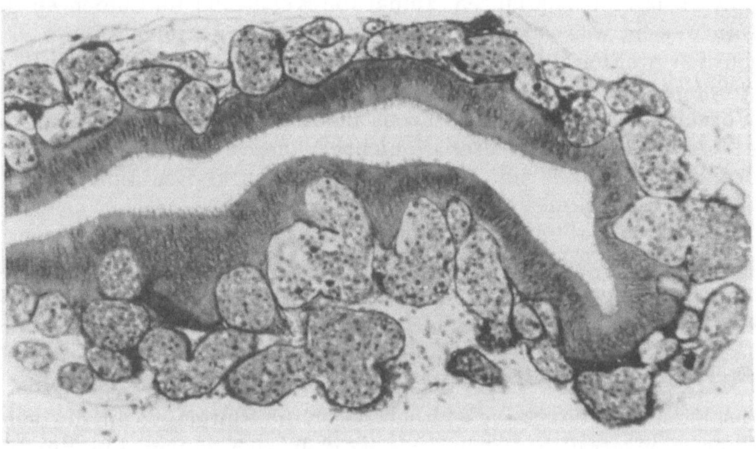

Abb. 40. Frontalschnitt durch den Saccus vasculosus von *Raja batis*. Der Krönchenbesatz an der Epitheloberfläche ist zu erkennen. * Blutgefäße. (Schnittdicke 7μ, Chromalaunhämatoxylin-Phloxinfärbung, Vergr. 100fach). Aus Bargmann 1954.

arterielles Wundernetz an, das dadurch zustande kommt, daß sich die Endäste der zuführenden Arteria basilaris aufspalten und in „immenser Weise erweitern", das ganze Organ von vorne nach hinten durchziehen und sich hinten in abführende Gefäßäste vereinigen, die dann ihrerseits in die Vene einmünden. B. Hallers Beobachtung hat sich inzwischen jedoch nicht bestätigen lassen.

Hinsichtlich der *Funktion der Saccusgefäße* glaubte DAMMERMAN, daß die Capillaren der Ernährung des Epithels dienen, während die Sinus etwas mit der Sinnesfunktion zu tun haben. SCHARRER (1948) erwog 3 verschiedene mögliche Funktionen der Sinus: 1. die eines Blutdepots, 2. die Mitwirkung bei einer Sekretion von Flüssigkeit aus dem Blut in das Saccuslumen, 3. Ausgleich intracranieller Druckunterschiede bei Vertikalbewegungen durch Änderungen des Volumens.

Etwas anders liegen die Verhältnisse bei den *Selachiern:* Zwar finden sich auch hier verschieden weite Gefäße unter dem Saccusepithel (Abb. 40), aber eine so scharfe Trennung in Capillaren und Sinus wie bei den Teleosteern läßt sich

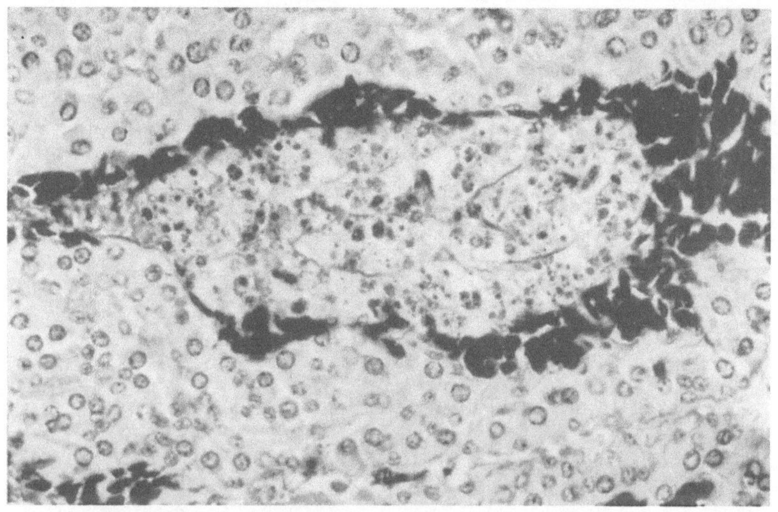

Abb. 41. Makrophagen in einem Blutsinus des Saccus vasculosus von *Caranx trachurus.* (Chromalaunhämatoxylin-Phloxinfärbung, Vergr. 420fach). Aus DORN 1954.

schwer durchführen. Die Gefäße sind alle dünnwandig und weisen ein wohlausgebildetes Grundhäutchen auf. Ihre Weite ist je nach Lage innerhalb des Saccus verschieden: z. B. liegen bei *Torpedo* in der Dorsalwandung an der Stelle, die der Gehirnbasis anliegt, nur enge Blutgefäße (BARGMANN 1954). Ihren Ursprung nehmen die Saccusgefäße der *Selachier* (GREEN 1951) von den beiden großen Arterien, die von vorn nach hinten unter dem Gehirn entlang ziehen. Von diesen beiden Arterien und dem Geflecht der Saccusgefäße ziehen zahlreiche Äste zu dem Spalt zwischen Neurohypophyse und Adenohypophyse. Einige dringen auch in die Adenohypophyse ein. Der Plexus zwischen Adenohypophyse und Neurohypophyse anastomosiert auch mit den Gefäßen des Saccus[1].

Auch bei *Amia* (GREEN 1951), deren Saccus anscheinend nur eine Gefäßart aufweist, stehen die Saccusgefäße mit dem Gefäßplexus innerhalb der Hypophyse in Verbindung.

Außer den gewöhnlichen Blutkörperchen wurden vereinzelt auch Ansammlungen von *pigmentbeladenen Makrophagen* in den Sinus beobachtet, z.B. bei *Caranx trachurus* (DORN 1954, Abb. 41).

Bei *Syngnathiden* wurde gelegentlich in den Sinus eine *homogene kolloidartige Substanz* gefunden, die sich mit Anilinblau hellblau anfärben ließ; es dürfte sich um fixiertes Blutplasma handeln.

---

[1] Auch DAMMERMAN spricht schon von einer gemeinsamen Herkunft von Hypophysengefäßen und Saccusgefäßen aus der Arteria communicans posterior.

6. Die Innervation des Saccus vasculosus.

Am Saccus lassen sich 2 Systeme von Nervenfasern unterscheiden, die verschieden stark und deutlich ausgebildet sind (Abb. 42):

1. Ein *afferentes* System, das mit den Krönchenzellen beginnt und zum Thalamus zieht, und 2. ein *efferentes* System, das im Hypothalamus beginnen und im Epithel, besonders in der Umgebung der Blutgefäße, enden soll. — Beide Systeme bestehen aus paarigen Bündeln markloser Fasern.

Zwei verschiedene Fasersysteme, die den Saccus versorgen, wurden zum ersten Male von Johnston (1902) bei *Acipenser* beobachtet. Johnston schildert eine

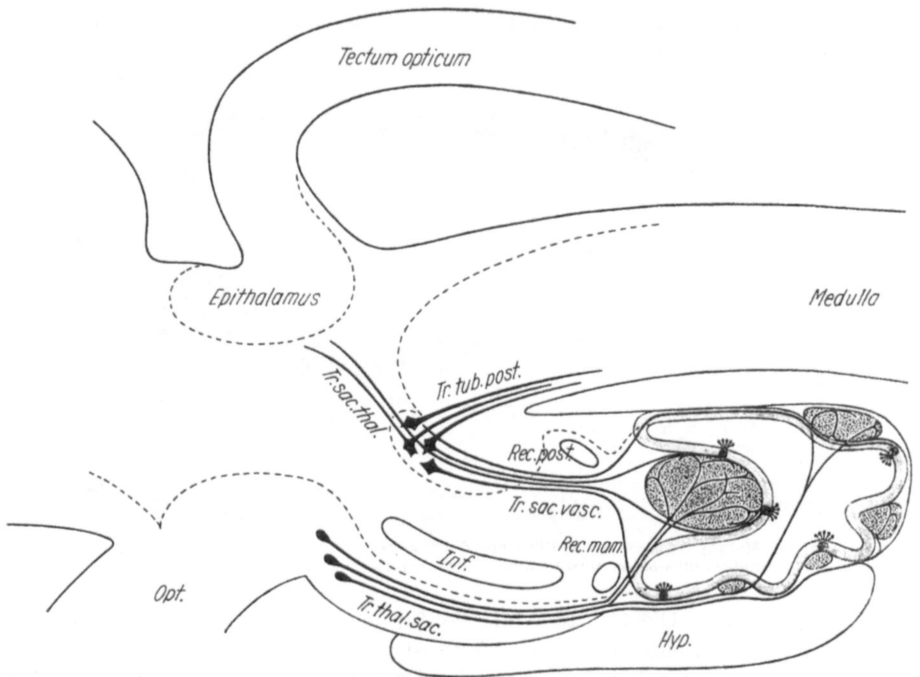

Abb. 42. Schema der Innervation des Saccus vasculosus. *Tr.sac.vasc.* Tractus sacci vasculosi; *Tr.sac.thal.* Tractus sacco-thalamicus; *Tr.tub.post.* Tractus tubero-posterius; *Tr.thal.sac.* Tractus thalamo-saccularis. (Epithel grau, Blutsinus punktiert). Aus Dammerman 1910.

afferente Bahn, die sich aus den Neuriten der „ciliated cells" zusammensetzt. Diese Bahn besteht aus 2 Hauptbündeln, von denen eines aus dem caudalen Abschnitt des Saccus stammt, während das andere aus dem Teil des Saccus, der in die Hypophyse eingebettet ist, kommt. Beide verlaufen zunächst getrennt rostrad und vereinigen sich später in der Seitenwand der Mammillarhöhle, ziehen weiter in der dorsalen Wand der Corpora mammillaria und der Lobi inferiores und splittern schließlich in Endverzweigungen auf, die an einem Kern im ventralen Bereich des Thalamus enden. Von der ventralen Wand der Lobi inferiores kommen die Fasern der efferenten Bahn, die im Saccusepithel frei enden. Sie lassen sich, wie übrigens auch bei *Amiurus*, bis zum Corpus geniculatum verfolgen.

Die *afferenten* Fasern werden gebildet durch die Neurofibrillen, welche die Krönchenzellen an ihrer Basis verlassen und als marklose Bündel unter dem Saccusepithel verlaufen (Abb. 29). Sie treten entweder unmittelbar aus dem Saccus in das Gehirn über und werden dann als *Tractus sacci vasculosi* bezeichnet, oder sie verlaufen, bevor sie ins Gehirn eintreten, eine Strecke weit außerhalb des Gehirnes und verdienen dann die Bezeichnung *Nervus sacci vasculosi*. Der N. sacci vasculosi tritt hinter dem Fasciculus opticus und vor dem N. oculomotorius aus dem Gehirn aus. Besonders auffallend ist dies bei *Hexanchus* (KAPPERS 1907, DAMMERMAN 1910), wo der N. sacci vasculosi dicker ist als der N. oculomotorius. Auch bei *Zoarces* läßt sich der N. sacci vasculosi ein Stück weit außerhalb des Gehirns verfolgen (Abb. 43). Der Verlauf der paarigen Tractus ist bei den verschiedenen Ordnungen der Fische verschieden.

Bei den *Teleosteern* verlaufen die Tractus zunächst beiderseits des Saccuseingangs nach vorn und oben. Der weitere Verlauf zeigt wiederum Unterschiede bei den einzelnen Fischfamilien.

Bei den *Salmoniden Trutta* und *Coregonus* (DAMMERMAN) ziehen die Bündel unter dem Recessus posterior und über die Recessus mamillares nach vorn oben und kreuzen dicht über dem Infundibulum (Abb. 44). Aus der Kreuzungsstelle gehen 4 Faserzüge hervor, von denen die beiden äußeren, hier stärkeren, zu einem Kerngebiet, dem Ganglion sacci vasculosi,

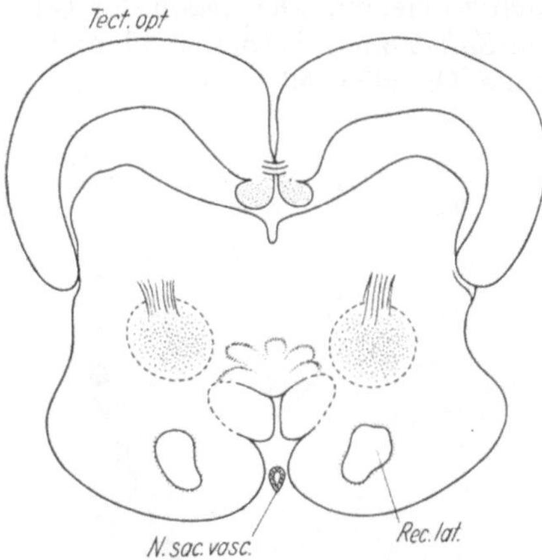

Abb. 43. Querschnitt durch das Gehirn von *Zoarces viviparus*. Der Nervus sacci vasculosi (*N. sac. vasc.*) läuft frei zwischen den Lobi inferiores. (*Tect. opt.* Tectum opticum; *Rec. lat.* Recessus lateralis). Aus DAMMERMAN 1910.

ziehen, das nahe der Mittellinie über dem Infundibulum gelegen ist, etwas hinter der Stelle, wo die Recessus laterales in den 3. Ventrikel einmünden. Die Ganglienzellen des Kerngebietes sind klein und verstreut.

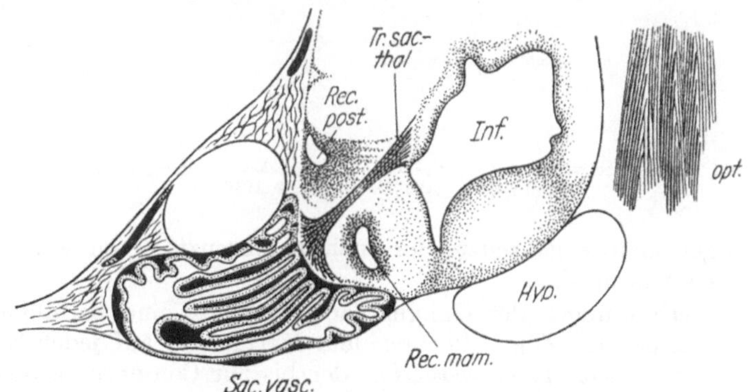

Abb. 44. Annähernd medianer Sagittalschnitt durch Infundibulum und Saccus vasculosus einer 1jährigen *Regenbogenforelle (Trutta iridea)*. *Sac. vasc.* Saccus vasculosus; *Inf.* Infundibulum; *Hyp.* Hypophyse; *Rec. post.* Recessus posterior; *Rec. mam.* Recessus mamillaris; *Tr. sac.-thal.* medianes Bündel des Tractus sacco-thalamicus; der übrige Tractus ist der Tractus sacci vasculosi. Aus DAMMERMAN 1910.

Die median aus der Kreuzung austretenden schwachen, dicht aneinander liegenden Faserbündel verlaufen am Kerngebiet vorbei — vielleicht ungekreuzt —, zum Tuberculum impar inferior des Haubenwulstes, kreuzen erst hier und ziehen weiter nach oben und vorn zum Thalamusdach. Hierhin gelangen auch noch Fasern aus den Ganglia sacci vasculosi, die auch im Tuberculum inferior kreuzen. Die beiden im Thalamusdach endenden Fasersysteme werden als *Tractus sacco-thalamicus* zusammengefaßt. Während der Tractus sacco-thalamicus bei den Salmoniden der schwächste Anteil der afferenten Saccusbahn ist, stellt er bei vielen anderen *Teleosteern* dessen mächtigsten Anteil dar (*Gadus*, Abb. 45). Hier verlaufen die Tractus beiderseits ungekreuzt an den Ganglia sacci vasculosi vorbei nach oben zum Tuberculum impar, um sich erst dort zu kreuzen — was am deutlichsten bei *Gobius* zu beobachten ist — und dann zum vorderen Thalamusdach zu ziehen. Die Zellen der Ganglia sacci vasculosi sind meist größer als bei den *Salmoniden*; besonders klar ist dies bei *Limanda flesus* zu sehen, wo auffallend große Ganglienzellen in Form eines nach unten offenen Hufeisens angeordnet

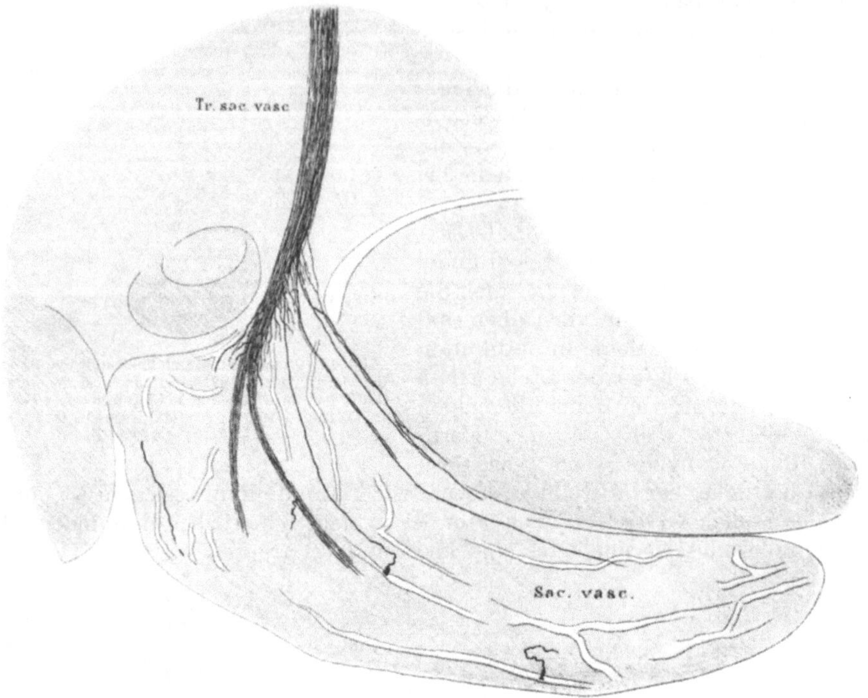

Abb. 45. Saccus mit Tractus sacci vasculosi (*Tr. sac. vasc.*) eines *Dorsches* von 20 cm Länge. (Schnittdicke 150 µ, Golgi-Cajal). Aus DAMMERMAN 1910.

sind. Hierhin gelangen — gekreuzt oder auch ungekreuzt — nur wenige Bündel des Tractus sacci vasculosi.

Sekundäre Verbindungen der Ganglia sacci vasculosi sind bei allen Fischen bekannt. Es sind paarige Züge, die von dem Kerngebiet auf jeder Seite nach hinten ziehen: der *Tractus tubero-posterior*, der bis zur Commissura ansulata zu verfolgen ist. Von da ab ist sein Verlauf nicht mehr bekannt. Es wird vermutet, daß er zu motorischen Zentren in der Medulla zieht (DAMMERMAN).

Ebenso unklar ist die weitere Verbindung des Tractus sacco-thalamicus: Vielleicht verläuft er zu dem Zentrum des Riechapparates, wodurch eine sekundäre Verbindung zwischen Saccus und Vorderhirn hergestellt wäre.

Das *efferente* Fasersystem, der *Tractus thalamo-saccularis*, ist bei Knochenfischen nicht besonders deutlich zu sehen. Es lassen sich Fasern beobachten, die in der Nähe der Opticuskreuzung ihren Ursprung haben und unter den Mamillarhöhlen herziehen. Einige lassen sich bis zum Saccus verfolgen und enden dort unter dem Epithel, wo sie Blutgefäße umspinnen (Abb. 46). Bei *Zoarces* ist der Tractus thalamo-saccularis nur bis in die Gegend der Hypophyse zu verfolgen.

Bei *Selachiern* konnte DAMMERMAN auf Schnittpräparaten, die nach BIEL-
SCHOWSKY imprägniert waren, die beiden Fasersysteme an ihrer Färbung unterscheiden: Die afferenten Fasern erschienen bräunlich, die efferenten schwarz.

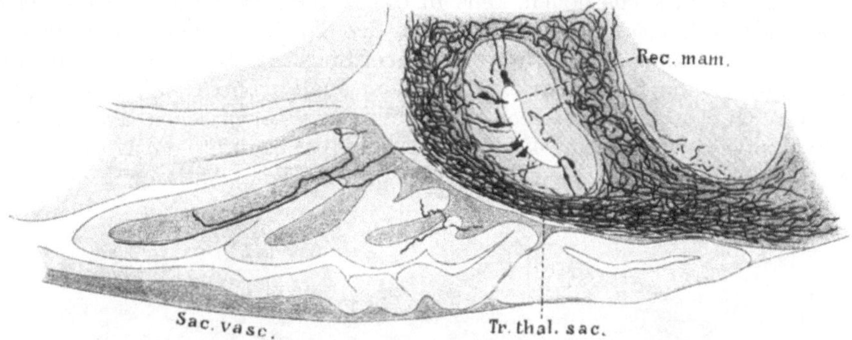

Abb. 46. Sagittalschnitt durch den Saccus einer *Regenbogenforelle* (*Trutta iridea*) mit Tractus thalamo-
saccularis (*T. thal. sac.*) (Schnittdicke 25 µ, Golgi-Cajal). Aus DAMMERMAN 1910.

Die paarigen *Tractus sacci vasculosi* werden auch hier gebildet von den Fasern,
die sich aus den Saccusfalten sammeln; sie sind im Querschnitt nahezu kreisrund
und ziehen fast horizontal zu beiden Seiten der Infundibularhöhle vorbei nach

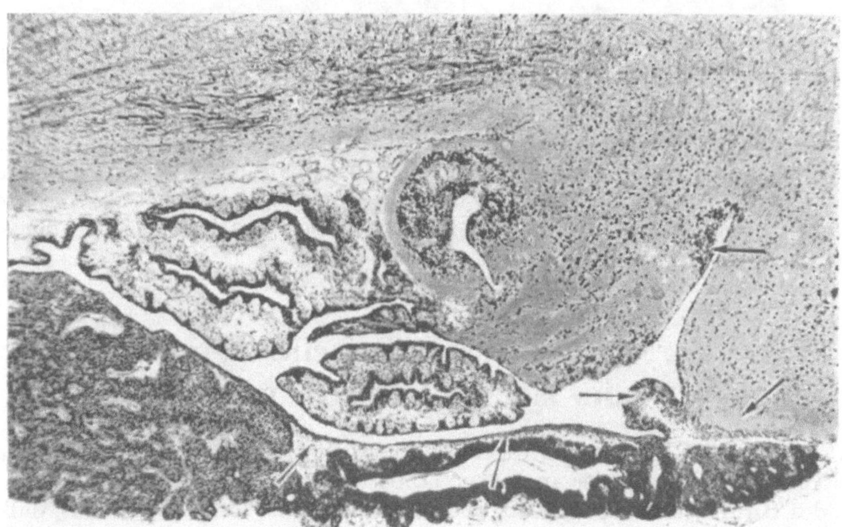

Abb. 47. Sagittalschnitt durch den Zwischenhirnboden von *Torpedo ocellata*. Hypophyse längsgetroffen,
Saccus angeschnitten. Oberer Pfeil rechts zeigt auf Krönchenzellen im Ventrikelependym. Die übrigen Pfeile
bezeichnen den Verlauf des Tractus praeoptico-hypophyseus. (Silberimprägnation nach BODIAN, Vergr. 35fach.)
Aus BARGMANN 1954.

vorn. Einige Fasern verlaufen ungekreuzt zum Ganglion sacci vasculosi der
gleichen Seite, die Mehrzahl aber bildet eine starke Kreuzung über dem Infundibulum und endet in den Ganglia sacci vasculosi. Fasern, die aus den Ganglia sacci
vasculosi kommen, und solche, die vom Saccus direkt ungekreuzt an den Ganglia
vorbeiziehen, bilden zusammen den Tractus sacco-thalamicus, der dorsal ins zen-
trale Grau des Epithalamus verläuft. Auch bei den *Selachiern* ist ein Tractus tubero-
posterior ausgebildet, der vom Ganglion sacci vasculosi seinen Ausgang nimmt.

Nach Dammerman verläuft die efferente Bahn — der Tractus thalamo-saccularis — median, dort, wo ventrale Saccuswand und dorsale Hypophysenwand aufeinanderliegen, wobei seine Fasern teils zwischen das Saccusepithel bzw. an die Blutgefäße des Saccus gehen, teils in die Hypophyse eindringen. Kappers (1934) sah als Anfangsstelle dieses Tractus den Nucleus magnocellularis prae-opticus an. Wie Bargmann (1954) aber neuerdings mit Hilfe der Chromalaun-hämatoxylin-Färbung hat nachweisen können, stellt wahrscheinlich wenigstens ein Teil des Tractus thalamo-saccularis den neuroseketrorischen Tractus prae-optico-hypophyseus dar (Abb. 47). Dieser Tractus beginnt im Nucleus prae-opticus, zieht an der Grenze von Hypophyse und Saccus entlang, dem Verlauf

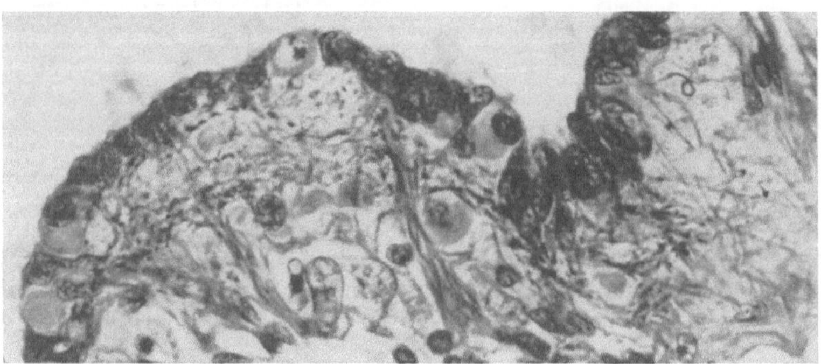

Abb. 48. *Torpedo ocellata*, frontale Saccusfalte aus Abb. 47 bei stärkerer Vergrößerung. Unter dem Epithel dünne, mit Neurosekret beladene Fasern des Tractus praeoptico-hypophyseus, der in die Falte eintritt und ihrem Verlauf folgt. (Chromalaunhämatoxylin-Phloxinfärbung, Vergr. 35fach.) Aus Bargmann 1954.

von Faltenbildungen der ventralen Saccuswand folgend (Abb. 48) und verläuft caudalwärts weiter, um sich dann zwischen die Epithelzellen der Pars inter-media der Hypophyse als „diffuse Neurohypophyse" aufzuspalten. Einzelne Fäserchen dieses Tractus findet man auch zwischen den Epithelzellen der ven-tralen Saccuswand.

VII. Vergleichend-anatomische Betrachtung des Saccus vasculosus.

Als Homologon des Saccus vasculosus wird die Flimmergrube der *Tunicaten* in der Nähe der Neuraldrüse angesehen (Dammerman). Bei *Amphioxus* ist an der Basis des Hirnbläschens ein Bezirk der Wandung dadurch ausgezeichnet, daß die Zellen 2 Cilien tragen, die auf Basalkörnern eingepflanzt sind. An die Basalkörner treten Neurofibrillen heran, die auch außerhalb der Zellen zu verfolgen sind, und einen paarigen, sich kreuzenden Tractus bilden sollen (Abb. 49). Boeke sah diese Differenzierung, die übrigens schon bei Larven mit noch offenem Neuroporus ausgebildet ist, als Homologon des Saccus vasculosus an und knüpfte daran die Folgerung, daß der Saccus vasculosus stammesgeschichtlich älter als die Infundi-bularausstülpung sein müßte. Dies schloß er auch aus der Ontogenese des *Muraenoidensaccus*.

Was Bochenek (1902) bei *Amphibien* als Glandula infundibularis beschrieb, ist sicher nichts anderes als die Neurohypophyse mit den Endigungen des Tractus praeoptico-hypophyseus. Das gleiche dürfte für den von Edinger beschriebenen *Frosch*saccus gelten. In dieser Beziehung verdienten die *Dipnoer* eine erneute

Untersuchung, da einmal ihre Hypophyse Amphibienmerkmale aufweist, zum anderen aber einem Vertreter *(Protopterus)* der Saccus fehlt, bei einem anderen dagegen *(Lepidosiren)* in die Pars nervosa der Hypophyse eingelagert sein soll.

Nach KAPPERS (1907) sollen *wasserlebende Reptilien* einen Saccus besitzen, was näher untersucht werden müßte. Der Saccus, den v. KUPFFER (1906) bei *Lacerta, Anguis* und bei *Vögeln* beschreibt, ist vermutlich der Recessus posterior infundibuli.

TILNEY (1925) und WINGSTRAND (1951) wollen in der dorsalen Partie der Neurohypophyse der *Amnioten* ein Homologon des Saccus vasculosus sehen, ähnlich wie JORIS (1908), der allerdings in der ganzen Neurohypophyse der *Säuger* ein Rudiment der Glandula infundibularis erblickte. GRÖNBERG (1902) dagegen hielt den Processus infundibuli bei *Erinaceus* für ein Homologon,

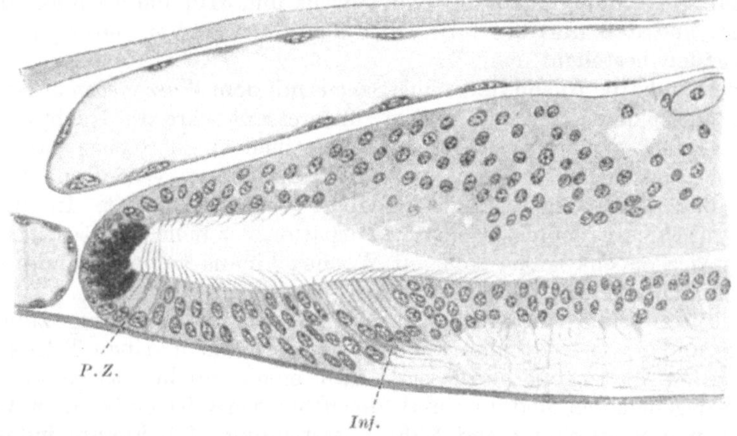

Abb. 49. Sagittalschnitt durch das Vorderende des Nervensystems von *Amphioxus* (*Inf.* „Infundibularorgan, *P. Z.* „Palisadenzellen"). Aus BOEKE 1913.

wenn auch nicht des ganzen Saccus, so doch seines vorderen Anteils. TILNEY sah beim *Hund* Bündel von Epithelsträngen und Blasen inmitten der Neurohypophyse als Saccusreste an, dachte aber auch an die Möglichkeit versprengter Intermediastränge. RETZIUS (1893) fand beim *Menschen* und anderen Säugern eine „*Eminentia saccularis*", die er für ein Homologon des Saccus hielt.

VIII. Zur Frage der Funktion des Saccus vasculosus.

Zur Klärung der Frage nach der Funktion des Saccus vasculosus, die bisher noch unbeantwortet ist, können wir vorläufig im wesentlichen nur die morphologischen Tatsachen heranziehen.

Für DAMMERMAN waren die große Ähnlichkeit der Krönchenzellen mit den Sinneszellen der Riechschleimhaut und die Innervation des Saccus Beweise für seine *Sinnesorgannatur*.

GENTES, der den Saccus als ventralen *Plexus chorioideus* ansah, dem die Sekretion des besonders bei *Selachiern* in der Schädelhöhle reichlich vorhandenen Liquor cerebrospinalis obliegen soll, verglich den Ausbildungsgrad des Saccus mit dem der übrigen Plexus am Gehirn und fand, daß *Torpedo* bei schwach ausgebildeten Plexus einen großen Saccus vasculosus aufweist, während bei höheren Formen der Saccus in seiner Entfaltung zurücktritt zugunsten der stärkeren Entwicklung der übrigen Plexus.

Hinweise auf eine *sekretorische* Funktion des Saccusepithels, die wiederholt vermutet wurde, finden wir in den Arbeiten von Bargmann (1954) und Dorn (1954), in denen unter anderem über das Vorkommen von teilweise dichtem Kolloid im Saccuslumen berichtet wird (s. S. 169). Auch van de Kamer und Verhagen (1954) berichten über Anzeichen sekretorischer Tätigkeit der Saccuszellen. Die Entscheidung der Frage nach der Funktion des Saccus ist jedoch nur vom *Experiment* zu erwarten.

Daß Herrings (1908) *Saccusextrakte* unwirksam blieben, mag an einer ungeeigneten Präparationsmethode liegen. Über die von Howes (1936) erwähnten Beobachtungen Spauls, nach denen Saccusextrakte von Selachiern melanophorenwirksam sein sollen (s. S. 144), konnte ich nirgends nähere Angaben finden. Indessen muß bei der Beurteilung von Extrakten aus Selachiersacci bedacht werden, daß eine völlige Trennung von Saccus und Hypophyse praktisch nicht möglich ist, und daß überdies noch über den Blutweg Verbindungen zwischen beiden Organen bestehen.

Sicherlich steht die Ausbildung eines Saccus mit dem *Wasserleben* in Beziehung, da kein Landtier einen Saccus aufweist. Interessant wäre die Nachprüfung der Angabe Kappers, wonach wasserlebende Reptilien einen Saccus haben sollen. Die Tatsache, daß einer Reihe von *Fischen* der Saccus vasculosus fehlt, läßt vermuten, daß dieses Organ nicht unbedingt lebenswichtig ist. In die gleiche Richtung weist das Ergebnis eigener Exstirpationsversuche an *Scorpaena*. Nach Entfernung des Saccus ließen sich auf Wochen hinaus keine Veränderungen in Verhalten und Aussehen (es trat kein Farbwechsel auf) erkennen.

Dammerman bringt die Ausbildung des Saccus in Beziehung zum Biotop des Fisches und findet, daß neben den *Selachiern* die marinen Teleosteer den kompliziertesten Saccusbau aufweisen. Auf einen möglichen Zusammenhang zwischen Salzgehalt des Mediums und Saccusbau verweist er bei dem Vergleich des Organs von Seestichling und Süßwasserstichling. Ich konnte indessen am Saccus von Aalen, die aus Süßwasser in Seewasser und in Brackwasser verbracht worden waren, keine auffälligen histologischen Veränderungen feststellen. Unbekannt ist bis jetzt auch, ob etwa jahrescyclische Veränderungen im Saccus auftreten.

Zu diskutieren bleibt noch Dammermans Deutung des Saccus als *Receptor der Wassertiefe* (Wasserdruck — Gasgehalt des Wassers — Gasgehalt des Blutes — Blutdruck), über die auf S. 144 berichtet wurde.

Bei 2 Tiefseefischen fand Trojan einen sehr großen, falten- und blutreichen Saccus. Dammerman machte diese Tatsache zu einer der Stützen seiner Hypothese. Indessen ist der Saccus bei Tiefseeformen keineswegs immer in dieser Weise ausgebildet. Wie Hoefke (im Druck) neuerdings beobachtete, gibt es Tiefseefische, deren Saccus ein einfach sack- oder schlauchförmiges Gebilde darstellt, ohne Faltung der Wand und ohne eindringende Blutgefäße, so daß die Bezeichnung „vasculosus" kaum mehr angezeigt erscheint. Mit dieser Feststellung dürfte Dammermans Hypothese an Kraft eingebüßt haben.

Im Hinblick auf die Receptorhypothese verdient eine Überlegung von Kappers Erwähnung, in der Saccus vasculosus, Schwimmblase und Weberscher Apparat hinsichtlich ihrer Ausbildung miteinander verglichen werden. Der Webersche Apparat überträgt bekanntlich Spannungszustände der Schwimmblase auf die Cerebrospinalflüssigkeit, die dann ihrerseits diesen Druck dem Labyrinth mitteilt. Kappers findet, daß es „eigentümlich ist, daß gerade diejenigen Fische, welche keine Schwimmblase, somit auch kein Webersches Organ haben, den größten Saccus und Saccusnerven haben: die Selachier. Ist vielleicht deshalb das Saccusorgan bei den Selachiern so viel mächtiger entwickelt, weil die Schwimmblasenperception des Druckes fehlt ?" Immerhin ist die Tatsache überraschend, daß bei denjenigen Fischfamilien, die einen gut ausgebildeten WEBERschen Apparat aufweisen, den Cypriniformen (Cyprinidae, Characinidae, Siluridae und Gymnodontidae), der Saccus, soweit bekannt, sehr schwach ausgebildet ist und bei einigen Vertretern sogar fehlt.

Die Richtigkeit dieser Überlegung wie der Auffassung von DAMMERMAN kann nur *experimentell* dargetan werden. *Wenn* dem Saccus vasculosus tatsächlich eine receptorische Aufgabe zufallen sollte, dann freilich dürfte sie, wie BARGMANN (1954) ausführt, kaum in der von dem Autor angenommenen Weise bewältigt werden. DAMMERMAN verglich die Krönchenzellen in der Saccuswand mit den Receptoren der Riechschleimhaut, also *Chemoreceptoren*. Die angeblichen Chemoreceptoren stehen indessen nicht mit dem Blute, dessen Sauerstoffgehalt sie kontrollieren sollen, in unmittelbarer Berührung, sondern mit dem Saccusinhalt (vgl. GREEN 1951). Außerdem werden die Krönchenzellen vom Blute innerhalb der Sinus des Saccus durch die Membranbildungen an der Hirnoberfläche geschieden. BARGMANN macht ferner darauf aufmerksam, daß die Vorstellung umwegig sei, die in den Liquor eintauchenden, an Chemoreceptoren erinnernden Elemente seien außerdem dazu bestimmt, Volumschwankungen der Gefäße zu perzipieren, die auf den Saccus übertragen werden.

Literatur.

Alexander, L.: Zur Anatomie der Hypophyse und des Infundibulum diencephali der Selachier. Anat. Anz. **64,** 213—235 (1927/28). — **Aresu, M.:** L'ipofisi in Chimaera monstrosa L. Anat. Anz. **47,** 181—192 (1914).

Balfour, F. M.: A Monograph on the development of Elasmobranch fishes. London 1878. — **Ballowitz, E.:** Die Riechzellen des Flußneunauges. Arch. mikrosk. Anat. **65,** 78—95 (1905). — **Bargmann, W.:** Untersuchungen über Histologie und Histophysiologie der Fischniere. Z. Zellforsch. **26,** 765—788 (1937). — Über die neurosekretorische Verknüpfung von Hypothalamus und Neurohypophyse. Z. Zellforsch. **34,** 610—634 (1949). — Über das Hypophysen-Zwischenhirnsystem von Fischen. Z. Zellforsch. **38,** 275—298 (1953). — Über Feinbau und Funktion des Saccus vasculosus. Z. Zellforsch. **40,** 49—74 (1954). — Über die Endomeninx der Fische. Z. Zellforsch. **40,** 88—100 (1954). — **Beccari, N.:** Neurologia comparata. Firenze 1943. — **Beer, G. R. de:** Some observations on the hypophysis of Petromyzon and of Amia. Quart. J. Microsc. Sci. **67,** 257—292 (1923). — The comparative anatomy, histology and development of the pituitary body. Edinburgh: Oliver a. Boyd 1926. — **Bergquist, H.:** Über das Zwischenhirn bei niederen Wirbeltieren. Acta zool. (Stockh.) **13,** 57—304 (1932). — **Bickford, E. E.:** The hypophysis of Calamoichthys calabaricus. Anat. Anz. **10,** 465—470 (1895). — **Bing, R., u. R. Burckhardt:** Das Zentralnervensystem von Ceratodus forsteri. Zoologische Forschungsreisen in Australien und dem malaiischen Archipel von Semon. Jenaische Denkschriften 4, Liefg 24, Bd. I. Ceratodus. 1905. — **Bochenek, M. A.:** Neue Beiträge zum Bau der Hypophysis cerebri bei Amphibien. Bull. internat. Acad. Sci. Cracovie **2,** 397—403 (1902). — Anz. Akad. Wiss. Krakau, Math.-naturwiss. Kl. **2,** 397—403 (1902). — **Bodian, D.:** A new method for staining nerve fibres and nerve endings in mounted paraffin sections. Anat. Rec. **65,** 89—97 (1936). — The staining of paraffin sections of nervous tissues with activated protargol. The rôle of fixatives. Anat. Rec. **69,** 153—162 (1937). — **Boeke, J.:** Die Bedeutung des Infundibulums in der Entwicklung der Knochenfische. Anat. Anz. **20,** 17—20 (1901). — Über das Homologon des Infundibularorganes bei Amphioxus lanceolatus. Anat. Anz. **21,** 411—414 (1902). — On the development of the entoderm, of Kupffer's vesicle, of the mesoderm of the head and of the infundibulum in Muraenoids. Proc., Kon. Akad. Wetensch. Amsterdam **1902,** 442—448. — Das Infundibularorgan im Gehirn des Amphioxus. Anat. Anz. **32,** 473—488 (1908). — Neue Beobachtungen über das Infundibularorgan im Gehirn des Amphioxus und das homologe Organ des Craniotengehirns. Anat. Anz. **44,** 460 bis 477 (1913). — **Boeke, J., u. K. W. Dammerman:** The saccus vasculosus of fishes a receptive nervous organ and not a gland. Proc., Kon. Akad. Wetensch. Amsterdam **1910,** 136—192. — **Boon, A. A.:** Comparative anatomy and physiopathology of the autonomic hypothalamic centres. Diss. Amsterdam 1938. — **Brauer, A.:** Wissenschaftliche Ergebnisse der deutschen Tiefsee-Expedition, Bd. XV Tiefseefische. Jena 1908. — **Broussy, J.:** Contribution á l'étude cytologique et histophysiologique du neuroépithélium de revêtement du sac vasculaire de Scylliorhinus canicula. Bull. Soc. zool. France **58,** 283—287 (1933). — **Bruner, H. L.:** On

182   E. Dorn: Der Saccus vasculosus.

the cephalic veins and sinuses of reptiles, with description of a mechanism for raising the venous blood-pressure in the head. Amer. J. Anat. **7**, 1—117 (1907). — **Burckhardt, R.:** Das Zentralnervensystem von Protopterus annectens. Berlin: Friedländer & Sohn 1892. — The central nervous system of Protopterus annectens. J. Comp. Neur. **2**, 89—91 (1892). — Das Zentralnervensystem der Selachier als Grundlage für eine Phylogenie des Vertebratengehirns. Nova Acta Leopold.-Carol., Naturwiss. **73**, 245—449 (1907); **94**, 1—112 (1911). **Camper, P.:** Van het gehoor der geschubde visschen. Verhandelingen uitgegeven door de hollandsche Maatschappije der Wetenschappen te Haarlem, Bd. VII, S. 1. 1763. — Mémoire sur l'organe de l'ouïe des poissons. Mémoires de mathématique et de physique. Paris 1774. — Sämmtliche kleinere Schriften übersetzt von Herbell. Leipzig 1785. Bd. II. 2 Stück 1—39. 1787. Abhandlung über das Gehörorgan der Fische. Tafel I, II. — **Carus, C. G.:** Versuch einer Darstellung des Nervensystems und insbesondere des Gehirns nach ihrer Bedeutung, Entwicklung und Vollendung im thierischen Organismus. Leipzig: Breitkopf & Härtel 1814. — **Charlton, H. H.:** A gland-like ependymal structure in the brain. Proc., Kon. Akad. Wetensch. Amsterdam, Cl. Sci. **31** (II), 823—836 (1928). — Comparative studies on the nucleus praeopticus pars magnocellularis and the nucleus lateralis tuberis in fishes. J. Comp. Neur. **51**, 237—276 (1933). — **Clark, le Gros:** The Hypothalamus. Edinburgh: Oliver a. Boyd 1938. — **Cole, F. J.,** and **J. Johnstone:** Pleuronectes. In: Liverpool Marine Biology Committée Memoirs VIII. London 1901. — **Collins, S.:** System of comparative anatomy. Bd. II. London 1685. — **Cuvier, G.,** et **A. Valenciennes:** Histoire naturelle des poissons, Bd. I. Paris 1828. **Dammerman, K. W.:** Der Saccus vasculosus der Fische ein Tieforgan. Z. wiss. Zool. **96**, 654—726 (1910). — **Dawson, A. B.:** The pituitary gland of the african lungfish, Protopterus aethiopicus. Biol. Bull. **78**, 275—282 (1940). — **Dorn, E.:** Über den Saccus vasculosus einiger Teleosteer. Z. Zellforsch. **40**, 612—621 (1954). **Ecker, A.:** Anatomische Beschreibung des Gehirns vom karpfenartigen Nil-Hecht (Mormyrus cyprinoides) (M. bané Geoffroy St. Hilaire). Leipzig 1854. — **Edinger, L.:** Untersuchungen über die vergleichende Anatomie des Gehirns. II. Das Zwischenhirn, Teil 1, Der Selachier und Amphibien. Abh. Senckenberg. naturforsch. Ges. **18**, 1—55 (1892). — Vorlesungen über den Bau der nervösen Centralorgane des Menschen und der Tiere, Bd. II. 1908. — **Edinger, T.:** Die fossilen Gehirne. Erg. Anat. **28**, 1—249 (1929). — **Ehrenbaum, E. M.:** Handbuch der Seefischerei Nordeuropas, Bd. 2. 1928. — **Evans, H. M.:** A comparative study of the brains in Pleuronectidae. Proc. Roy. Soc. Lond. **122**, 308—343 (1937). **Fahrenholz, C.:** Eine Rachendachhypophyse bei Chimaera monstrosa. Anat. Anz. **66**, 342—348 (1928/29). — **Franz, V.:** Beiträge zur Kenntnis des Mittelhirns und Zwischenhirns der Knochenfische. Fol. neuro-biol. **6**, 402—440 (1912). — **Fritsch, G.:** Untersuchungen über den feineren Bau des Fischgehirns. Berlin 1878. **Gegenbaur, C.:** Vergleichende Anatomie der Wirbeltiere mit Berücksichtigung der Wirbellosen. 1898. — **Gentes, L.:** Signification choroïdienne du sac vasculaire. C. r. Soc. Biol., Paris **60**, 101—103 (1906). — Recherches sur l'hypophyse et le sac vasculaire des vertébrés. Trav. Labor. Soc. Sci. Station Biol. d'Arcachon **10**, 129—281 (1907). — L'hypophyse des vertébrés. C. r. Soc. Biol. Paris **59**, 120—122 (1907). — Lobe nerveux de l'hypophyse et sac vasculaire. C. r. Soc. Biol. Paris **59**, 459—501 (1907). — La glande infundibulaire des vertébrés. C. r. Soc. Biol. Paris **59**, 122—124 (1907). — Développement comparé de la glande infundibulaire et des plexus choroïdes dorsaux chez la Torpille. C. r. Soc. Biol. Paris 687—689 (1908). — Sur le développement des Lobes inférieurs chez les Sélaciens. C. r. Soc. Biol. 836—838 (1908). — Les Lobes latéraux de l'hypophyse de Torpedo marmorata Risso. C. r. Soc. Biol. Paris 1072—1073 (1908). — Développement et évolution du sac inférieur de l'hypophyse de Torpedo marmorata Risso. C. r. Soc. Biol. Paris, 1073 bis 1075 (1908). — **Gérard, P.,** et **R. Cordier:** Sur la persistance d'une connexion bucco-hypophysaire chez les Crossoptérygiens adultes. Ann. Soc. roy. zool. Belg. **67**, 87—90 (1936). — Sur la région infundibulo-hypophysaire de Polypterus Weeksi, Comptes rendus de l'Association des Anatomistes. 31. meeting at Milan, Sept. 1936, S. 160—169. — **Gerlach, J.:** Über das Gehirn von Protopterus annectens. Anat. Anz. **75**, 310—405 (1933). — Beiträge zur vergleichenden Morphologie des Selachiergehirns. Anat. Anz. **96**, 79—165 (1947). — **Gierse, D.:** Untersuchungen über das Gehirn und die Kopfnerven von Cyclothone acclinidens. Gegenbaurs morph. Jb. **32**, 602—688 (1904). — **Globus, J. H.:** Infundibuloma. A newly recognized tumor of neurohypophysial derivation with a note on the saccus vasculosus. J. of Neuropath. **1**, 59—80 (1942). — **Goldstein, K.:** Untersuchungen über das Vorderhirn und Zwischenhirn einiger Knochenfische. Arch. mikrosk. Anat. **66**, 135—219 (1905). — **Goronowitsch, N.:** Das Gehirn und die Cranialnerven von Acipenser ruthenus. Morph. Jb. **13**, H. 3/4, 515—574 (1888). — **Gottsche, C. M.:** Vergleichende Anatomie des Gehirnes der Gräthenfische. Arch. Anat. Physiol. u. wiss. Med. **1835**, 244—294, 433—486. — **Green, J. D.:** The comparative anatomy of the hypophysis, with special reference to its blood supply and innervation. Amer. J. Anat. **88**, 225—312 (1951). — **Griffiths, M.:** Studies on the pituitary body. II. Observations on the pituitary in Dipnoi and speculations concerning the evolution of the pituitary. Proc. Linnean Soc. N. S. Wales **63**, 89—94 (1938). — **Grönberg, G.:** Die Ontogenese eines niederen Säugergehirns nach Untersuchungen an Erinaceus europaeus. Zool. Jb., Abt. Anat. u. Ontog. **15**, 261—348 (1902).

Hafferl, A.: Die Entwicklungsgeschichte des Gehirns von Scyllium canicula. Z. Anat. **77**, 572—649 (1925). — **Haller, A. v.:** Operum anatomici argumenti minorum, Bd. III. Lausanne 1768. — Anfangsgründe der Physiologie des menschlichen Körpers. Übersetzt von J. S. Hallen. B. IV, 10. Buch: Vom Gehirne und den Nerven, S. 695 Zugabe, oder Zergliederung einiger Fischköpfe. Berlin 1768. — **Haller, B.:** Untersuchungen über die Hypophyse und die Infundibularorgane. Morph. Jb. **25**, 31—114 (1898). — Vom Bau des Wirbeltiergehirns, 1. Teil Salmo, Scyllium. Morph. Jb. **26**, 345—641 (1898). — **Haller v. Hallerstein, V.:** Zerebrospinales Nervensystem. In Handbuch der vergleichenden Anatomie der Wirbeltiere, herausgeg. von Lubosch, Göppert u. a., Bd. II /1, S. 126—128 (1934). — **Held, H.:** Die Entwicklung des Nervengewebes bei den Wirbeltieren. Leipzig: Johann Ambrosius Barth 1909. — **Herrick, C. J.:** The hypothalamus of Necturus. J. Comp. Neur. **59**, 375—429 (1934). — **Herrick, C. L.:** Contributions to the morphology of the brain of bony fishes. II. Studies on the brain of some american freshwater fishes. Continued. J. Comp. Neur. **2**, 21—72 (1892). — Contribution to the comparative morphology of the nervous system. II. Topography and histology of the brain of certain ganoid fishes. J. Comp. Neur. **1**, 149—182 (1891). — Studies on the brains of some american freshwater fishes. A. Topography. J. Comp. Neur. **1**, 228 bis 245 (1891). — Additional notes on the teleost-brain. Anat. Anz. **7**, 422—431 (1892). — **Herrick, C. L.,** and **C. J. Herrick:** Morphology of brain of bony fishes. I. Siluridae. J. Comp. Neur. **1**, 183—227 (1891). — **Herring, P. T.:** The physiological action of extracts of the pituitary body and Saccus vasculosus of certain fishes. Preliminary note. Quart. J. Exper. Physiol. **1**, 187—188 (1908). — Further observations upon the comparative anatomy and physiology of the pituitary body. Quart. J. Exper. Physiol. **6**, 72—108 (1913). — **Hild, W.:** Zur Frage der Neurosekretion im Zwischenhirn der Schleie (Tinca vulgaris) und ihrer Beziehung zur Neurohypophyse. Z. Zellforsch. **35**, 33—46 (1950). — **Hills, E. S.:** On certain endocranial structures in Coccosteus. Geol. Mag. **73**, 213—226 (1936). — **His, W.:** Zur allgemeinen Morphologie des Gehirns. Arch. f. Anat. **1892**, 346—383. — **Hogben, L.:** A method of hypophysectomy in adult frogs and toads. Quart. J. Exper. Physiol. **13**, 177—180 (1923). — **Hollard, M. H.:** Recherches sur la structure de l'encéphale des poissons et sur la signification homologique de ses différentes parties. J. Anat. et Physiol. **3**, 286—335 (1866). — **Holmgren, N.:** Anatomie und Histologie des Vorder- und Zwischenhirns der Knochenfische. Acta zool. (Stockh.) **1**, 137—315 (1920). — **Holmgren, N., u. C. J. van der Horst:** Contribution to the Morphology of the brain of Ceratodus. Acta zool. (Stockh.) **6**, 59—165 (1925). — **Holt, E. W. L.:** Ovservations on the Development of the teleostean brain which special reference to that of Clupea harengus. Zool. Jb., Abt. Anat. u. Ontog. **4**, 478—500 (1891). — **Horstmann, E.:** Die Faserglia in der Hypophyse und im Saccus vasculosus von Torpedo marmorata. Z. Zellforsch. **40**, 75—87 (1954). — **Howes, N. H.:** A study of the histology of the pituitary gland of the skate. Quart. J. Microsc. Sci. **78**, 637—651 (1936).

Johnston, J.: The brain of petromyzon. J. Comp. Neur. **12**, 1—86 (1902). — The brain of Acipenser. A contribution to the morphology of the vertebrate brain. Zool. Jb., Abt. Anat. u. Ontog. **15**, 59—260 (1902). — The nervous system of vertebrates. Philadelphia 1906. — **Joris, H.:** Sur l'existence d'une glande infundibulaire chez les mammifères. Bibliogr. anatomique **17**, 282—288 (1908).

Kamer, J. C. v. de, and **A. J. Schuurmans:** Development and structure of the Saccus vasculosus of Scylliorhinus caniculus (L.). J. of Embryology a. Experimental Morphology **1**, 85—96 (1953). — **Kamer, J. C. v. de,** and **Th. G. Verhagen:** The cytology of the neurohypophysis, the Saccus vasculosus and the recessus posterior in scylliorhinus caniculus. Proc. Kon. Akad. Wetensch. Amsterdam **57**, 358—364 (1954). — **Kappers, A., G. C. Huber** and **E. Crosby:** The comparative anatomy of nervous system of vertebrates and man, Bd. II. New York 1936. — **Kappers, C. U. A.:** The structure of the Teleostean and Selachian brain. J. Comp. Neur. **16**, 1—109 (1906). — Untersuchungen über das Gehirn der Ganoiden Amia calva und Lepidosteus osseus. Abh. Senckenberg. naturforsch. Ges. **30**, 449—500 (1907). — Das Gehirn von Chimaera monstrosa. Fol. neurobiol. **5**, 127—160 (1911). — Die vergleichende Anatomie des Nervensystems der Wirbeltiere und des Menschen. Haarlem 1921. — **Kappers, C. U. A.:** The forebrain arteries in plagiostomes, reptiles, birds, and monotremes. Akad. van Wetensch. Amsterdam, Proc. Sect. of Sci. **36**, 52—62 (1933). — Die autonomen Zentren des Zwischenhirns bei Knochenfischen und Reptilien. Z. mikrosk. anat. Forsch. **36**, 477—502 (1934). — Anatomie comparée du Système nerveux. Haarlem 1947. — **Kerr, T.:** On the pituitary of Lepidosiren and its Development. Proc. Roy. Soc. Edinburgh **5**, 147—150 (1933). — On the pituitary of the perch (Perca fluviatilis). Quart. J. Microsc. Sci. **83**, 299—316 (1942). — The pituitaries of Amia, Lepidosteus and Acipenser. Proc. Zool. Soc. Lond. **118**, 973—983 (1949). — **Klaatsch, H. M. A.:** De cerebris piscium. Dissertatio inauguralis anatomica. Halis 1850. — **Kölliker, A. v.:** Gewebelehre.

6. Aufl., Bd. 2. 1896. — **Krause, R.:** Mikroskopische Anatomie der Wirbeltiere in Einzeldarstellungen, Bd. IV. Leipzig: W. de Gruyter & Co. 1921. — **Kuhl, H.:** Beiträge zur Zoologie und vergleichenden Anatomie. Frankfurt a. M. 1820. — **Kuhlenbeck, H.:** Vorlesungen über das Zentralnervensystem der Wirbeltiere. Jena: Gustav Fischer 1927. — Über die Grundbestandteile des Zwischenhirnbauplanes der Anamnier. Morph. Jb. **63**, 50—95 (1929). — **Kupffer, C. v.:** Studien zur vergleichenden Entwicklungsgeschichte des Kopfes der Cranioten. 1. Heft: Die Entwicklung des Kopfes von Acipenser sturio. 1875. — 2. Heft: Die Entwicklung des Kopfes von Ammocoetes planeri. 1894. — 3. Heft: Die Entwicklung der Kopfnerven von Ammocoetes planeri. 1895. — 4. Heft: Zur Kopfentwicklung von Bdellostoma. 1895. — Die Deutung des Hirnanhangs. Sitzgsber. Ges. Morph. u. Physiol. Münch. **1894**, 59—87. — Die Morphogenie des Centralnervensystems. In Hertwigs Handbuch der vergleichenden und experimentellen Entwicklungslehre der Wirbeltiere, Bd. II, T. 3. Jena 1906.

Levi, G.: Istologia. Torino 1935. — **Leydig, F.:** Beiträge zur mikroskopischen Anatomie und Entwicklungsgeschichte der Rochen und Haie. Leipzig 1852. — **Lundborg, H.:** Die Entwicklung der Hypophyse und des Saccus vasculosus bei Knochenfischen und Amphibien. Zool. Jb., Abt. Anat. u. Ontog. 7, 667—687 (1894).

Malme, G.: Studien über das Gehirn der Knochenfische. Bihang till K. Svenska Vet. Akad. Handb. **17**, 1—60, IV, 3 (1891). — **Mayer, F.:** Das Centralnervensystem von Ammocoetes. Anat. Anz. **13**, 649—657 (1897). — **Mayer, F. J. C.:** Über den Bau des Gehirns der Fische. Verh. d. ksl. Leopoldino-Carolinischen dtsch. Akad. Naturforsch. 22. Bd. Dresden 1864. — **Mayer, P.:** Über Eigenthümlichkeiten in den Kreislauforganen der Selachier. Mitt. zool. Station Neapel 8, 307—373 (1888). — **Mazzi, V.:** Macrofagi e microglia nell'encefalo dei Teleostei. Arch. ital. Anat. e Embriol. **57**, 330—338 (1952). — **Mihalkovies, V. v.:** Entwicklungsgeschichte des Gehirns. Leipzig 1877. — **Miklucho-Maclay, N. v.:** Beiträge zur vergleichenden Neurologie der Wirbeltiere. I. Das Gehirn der Selachier. II. Das Mittelhirn der Ganoiden und Teleostier. Leipzig 1870. — **Miller, R. N.:** The hypophysis of the teleost Corydora paliatus. J. of Morph. **74**, 331—346 (1944). — **Müller, W.:** Über Entwicklung und Bau der Hypophysis und des Processus infundibuli cerebri. Jena. Z. Med. u. Naturwiss. **6**, 354—425 (1871).

Norris, H. W.: The general morphology of the elasmobranch hypophysis. Anat. Rec. **64**, Suppl. 35 (1936).

Pettit, M. A.: Sur l'hypophyse de Centroscymnus coelolepis Boc. et. Cap. C. r. Soc. Biol. Paris **61** (II), 62—64 (1906). — **Popa, G. T.,** and **U. Fielding:** The vascular link between the pituitary and the hypothalamus. Lancet **1930**, 238—240. — A portal circulation from the pituitary to the hypothalamic region. J. of. Anat. a. Physiol. **65**, 88—71 (1930). — Hypophysio-portal vessels and their colloid accompaniment. J. of Anat. **67**, 227—232 (1933).

Rabl-Rückhardt, H.: Zur Deutung und Entwickelung des Gehirns der Knochenfische. Arch. f. Anat. **1882**, 111—138. — Das Großhirn der Knochenfische und seine Anhangsgebilde. Arch. Anat. u. Entw.gesch. **1883**, 279—322. — **Retzius, G. M.:** Studien über Ependym und Neuroglia. Das Gehirn und das Auge von Myxine. Biol. Unters., N. F. **5**, 55—68 (1893). — Über ein dem Saccus vasculosus entsprechendes Gebilde am Gehirn des Menschen und anderer Säugetiere. Biol. Unters., N. F. 7 (1895). — **Rossi, U.:** Sopra lo sviluppo della Ipofisi e sui primitivi rapporti della corda dorsale e dell'intestino. Parte III, Sauropsidi e Mammiferi. Ann. Fac. Med. Perugia, Ser. 3 **3**, 225—236 (1903).

Sanders, A.: Contributions to the anatomy of the central nervous system in vertebrate Animals. Part I: Ichthyopsida. Section 1: Pisces. Subsection 1: Teleostei. Philos. Trans., I/II **169**. 735—776 (1878). — **Sauerbeck, E.:** Beiträge zur Kenntnis vom feineren Bau des Selachierhirns. Anat. Anz. **12**, 41—52 (1896). — **Scharrer, E.:** Die Sekretproduktion im Zwischenhirn einiger Fische. Z. vergl. Physiol. **17**, 491—509 (1932). — The blood vessels of the Saccus vasculosus. Anat. Rec. **100**, 756 (1948). — Das Hypophysen-Zwischenhirnsystem von Scyllium stellare. Z. Zellforsch. **37**, 196—204 (1952). — Das Hypophysen-Zwischenhirnsystem der Wirbeltiere. Verh. Anat. Ges. **51**, 3—27 (1953). — **Scharrer, E. u. B.:** Neurosekretion. In Handbuch der mikroskopischen Anatomie des Menschen, Bd. VI/5. 1954. — **Schilling, K.:** Über das Gehirn von Petromyzon fluviatilis. Abh. Senckenberg. naturforsch. Ges. **30** (III), 425—446 (1907). — **Serres, E. R. A.:** Anatomie comparée du cerveau, Bd. II. Paris 1824 bis 1827. — **Smith, P. E.:** The development of the hypophysis of Amia calva. Anat. Rec. **6**, 499—506 (1914). — **Staderini, R.:** Intorno alla eminentia saccularis ed al suo significato morfologico. Arch. ital. Anat. e Embriol. 8, 116 (1909). — **Stendell, W.:** Zur vergleichenden Anatomie und Histologie der Hypophysis cerebri. Arch. mikrosk. Anat. **82**, 289—332 (1913). — Die Hypophysis cerebri. In Oppels Lehrbuch der vergleichenden mikroskopischen Anatomie der Wirbeltiere. Jena 1914. — **Stensiö, E. A.:** Notes on certain Crossopterygians. Proc. Zool. Soc. Lond. **1922**, 1241—1272. — Triassic fishes from spitsbergen II. Kungl. svenska Vetenskapsakad. Handl. Tredje Ser. II, 1, **1924**. — On the head of Macropetalichthyds, with certain remarks on the head of other Arthrodires. Field Mus. Nat. Hist., Publ. **232**, Geol. Ser. 4, 4 (1925). — **Sterzi, G.:** Il sistema nervoso centrale dei vertebrati. Richerche anatomiche ed embriologiche. Padua 1912. — **Stieda, L.:** Über das Rückenmark und einzelne Teile des Gehirns von Esox. Diss. Dorpat 1861. — Studien über das centrale Nervensystem der Knochenfische. Z. wiss. Zool. **18,** 1—71 (1868). — Über die Deutung der einzelnen Teile des Fischgehirns. Z. wiss. Zool. **23,** 443—450 (1873). — **Studnička, F. K.:** Untersuchungen über den Bau des Ependyms der nervösen Centralorgane. Anat. H., 1. Abt. **15,** 301—431 (1900). — Einige Bemerkungen zur Histologie der Hypophysis cerebri. Sitzgsber. kgl. böhm. Ges. Wiss. Math.-naturwiss. Kl. **32,** 1—7 (1901).

Tilney, F.: The morphology of the diencephalic floor. J. Comp. Neur. **25,** 213—282 (1915). The hypophysis cerebri in Petromyzon marinus dorsatus Wilder. Bull. Neur. Inst. New York **6,** 70—117 (1937). — The glands of the brain with especial reference to the pituitary. Res. Publ. Assoc. Ment. Dis. No 17 (1938). — **Treviranus, G. R., u. L. Ch.:** Vermischte Schriften, Bd. III, S. 44—54. Bremen 1820. — **Trojan, E.:** Ein Beitrag zur Morphologie des Tiefseefischgehirns. Memoirs of the Museum of Comp. Zool. at Harvard College **30,** 219—255 (1906).

Ussow, M.: De la structure des Lobes accessoires de la moelle épinière de quelques poissons osseux. Arch. Biol. de van Beneden et van Bambecke **3,** 605—658 (1882).

Waldschmidt, J.: Beitrag zur Anatomie des Centralnervensystems und des Geruchsorgans von Polypterus bichir. Anat. Anz. **2,** 308—322 (1887). — **Wallenberg, A.:** Beiträge zur Kenntnis des Gehirns der Teleostier und Selachier. Anat. Anz. **31,** 369—399 (1907). — **Weber, E. H.:** Anatomia comparata nervi sympathici. Leipzig 1817. — De aure et auditu hominis et animalium. Leipzig 1820. — **Weidenreich, F.:** Gefäßsystem. In Handbuch der vergleichenden Anatomie der Wirbeltiere, herausgeg. von Göppert, Lubosch u. a., Bd. 6. 1933. — **Wenig, J.:** Über die normale und abnormale Hypophyse der Selachier. Anat. Anz. **66,** 81—109 (1928). — **Wilder, B. G.:** On the brains of fishes. Proc. Acad. Nat. Sci. Philadelphia **1876,** 51—53. — **Wingstrand, K. G.:** The structure and development of the avian pituitary. Lund 1951. — **Woerdeman, H. W.:** Vergleichende Ontogenie der Hypophysis. Arch. mikrosk. Anat. **86,** 198—291 (1915). — **Woodman, A. S.:** The pituitary gland of the atlantic salmon. J. of Morph. **65,** 411—436 (1939).

Namenverzeichnis.

(Die *kursiv* gedruckten Ziffern weisen auf das Literaturverzeichnis hin.)

Sachverzeichnis.

SONDERABDRUCK AUS

HANDBUCH DER MIKROSKOPISCHEN ANATOMIE DES MENSCHEN

BEGRÜNDET VON WILHELM v. MÖLLENDORFF
FORTGEFÜHRT VON WOLFGANG BARGMANN
VIERTER BAND · ZWEITER TEIL
SPRINGER-VERLAG / BERLIN · GÖTTINGEN · HEIDELBERG · 1955
PRINTED IN GERMANY

GEORGES SCHALTENBRAND

PLEXUS UND MENINGEN

MIT 127 ABBILDUNGEN

SONDERABDRUCK AUS
HANDBUCH DER MIKROSKOPISCHEN ANATOMIE
DES MENSCHEN
BEGRÜNDET VON WILHELM v. MÖLLENDORFF
FORTGEFÜHRT VON WOLFGANG BARGMANN
VIERTER BAND · ZWEITER TEIL
SPRINGER-VERLAG / BERLIN · GÖTTINGEN · HEIDELBERG · 1955
PRINTED IN GERMANY

EMMI DORN

DER SACCUS VASCULOSUS

MIT 49 ABBILDUNGEN

NICHT IM HANDEL